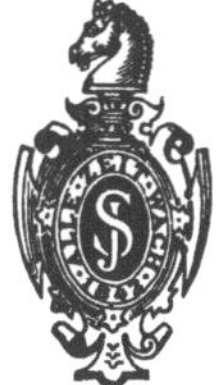

Ernst Kern

Allgemeine Chirurgie

Mit 118 Abbildungen

Springer-Verlag
Berlin · Heidelberg · New York 1967

Professor Dr. med. ERNST KERN
Oberarzt der Chirurgischen Universitätsklinik Freiburg i. Br.
seit 1. 1. 1967 Chefarzt der Chirurgischen Abteilung des Städtischen Krankenhauses
Lörrach

ISBN 978-3-642-49093-4   ISBN 978-3-642-85544-3 (eBook)
DOI 10.1007/978-3-642-85544-3

Geleitwort

Ein Vergleich der vorliegenden „Allgemeinen Chirurgie" mit früheren Abhandlungen über das gleiche Thema zeigt eindrucksvoll, wie entscheidend die in den letzten Jahrzehnten rasch sich mehrenden Erkenntnisse auf allen Gebieten der Naturwissenschaften die Grundlagen für chirurgisches Denken und Handeln beeinflußt haben. Niemand kann heute praktische Chirurgie erfolgreich betreiben, der nicht diese neuen Voraussetzungen kennt und beherrscht.

Mein langjähriger Mitarbeiter, Professor Dr. ERNST KERN, hat vor seiner chirurgischen eine physiologische Ausbildung bei RANKE in Erlangen erfahren, und mit Freude habe ich seinen Plan gefördert, unter den heutigen Aspekten die Grundlagen der Allgemeinen Chirurgie neu zu formulieren. Zum Nutzen aller Studierenden, jungen Ärzte und praktisch tätigen Chirurgen wünsche ich dem Werk eine weite Verbreitung.

Freiburg i. Br.   Prof. Dr. HERMANN KRAUSS

Vorwort

Es gibt keine „Allgemeine Innere Medizin": Der Internist untersucht und behandelt Wirkungsgefüge und das Allgemeine ist gleichzeitig auch das Spezielle seines Fachgebietes. Dagegen haben es Chirurg und Pathologe mit einzelnen Organen zu tun, sie benötigen daher eine weitgesteckte Grundlegung ihres Handelns. „Allgemeine Chirurgie" ist die Anwendung der Inneren Medizin, der pathologischen Physiologie und Anatomie und weiterer Fachgebiete, wie der Bakteriologie, der Metallurgie, der Strahlenheilkunde in der Chirurgie. Diese Basis muß der Chirurg beherrschen, will er im Speziellen Erfolge erzielen.

Durch die explosionsartige Ausweitung aller Fachgebiete werden jedoch Student und angehender Arzt unter einer Lawine von Wissensstoff begraben, die kaum noch das Entscheidende vom Wichtigen, das Wichtige vom bloßen Wissensballast unterscheiden läßt. Im vorliegenden Buch wird bewußt subjektiv versucht, für den Bereich der Chirurgie das zu vermitteln, was *für das Verständnis der praktischen Maßnahmen wesentlich erscheint.* Dabei sollte sich die Darstellung gleich weit entfernt halten vom bloßen Wortgerippe der Kompendien und Skripten, welche die Zusammenhänge nicht verdeutlichen, wie vom handbuchartigen Umfang vieler Lehrbücher, die im ganzen nicht gelesen und keinesfalls verarbeitet werden können. In größerem Umfang, als dies sonst in klinischen Lehrbüchern der Fall ist, wird das im vorklinischen Studium erworbene Wissen *vorausgesetzt.*

Chirurgie ist *praktische* Medizin; Tätigkeit und Verhalten im Operationssaal sind nur unter Anleitung und durch eigene intensive Übung erlernbar und werden daher nur in den Grundzügen gestreift. Ebenso werden Tatsachen, die in anderen Fachdisziplinen ausführliche Behandlung finden, nur in ihren chirurgischen Bezugspunkten dargestellt, beispielsweise die Blutgruppenserologie oder die Antibioticatherapie. Die Aufzählung aller Einzelheiten fördert nicht immer das Verständnis der Zusammenhänge — nur dieses läßt aber auch unbekannte und unerwartete Situationen meistern. Mit Bedauern, aber mit Rücksicht auf Umfang und Lesbarkeit des Buches wurde auch auf historische Hinweise verzichtet. Weiterführende Literatur ist nur insoweit genannt, als es sich um Monographien handelt, die dem Studenten ohne weiteres zugänglich sind, oder um Quellen zu Abbildungen des Buches.

Zu danken habe ich an dieser Stelle nicht nur meinem verehrten ehemaligen Chef, Herrn Prof. Dr. Hermann Krauss, der mir die zeitliche Bewältigung meines Vorhabens ermöglicht hat, und dem Springer-Verlag, der das Buch in jeder Weise förderte, sondern auch Frau U. Thomczyk-Overbeck für die Herstellung der Zeichnungen und neben den im Text erwähnten Mitarbeitern zahlreichen weiteren, mir befreundeten Kollegen, die mich bei der Abfassung und Korrektur des Buches beraten haben.

Freiburg i. Br., den 31. 12. 66 Ernst Kern

Inhaltsverzeichnis

Die Untersuchung des chirurgisch Kranken[*]

Jede Therapie setzt eine *Diagnose* voraus. Richtige „Blitz"- oder „Anhiebs"-diagnosen sind selten, falsche können verhängnisvolle Folgen haben. Im allgemeinen ergibt sich die Diagnose erst am Ende eines schrittweisen Vorgehens, das die Erhebung der Vorgeschichte, die Untersuchung des Patienten, differentialdiagnostische Überlegungen und die Inanspruchnahme weiterer Methoden (Labor, Röntgen, Endoskopie, histologische Untersuchung) umfaßt und sich an bewährte Richtlinien halten sollte. Im folgenden werden einige Hinweise für die Untersuchung skizziert.

1. Leitsatz: Die Erhebung der Vorgeschichte, der Anamnese, nimmt im allgemeinen mehr Zeit in Anspruch als die Untersuchung des Kranken. Neben der Befragung über die familiäre Häufung bestimmter Krankheiten und über die eigene Vorgeschichte des Patienten (Operationen? Unfälle? Venerische und andere Infektionskrankheiten?) sind es vor allem die Lebensgewohnheiten (Alkohol? Nicotin? Berufsexpositionen?) und eingenommene Arzneimittel, über die der Arzt sich orientieren muß. Gewohnheitstrinker können nach Operationen oder Unfällen in ein Delirium tremens gleiten, eine Cortisonmedikation aus internistischen Gründen kann zur folgenschweren Maskierung chirurgischer Krankheitsbilder führen. Starkes Durstgefühl kann auf einen Diabetes hinweisen. Haltung und enger Umgang mit Haustieren können den Verdacht auf eine parasitäre Erkrankung, z. B. Echinokokken, wecken.

2. Leitsatz: Jede Untersuchung hat mit einer genauen Inspektion des vollständig entkleideten Patienten zu beginnen. Die Bewegungen von Brustkorb und Abdomen des liegenden, Haltung und Gang des stehenden Patienten sind ebenso aufschlußreich wie die Feststellung von Konstitution, Mimik, Hautfarbe und Hautverfärbungen. Bei Entzündungen kann die genaue Inspektion die Eintrittspforte der Erreger, bei regionären Lymphknotenschwellungen zuweilen einen Primärtumor aufdecken. Hernien, Phimosen, Schwellungen irgendwelcher Art sind oft dem Kranken selbst unbekannt und entgehen der Diagnostik, wenn der Arzt nur die Körperregion untersucht, die vom Patienten selbst als krank bezeichnet wird.

3. Leitsatz: Vor jeder einzelnen Untersuchung muß man dem Kranken die beabsichtigten Maßnahmen genau erklären. Wenn der Kranke ihren Sinn versteht, sind auch unangenehme Manipulationen, wie rectale und vaginale Untersuchung oder eine tiefe Palpation des Abdomens möglich, ohne daß der Patient erschrickt oder zu sehr belästigt wird und in eine Abwehrhaltung gerät, die eine subtile Untersuchung unmöglich macht. Unangenehme Maßnahmen sind immer erst als *letzte* Untersuchungshandlung durchzuführen.

---

[*] Lit. 4

4. Leitsatz: Die zu untersuchende Körperregion muß entspannt sein! Zur Untersuchung der Abdominalorgane z. B. soll der Patient mit leicht gebeugten Beinen auf dem Rücken liegen und mit offenem Mund normal atmen. Hierdurch werden Verspannungen der Muskulatur vermieden bzw. sofort bemerkt. Der Kopf sollte leicht angehoben liegen, da die meisten Patienten versuchen, bei der Untersuchung zuzusehen, was zu einer Anspannung der Bauchmuskulatur führt, wenn sie den Kopf dazu aktiv anheben müssen. Auch Bauch- oder Seitenlage kann von Nutzen sein. Bei der Untersuchung der axillären Lymphknoten faßt die gleichseitige Hand des Arztes die Hand des Patienten und prüft die Entspannung des Armes, die gegenseitige Hand untersucht die Axilla.

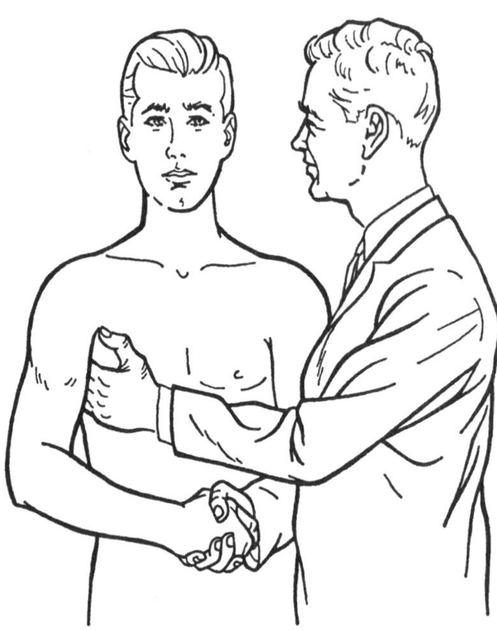

Für die Palpation der Achselhöhle faßt die Hand des Arztes die gleichseitige Hand des Patienten, um die Entspannung der Muskulatur zu prüfen, und die gegenseitige Hand palpiert

5. Leitsatz: Zur Untersuchung benötigt der Arzt alle Sinnesorgane, vor allem aber den Tastsinn beider Hände. Nur Ungeübte tasten mit spitzen Fingern am Patienten herum. *Die Hände des Arztes müssen warm sein!* Bei Kindern, die man untersuchen will, kann man zunächst spielerisch unter die Bettdecke fassen oder die Hand des Kindes selbst palpieren lassen.

6. Leitsatz: Bei jedem Kranken können mehrere Erkrankungen bzw. Verletzungen vorliegen! Das Übersehen einer Schenkelhalsfraktur bei einem Ober- oder Unterschenkel-

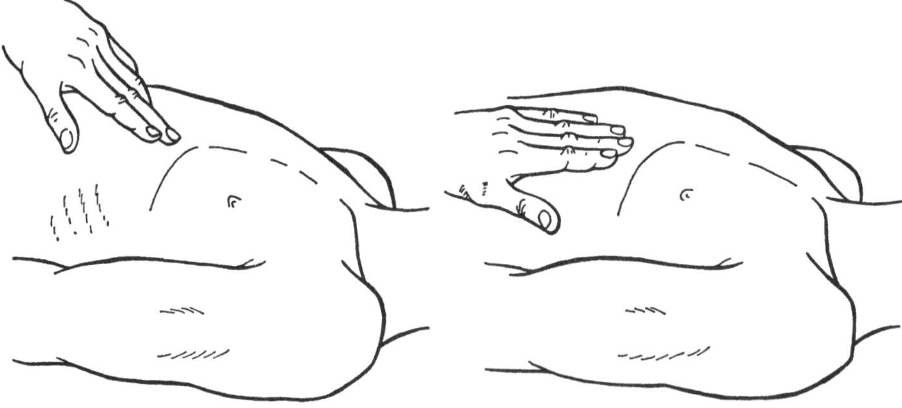

Mit spitzen Fingern zu palpieren (links) ist falsch! Zur Palpation muß die ganze (warme!) Hand aufgelegt werden, und alle Finger müssen aufliegen (rechts)

bruch, eines Mammacarcinoms bei einer Appendicitiskranken, eines Rectum-
carcinoms bei (gleichzeitig vorhandenen!) äußeren Hämorrhoiden, einer Mastoiditis
bei einem leistenbruchoperierten Kind, gleichzeitige Gefäß- oder Nervenverletzungen
bei einer Fraktur sind folgenschwere Fehler.

*7. Leitsatz: Eine Untersuchung hat stets da zu beginnen, wo der Patient keine Schmerzen
angibt, um Vergleiche zu ermöglichen.* Viele Körperteile (Gesicht, Mamma, Hoden) sind
symmetrisch angelegt und daher vergleichbar; die Extremitäten müssen nach Umfang,
Beweglichkeit und Sensibilität mit der gesunden Seite verglichen werden. Auch
anscheinend gesunde bzw. unverletzte Regionen müssen untersucht werden!

*8. Leitsatz: Nie darf man sich innerlich auf einen Befund festlegen, den man aufgrund
etwa der Anamnese oder der Berichte vorbehandelnder Ärzte erwartet!* Man kontrolliere sich
bei der Untersuchung immer wieder, ob man sie objektiv und ohne vorgefaßte
Meinungen durchführt! *Die häufigen Diagnosen sind stets auch die wahrscheinlichsten!*
Immer sollte man auch die Möglichkeit einer Lues ins Auge fassen! Die Durchseu-
chung der Bevölkerung nimmt neuerdings wieder zu, außerdem kommen heute
Personengruppen, wie Gastarbeiter, zur Untersuchung, die aus ganz andersartigen
Milieu- und Lebensverhältnissen stammen. Auch an Malaria, Echinokokken und
Tropenkrankheiten ist zu denken.

*9. Leitsatz: Psychische Einflüsse, d.h. Aggravation wie Dissimulation, sind stets ins
Auge zu fassen!* Die Krankengeld- und Rentenjägerei, die durch die gegenwärtige

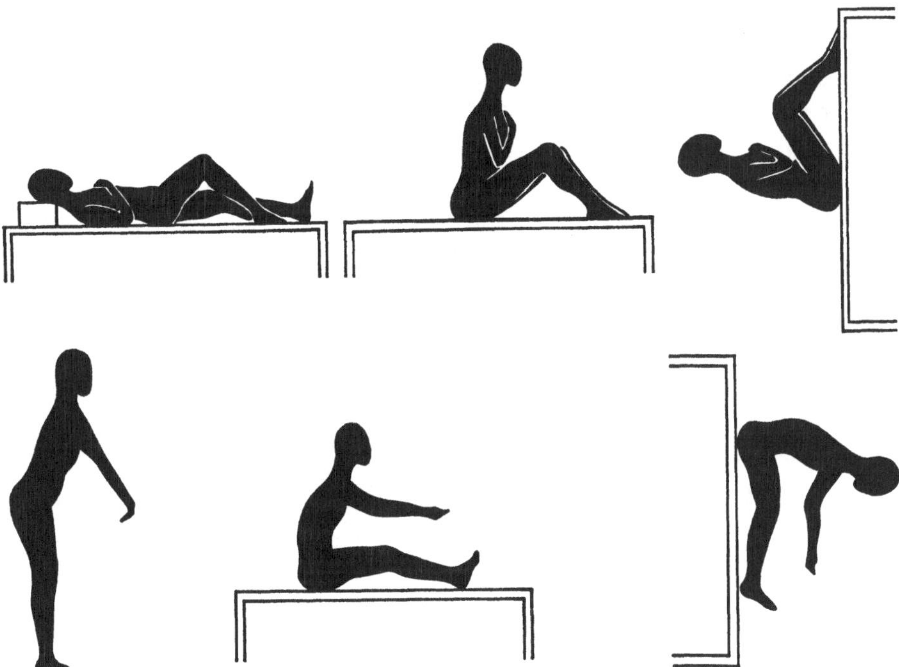

Entlarvung von Simulanten: Erklärt ein Patient, er könne das Hüftgelenk nicht beugen, so fordert man
ihn auf, sich aufzusetzen und möglichst weit nach vorne zu lehnen (oben); erklärt er, er könne die
Wirbelsäule nicht nach vorne beugen, so läßt man ihn sich aus liegender Stellung nach vorne auf-
richten und die Arme weit nach vorne strecken (unten). In beiden Fällen genügt eine rasche Skizzie-
rung des Befundes und Drehung der Skizze um 90° zur Entlarvung (nach AIRD)

Gesetzgebung stimuliert wird, ist eine Crux der Ärzte und vor allem der Chirurgen. Andererseits ist es nicht selten, daß Kranke, die z.B. in Urlaub fahren wollen, oder Frauen mit zu Hause unversorgten Kindern Schmerzen und Beschwerden dissimulieren. Durch Ablenken der Kranken im Gespräch und durch eine Scheinuntersuchung eines anderen Körperteils, z.B. Auskultation des Thorax und dabei unauffällige Palpation des Abdomens, gelingt es fast immer, das Ausmaß der wirklichen Beschwerden aufzudecken. Auch Skizzen können hier von Nutzen sein, wie die Abbildung zeigt.

10. Leitsatz: Gewisse Routinemaßnahmen dürfen nie versäumt werden. So muß vor der Untersuchung des Abdomens stets die Blase entleert werden. Eine rectale Untersuchung muß *immer* durchgeführt werden, ebenso die Palpation *aller* regionalen Lymphdrüsengruppen, gleichgültig, mit welchen Beschwerden der Patient zum Arzt gekommen ist. Stets müssen die Bruchpforten abgetastet werden. Bei Staphylokokkeninfektionen, vor allem bei Bestehen eines Karbunkels, muß ein Diabetes ausgeschlossen werden. Bei jeder Eiterung oder Wundheilungsstörung ist der Erregernachweis bzw. -test durchzuführen! Jedes operativ entnommene Gewebe bzw. Organ muß histologisch untersucht werden, auch wenn es ganz unverdächtig imponiert. Bei jedem chronisch Kranken ist von Zeit zu Zeit die Diagnose zu überprüfen und zu überlegen, ob sich nicht ein maligner Tumor entwickelt haben könnte. Bei der Operation jedes malignen Tumors (vor allem bei Knochentumoren an den Extremitäten!) ist zu bedenken, ob es sich nicht um die Metastase eines anderen Primärtumors handeln könnte.

11. Leitsatz: Alle wesentlichen Untersuchungsbefunde müssen sofort schriftlich fixiert werden, ebenso duldet das Diktieren eines Operationsberichtes keinen Aufschub. Auch bei sehr Erfahrenen sind Gedächtnisfehler schon nach wenigen Stunden die Regel.

12. Leitsatz: Bei der Stellung von Prognosen bezüglich eines Krankheitsverlaufes wie des Operationsrisikos ist äußerste Zurückhaltung sowohl dem Kranken selbst, als auch Angehörigen gegenüber geboten. *Nach* chirurgischen Eingriffen sollte man sich frühestens nach einer, besser erst nach zwei Wochen zur Prognose äußern.

———

Neben der Analyse von Schmerzen (s. S. 14) ist in der Chirurgie am praktisch wichtigsten die Untersuchung von *Schwellungen.* Hier ist folgendes zu beachten:

1. Der Nachweis einer *Fluktuation* muß stets in zwei aufeinander senkrechten Richtungen erfolgen. Größere Muskeln z.B. zeigen in Querrichtung Fluktuation, nicht aber in Längsrichtung; bewegliche Körperstellen (Mamma!) müssen fixiert werden, ehe eine Fluktuation geprüft werden kann.

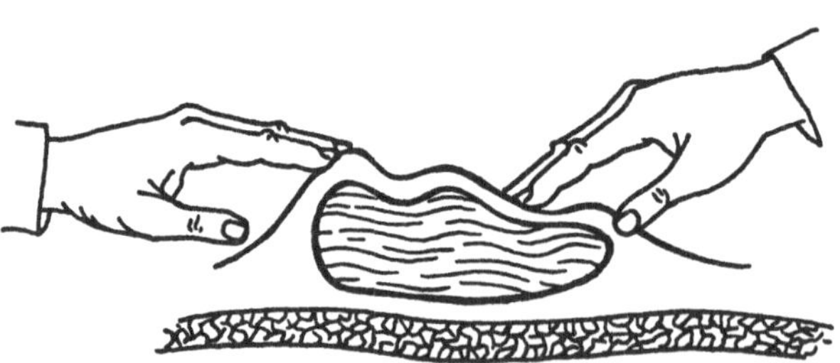

Prüfung der Fluktuation: Bei beidhändiger Palpation wird das Eindrücken der einen Hand in einen flüssigkeitsgefüllten Raum als Erhöhung auf der anderen Seite fühlbar

2. Der Nachweis der *Durchscheinbarkeit* („Diaphanie") kann nicht nur bei Hydrocelen, sondern auch bei Lymphomen diagnostische Hinweise geben.

3. Durch die Festlegung von *Größe* (Vergleich mit bekannten Objekten, z.B. Hühnerei), *Form* (rund, flach, unregelmäßig, höckerig usw.) und *Konsistenz* (gallertig, weich, fest, hart, steinhart) läßt sich jeder Tumor charakteristisch beschreiben, was vor allem für seine Verlaufsbeobachtung wichtig ist.

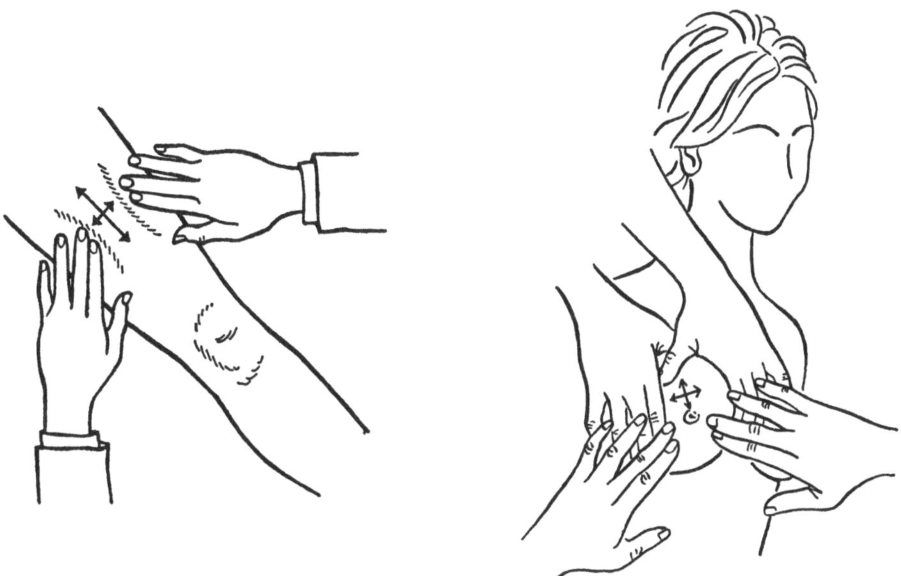

Prüfung der Fluktuation: Bei Muskelgewebe muß sie sowohl in Quer- wie in Längsrichtung erfolgen (links). Bewegliche Organe, wie Mamma, Penis, Hoden müssen durch eine Hilfsperson fixiert und gespannt werden, ehe die Prüfung der Fluktuation erfolgen kann (rechts)

4. Als letztes ist die Frage nach der Entstehung der Geschwulst zu stellen. Ist sie
a) angeboren? Wenn nicht, ist sie
b) traumatisch erworben? Oder ist sie
c) entzündlich? (akut oder chronisch? spezifisch oder unspezifisch?) Ist sie
d) neoplastisch? (benigne oder maligne? Wenn maligne, primär oder sekundär?) oder ist sie
e) degenerativ?

Zur äußeren Untersuchung müssen häufig die Inspektion von Körperhöhlen (Rectoskopie, Cystoskopie; Thorako-, Laparo-, Mediastinoskopie), die Röntgendiagnostik und Laboruntersuchungen hinzutreten. Sehr oft erlaubt erst die histologische Untersuchung von Gewebe eine endgültige Diagnose. Wo immer dies möglich ist, sollte man daher Gewebe hierfür gewinnen (endoskopisch, durch Blindpunktion oder durch Ausstriche von Sekreten oder Punktaten). Ein besonders wichtiges Verfahren ist die intraoperative „Schnellschnittuntersuchung", d.h. die histologische Untersuchung von Gewebe noch während der Operation. Oft kann hierdurch der Chirurg vor folgenschweren Fehlhandlungen bewahrt werden.

Die chirurgische Indikationsstellung[*]

Aus der Diagnose kann sich die Notwendigkeit zum operativen Eingreifen ergeben. Dabei sind grundsätzlich zu unterscheiden:

Die absolute Indikation bei Erkrankungen oder Verletzungen, bei denen eine konservative Behandlung immer oder in der überwiegenden Mehrzahl der Fälle zum Tode des Kranken führt (z. B. die Magenperforation, eine schwere intrathorakale oder intraabdominelle Blutung, eingeklemmte Hernien mit mechanischem Ileus) und

die relative Indikation bei Erkrankungen, deren operative Behandlung Aufschub erlaubt und deren Risiko daher sorgfältig abgewogen werden muß; z. B. die Operation einer nicht eingeklemmten Hernie, einer Steingallenblase, eines Herzfehlers.

Obwohl viele Eingriffe unter absoluter Indikation mit einer hohen Letalität belastet sind, duldet ihre Durchführung keinen Aufschub: Die Chance der Lebensrettung liegt nur in der Sofortoperation. Dagegen ergibt sich die Notwendigkeit für Operationen mit relativer Indikation nicht allein aus der Diagnose, sondern erst unter Berücksichtigung zahlreicher weiterer Tatsachen, wie Vorschädigung und Funktion der lebenswichtigen Organe, Alter und Körperzustand, Einwilligung des Kranken bzw. seines gesetzlichen Vertreters. Letzteres ist vor allem bei Kindern und Jugendlichen wichtig. Im ganzen gilt der Grundsatz, daß diagnostische oder therapeutische Maßnahmen nie gefährlicher sein dürfen als die Grundkrankheit selbst.

Der „Allgemeinzustand" ist ein Schlagwort, das weder definiert noch abgegrenzt werden kann und daher vermieden werden sollte. Fast immer lassen sich spezielle Gesichtspunkte für die Operationsindikation aus Untersuchungen einzelner Organe gewinnen. Beispielsweise darf eine Thorakotomie erst geplant werden, wenn eine Lungenfunktionsprüfung ergeben hat, daß der Patient den Eingriff aushalten kann; eine Prostatektomie ist in ihrer Indikation weitgehend von der Nierenfunktion abhängig, eine Nierenoperation vom Zustand der kontralateralen Niere. Die Indikation zu einem chirurgischen Eingriff sollte niemals *allein* aufgrund von Röntgenbildern, von Laborbefunden oder von Berichten vorbehandelnder Ärzte gestellt werden; der Entschluß zu einer Operation kann — außer bei Notfällen — ohnedies nie einseitig vom Arzt, sondern nur mit dem Kranken gemeinsam gefaßt werden. Über die rein medizinischen Aspekte hinaus sind weitere Gesichtspunkte zu berücksichtigen; es gibt echte soziale und kosmetische Indikationen für operative Eingriffe. So wird man, um zwei Beispiele anzuführen, die Ulcuskrankheit eines jungen Fernlastfahrers indikatorisch anders beurteilen als die eines gleichalten Büroangestellten; die operative Korrektur einer beschwerdefrei aber mit Stufenbildung ausgeheilten Claviculafraktur bei einem Berufsmannequin hat mehr Berechtigung als bei einer gleichalten Hausfrau. Auch sonst können psychische Belange eine bedeutende Rolle für die

---

[*] Lit. 10

Indikationsstellung spielen: Eine Hypospadie z.B. soll vor der Einschulung, also etwa im 5. Lebensjahr, operativ korrigiert werden, damit der Junge im Schulalter normal urinieren kann und nicht Hänseleien seiner Kameraden ausgesetzt ist.

Während das Risiko einer Operation einigermaßen abschätzbar ist, ist dies für den postoperativen Verlauf *nicht* der Fall; im ganzen ist das Risiko einer chirurgischen Behandlung stets nur statistisch faßbar. Ist eine bestimmte Operation erfahrungsgemäß mit einigen Prozent Letalität belastet, so sagt dies für den einzelnen Kranken gar nichts aus. Nur die Würdigung aller Faktoren des Einzelfalles und die eingehende Besprechung mit dem Kranken stellt das Vertrauensverhältnis zwischen Arzt und Patient her, das der beste Schutz auch gegen Komplikationen aller Art ist. Ein ängstlicher Patient schüttet Adrenalin aus und ist schon aus diesem Grunde durch schwere Zwischenfälle wie Kammerflimmern, Herzstillstand oder Laryngo- und Bronchospasmus mehr gefährdet als ein Kranker, der in sicherem Vertrauen zu seinem Arzt in den Operationssaal gebracht wird und auch alle ärztlichen Anordnungen und Ratschläge befolgt.

Darüber hinaus hat die deutsche Rechtsprechung sehr weitgehende Normen für die präoperative Aufklärungspflicht entwickelt, die „eine wirksame, auf zutreffenden Vorstellungen über Art und Folgen des Eingriffs beruhende Einwilligung des Patienten herbeiführen" muß. Um Regreßansprüchen aus dem Wege zu gehen, sollte man sich heute als Chirurg nicht nur die Einwilligung zur Operation, sondern auch die Ablehnung einer ärztlicherseits angeratenen Operation vom Kranken schriftlich bestätigen lassen.

Für *voraussehbare* Zwischenfälle, und seien sie noch so selten, *muß vorgesorgt werden*. Nur die Berücksichtigung dieses Grundsatzes schützt den Arzt vor straf- und zivilrechtlichen Folgen. War vorgesorgt und wurde der Patient trotzdem geschädigt, so kann dem Arzt kein Vorwurf gemacht werden. Der Arzt muß daher alle Möglichkeiten von Zwischenfällen *kennen* und für ihre Bekämpfung, besser für ihre Verhinderung, vorher sorgen, andernfalls kann der Vorwurf der Fahrlässigkeit erhoben werden. Dies gilt in besonderem Maß für die Anaesthesie, wo Zwischenfälle oft in wenigen Minuten zum Tode führen.

Die „Indikationsstellung" erstreckt sich keineswegs nur auf operative Eingriffe, sondern in gleicher Weise auch auf diagnostische und sonstige Hilfsverfahren. Sie umfaßt letztlich die Verantwortung für jede ärztliche Maßnahme. Viele Methoden sind mit Gefahren behaftet, die nicht ohne weiteres ins Auge springen: Die Schädigung etwa durch Röntgenstrahlen ist zunächst weder sichtbar noch merkbar. Jeder Arzt, der in irgendeiner Form mit Röntgenstrahlen arbeitet, ist daher für die peinliche Einhaltung der Schutzvorschriften verantwortlich. Lücken in der Aseptik bei chirurgischen Maßnahmen sind nur an ihren Folgen erkennbar; jeder operativ tätige Arzt muß sich und seine Mitarbeiter ständig in dieser Hinsicht kontrollieren, um Schädigungen des Kranken zu vermeiden.

So ist die im folgenden Abschnitt besprochene „Operation" immer erst das Ergebnis einer sorgfältigen Überlegung zur Indikationsstellung. Letztere ist der entscheidende Akt des chirurgischen Handelns, die eigentliche geistige Leistung, während die Operation nur ihre mechanisch-technische Durchführung darstellt. Diese Wertskala des chirurgischen Denkens und Handelns halte man sich immer vor Augen!

Die chirurgische Operation[*]

Noch zu Anfang des 20. Jahrhunderts war es üblich, chirurgische Eingriffe im Hause des Patienten vorzunehmen. Dies ist heute höchstens für kleinere Eingriffe und in Notfallsituationen vertretbar: Nur im Operationssaal mit seinen Einrichtungen (Instrumentarium, Sterilität, Lagerungs- und Beleuchtungsmöglichkeit) und bei Anwesenheit von entsprechend geschulten Mitarbeitern in ausreichender Zahl (Assistenz, Anaesthesie, Schwestern, Pfleger) ist die notwendige Sicherheit für Operationen gegeben, die Komplikationen aller Art beherrschen läßt. Auch der nicht chirurgisch tätige Arzt muß eine Vorstellung von den Voraussetzungen und vom Ablauf eines chirurgischen Eingriffs haben. Hier sind zu nennen:

1. Sterilität

Bei jeder Operation muß die Keimfreiheit des gesamten Operationsfeldes gewährleistet sein. Dieses wird nach vorheriger Desinfektion mit sterilen Tüchern abgedeckt. Alle an der Operation beteiligten Ärzte und Schwestern müssen steril angezogen sein, Mund- und Haarschutz tragen und die vorher sorgfältig desinfizierten Hände mit sterilen Gummihandschuhen überziehen. Alle mit der Operationswunde in Berührung kommenden Gegenstände müssen steril sein (s. S. 164). Hierbei ist es wichtig, daß das gesamte Instrumentarium nicht nur im Autoklaven sterilisiert, sondern vorher sorgfältig gesäubert wurde: In den Ritzen der Instrumente können sich Eiweiß- und Blutreste halten, die zum Nährboden von Bakterien werden.

Der Operationssaal selbst muß so ausgestattet sein, daß er auch nach blutigen oder septischen Eingriffen sofort gereinigt und stets saubergehalten werden kann; in der Regel sollte er ausgekachelt und mit einem Steinfußboden versehen sein. UV-Bestrahlung nach dem Operationsprogramm trägt dazu bei, die Luft im Operationssaal keimarm zu halten.

2. Instrumentarium und Organisation

Der Chirurg benötigt einige Gruppen von Instrumenten, und zwar
zum Durchtrennen von Gewebe: Skalpell, Schere, Bohrer, Meißel, Säge;
zum Fassen und Weghalten von Gewebe: Pinzetten, Kornzangen, Haken verschiedener Art;
für die Blutstillung: Klemmen aller Art, Silberclips für Eingriffe am Zentralnervensystem;

---

zur Vereinigung von Geweben: Nadelhalter und Nadeln, Nahtmaterial: Catgut, Chromcatgut, Seide, Zwirn, Kunststoffasern, Stahldraht, Wundklammern; Spezial-instrumente für die Osteosynthese (s. S. 127);

für Punktion und Drainage: Troikart, Punktionsnadeln, Gummirohre, Gazestreifen, Sicherheitsnadeln;

Sauger: Leistungsfähige, am besten elektrisch betriebene Sauger sind heute unent-behrlich für die Arbeit des Operateurs wie des Anaesthesisten.

Die Arbeit der instrumentierenden, sterilen Schwester ist sehr verantwortungs-voll; sie muß nicht nur für die Ordnung auf den Instrumententischen sorgen und dem Operateur aufmerksam zugewendet die Instrumente herrichten (z.B. Nadeln ein-fädeln und zureichen), sondern sie hat ständig die Sterilität des Operationsgebietes wie aller Instrumente zu überwachen und vor allem darauf zu achten, daß die Instrumente sowie Tupfer und Kompressen vollzählig sind: In der Wunde vergessene Fremdkörper zeitigen unerfreuliche Nachspiele.

Im übrigen ist die Organisation des Operationssaales nicht zuletzt eine Organi-sation des Operationsprogramms: Die aseptischen (Herniotomie, Strumektomie) sind *vor* den bedingt aseptischen Eingriffen (Gallen-, Magen-, Rectumoperationen) vorzunehmen. Septische Operationen, z.B. Absceßeröffnungen, dürfen *nie* im asep-tischen Operationssaal ausgeführt werden! Jeder Eingriff muß bezüglich der In-strumente, aber auch hinsichtlich seiner möglichen Komplikationen sorgfältig vor-bereitet werden.

3. Lagerung

Jeder Eingriff, gleichgültig ob mit oder ohne Narkose oder Lokalanaesthesie, auch jeder Verbandwechsel, ist am *liegenden* Kranken durchzuführen. Zur Vermeidung von Blutverteilungsstörungen während der Narkose dient die Flachlagerung des Patienten, allenfalls eine leichte (5—10°) Beinhochlagerung.

Viele Operationen erfordern darüber hinaus eine spezielle Lagerung, die das Operationsgebiet hervortreten läßt. Der Kranke muß in Narkose unverrückbar fixiert sein, andererseits darf er aber keinen Schaden erleiden: Bei unsachgemäßer Lagerung können Drucklähmungen von Nerven, vor allem am N. radialis und am N. peronaeus entstehen, aber auch Lähmungen durch Überdehnung des Plexus brachialis. Jeder Operations-, aber auch Gipstisch muß eine ausreichende Polsterung besitzen, die auch bei längeren Eingriffen Druckschädigungen des Kranken ver-meiden läßt.

4. Beleuchtung

Operative Eingriffe sind nur möglich, wenn auch tiefe Wunden und Körperhöhlen ausgeleuchtet werden. Hierbei kommt es weniger auf die absolute Beleuchtungs-stärke an, als vielmehr darauf, daß entsprechend den Regeln jeder Arbeitsbeleuchtung das *Arbeitsfeld die am hellsten beleuchtete* Stelle ist. Die Unterschiedsempfindlichkeit des Auges ist nicht bei besonders heller, sondern bei mittlerer Leuchtdichte am besten: Lesen und feines Arbeiten ist nicht im grellen Sonnenlicht, sondern bei nicht zu hellem Licht am leichtesten möglich!

Bei *weißer* Abdeckung des Operationsfeldes wird diesen fundamentalen Forde-rungen nicht Rechnung getragen: Die weiße Umgebung ist um Zehnerpotenzen heller als das rote und bei tiefen Eingriffen im Schatten gelegene Operations-„Arbeits"-Feld selbst. Dies führt zur Blendung des Auges und schlechter Adaptation. Nur bei *dunkler* Operationswäsche — im allgemeinen wird Grün bevorzugt; Schwarz, sinnesphysiologisch am besten, kann aus psychologischen Gründen nicht benutzt werden — und bei matter, meist ebenfalls grüner Auskachelung des Operationssaales herrschen günstige Beleuchtungsbedingungen, unter denen sich Zusatzleuchten, Scheinwerfer u. dgl. erübrigen.

Schmerz und Schmerzbekämpfung

1. Allgemeines über den Schmerz*

Der Schmerz ist ein Haupt- und Leitsymptom vieler Erkrankungen und sicher der häufigste Anlaß, daß ein Arzt aufgesucht wird.

Die für die Diagnostik so wichtige Analyse des Schmerzes ist schwierig, weil der Schmerz als körperliche Empfindung begrifflich nicht näher definiert und in seiner Qualität und Intensität nicht objektiviert oder gar gemessen werden kann. Schmerzen können simuliert und aggraviert, von indolenten Kranken aber auch dissimuliert werden; beides kann zu folgenschweren diagnostischen Irrtümern führen. Sogar forensisches Interesse kann der Schmerz erlangen, so muß der Arzt immer wieder zur Frage des „Schmerzensgeldes" Stellung nehmen. Andererseits ist es „sehr die Frage, ob ein eingebildeter Schmerz für denjenigen, der ihn sich einbildet, nicht genauso unangenehm ist wie ein wirklicher" (HELLNER), also ein durch ein organisches Substrat begründbarer. Wenn es schon keine Vergleichsmöglichkeiten für körperliche Schmerzen gibt, so erst recht nicht für deren psychisches Äquivalent. Im übrigen ist das Schmerzerleben weitgehend auch von äußeren Faktoren beeinflußt: Bewußt werden kann gleichzeitig immer nur eine begrenzte Zahl von Informationen. Werden dem Gehirn „wichtigere" Informationen zugeleitet, so werden andere „weniger wichtige" nicht mehr bewußt, sie passieren die sogenannte *Bewußtseinsenge* nicht mehr. So erklärt es sich, daß bei überwertigen äußeren Erlebnissen, wie Kriegs- und Fluchtsituationen, oder unter starker Angst oder Freude Schmerzen völlig verschwinden können. Das banalste Beispiel dieser Art ist das Verschwinden des Schmerzes im Vorzimmer des Zahnarztes (in diesem Fall infolge Zufließens gespeicherter Informationen aus früheren Schmerzerlebnissen, also Angst aus Erfahrung).

Eine rein teleologische Bewertung des Schmerzes ist unbefriedigend. Gewiß richtet der Schmerz, der „bellende Wachhund der Gesundheit", die Aufmerksamkeit auf den betreffenden Bezirk des Körpers, und das Fehlen jeglicher Schmerzempfindung (z.B. bei angeborener Analgesie, wovon bis jetzt etwa 70 Fälle bekannt wurden, oder bei Syringomyelie und anderen Nervenkrankheiten) bedingt oft schwere Verstümmelungen, weil der Kranke Verletzungen nicht bemerkt. Andererseits verlaufen aber viele lebensgefährdende Krankheiten, etwa Carcinome, ohne Schmerzen, und sehr schmerzhafte, bis zum Selbstmord führende Zustände, z.B. die Trigeminusneuralgie, zeigen bisweilen kein morphologisch faßbares Substrat. Daher darf der Schmerz weder über- noch unterbewertet werden und die ärztliche Bemühung sollte *nie dem Schmerz an sich, sondern immer seiner Ursache* gelten.

Jede Schmerzempfindung ist an die Intaktheit des Aufnahmeapparates, der Leitungsbahn und der zentralen Empfangsstation gebunden. Bezüglich des ersteren bestehen auch heute noch Unklarheiten: Es ist nicht sicher, ob es eigene Schmerz-

---

* Lit. 3, 9, 22

receptoren gibt oder ob Schmerzen bei unphysiologisch starker Reizung anderer Sinnesreceptoren (Tast-, Temperatursinn) entstehen.

Die Schmerzempfindung läßt sich in zwei Hauptqualitäten einteilen, in die „epikritische", die durch äußere Einwirkung auf die Haut punktförmig entsteht, deren Begrenzung genau umschrieben werden kann und die scharf-schneidend empfunden wird; ihre Impulse verlaufen über die Hinterstränge im Rückenmark. Ihr steht die „protopathische" Schmerzempfindung gegenüber, die der Tiefensensibilität entspricht und deren Impulse über die Vorderseitenstrangbahn im Rückenmark verlaufen, sie ist nicht eindeutig zu lokalisieren und wird als dumpf und bohrend, diffus, aber wegen ihrer Unbestimmbarkeit und ihres dauernden Vorhandenseins als quälend empfunden. Im Gegensatz zu neuritisch-ausstrahlenden oder epikritisch-lokal umschriebenen Schmerzen ist diese Schmerzempfindung nicht segmental-anatomisch bzw. durch das Versorgungsgebiet eines peripheren Nerven abgrenzbar. Bei Ausfall der epikritischen Sensibilität wird die protopathische Schmerzempfindung enthemmt; dies findet man etwa nach Nervendurchtrennung, wenn die (vegetativen?) Bahnen des protopathischen Empfindungskreises schon wiederhergestellt sind, die epikritischen aber noch fehlen. Es kann dann in dem betroffenen Bezirk zu sehr unangenehmen Par- und Hyperaesthesien ungenauer Lokalisation kommen.

2. Die verschiedenen Schmerzformen

Die verschiedenen Formen des Schmerzes geben Hinweise auf die zugrundeliegenden Ursachen. Dabei lassen sich unterscheiden:

1. Der Receptorenschmerz, der durch umschriebene Läsionen der äußeren Haut entsteht und nach Ausdehnung und Art genau definiert werden kann; er entspricht einer Reizung der sensiblen Nervenendigungen. Er klingt im allgemeinen nach einiger Zeit ab, kann aber abgelöst werden durch den

2. Entzündungsschmerz, der brennend, stechend und klopfend geschildert und durch die Pulswelle sowie durch Bewegungen der betreffenden Körperstelle verstärkt wird. Jede Vermehrung der Durchblutung oder Stauung des Blutabflusses steigert diesen Schmerz, der zur ödematösen Schwellung des entzündeten Gebietes in direkter Beziehung steht. Wärme wirkt hier unangenehm, Kälte lindernd. Ein Beispiel ist der Sonnenbrand: In der kühlen Luft schmerzt die Haut noch nicht, sofort aber, wenn man ein warmes Zimmer betritt oder durch Alkoholzufuhr die Hautdurchblutung steigert. Chemisch bedingte Entzündungsschmerzen sind besonders heftig und treten ohne Latenzzeit auf, etwa bei Magenperforation mit chemischer Reizung des Peritoneums.

3. „Spastisch" nennt man Schmerzen, die an inneren Organen mit glatter Muskulatur entstehen und durch einen wellenförmigen Verlauf gekennzeichnet sind, entsprechend den krampfartigen Kontraktionen der betroffenen Organe. Am Nierenhohlsystem und an der Gallenblase können sich diese Schmerzen anfallsweise zur *Kolik* steigern, ein weiteres Beispiel ist der Wehen- und Geburtsschmerz. Hier wirkt, im Gegensatz zum Entzündungsschmerz, die Wärme günstig, ferner hilft die medikamentöse Lähmung der glatten Muskulatur durch Spasmolytica oder Atropin. Derartige Schmerzen sind häufig durch Mitbeteiligung der entwicklungsgeschichtlich zugehörigen Hautsegmente („Headsche Zonen") charakterisiert; die Diagnose kann dadurch erleichtert werden.

4. Der ischämische Schmerz ist besonders heftig; er wird als „krampfartig" empfunden und kommt bei spastischen oder organischen Gefäßeinengungen und -verschlüssen zustande. Er ist durch die Störung des Zellchemismus bedingt, wohl weniger, wie früher angenommen, durch die Hypoxie als vielmehr durch die Anhäufung saurer Stoffwechselprodukte im Gewebe. Arterielle Durchblutungsstörungen der Beine manifestieren sich als intermittierendes Hinken; beim pektanginösen Anfall oder bei mesenterialen Gefäßverschlüssen können sich die Beschwerden zum „Vernichtungsschmerz" steigern. Auch die gefäßspastischen Schmerzen bei der Migräne, bei der Raynaudschen Erkrankung oder nach einer örtlichen Erfrierung sind hier zu nennen.

5. Neuralgien, „Nervenschmerzen": Hier ist eine Gruppe von Zuständen zusammenzufassen, die durch *Irritation der Leitungsbahn* entstehen. Typische Beispiele sind der in den Kleinfinger ausstrahlende Schmerz bei Quetschung des N. ulnaris am Ellenbogen oder der Wurzelkompressionsschmerz beim Bandscheibenprolaps, das Ischiassyndrom. Dieser „Projektionsschmerz" wird also fern vom Ort der eigentlichen Läsion des sensiblen spinalen Nerven „empfunden", wobei die Ausbreitung der Projektion in direkter Beziehung zu den segmentalen oder peripher-nervösen Bezirken steht. Während der Receptorenschmerz und auch der Entzündungsschmerz *Sinnesleistungen* im physiologischen Sinne, also Erregungen des Schmerzsystems durch äußere Reize, darstellen, handelt es sich bei dieser Irritation der Leitungsbahn um *eine Störung* des Schmerzsystems, also um den Ausdruck eines *extranervalen* Vorganges. Derartige Schmerzen nehmen bei äußeren Reizen, bei Zug oder Druck auf den betreffenden Nerven unerträglich zu, wie etwa das Lasèguesche Zeichen bei Ischias demonstriert. Pressen, Husten, Niesen können neuralgische Schmerzen außerordentlich steigern; völlige Entspannung, Wärmezufuhr und Ruhigstellung machen sie am ehesten erträglich.

Im Gegensatz zu diesen Vorgängen führen organeigene Erkrankungen des peripheren Nervensystems, z.B. die Polyneuritis, Bleivergiftungen und Durchtrennung von Nerven zum *Wegfall oder zur Störung der organspezifischen Leistung,* also für die Sensibilität zur Par-, Hyp- oder Analgesie, für die Motorik zur schlaffen Lähmung, zur Parese. Zu Schmerzen führen derartige Störungen nicht!

Auf die neurologisch bedeutsamen Schmerzformen, wie Kopfschmerzen, Migräne, Trigeminusneuralgie, Thalamusschmerz wird hier nicht eingegangen.

6. Phantomschmerz und *Kausalgie* sind vor allem in der Kriegs- und Unfallchirurgie von Belang. Wird eine Extremität amputiert, so hat der Kranke noch längere Zeit das „Phantomgefühl", sie sei noch vorhanden. Es ist nicht von Schmerzen begleitet und verschwindet in der Regel, wenn sich die Überhäutung mit voller Sensibilität des Amputationsstumpfes herausgebildet hat. Hiervon sind folgende Zustände zu unterscheiden:

a) Der Neuromschmerz wird bedingt durch eine Veränderung in *Nervenstümpfen* im Bereich der Amputationsnarbe, wobei sich eine regellose Anhäufung von Nervenfasern bildet, ein *Neurom.* Druck erzeugt ein lebhaftes Schmerzgefühl, das oft „elektrisierenden" Charakter hat und das durch Exstirpation des Neuroms, allenfalls durch Injektionen in den Nervenstamm proximal der Neurombildung zu bekämpfen ist.

b) Der Phantomschmerz kann längere Zeit, sogar erst Jahre nach einer Amputation beginnen; oft beschreiben die Kranken das amputierte, äußerst schmerzhafte Glied in extremer Beuge- oder Extensionsstellung. Die Auffassung, daß der Phantomschmerz *zentral* entsteht, gründet sich auf die unbefriedigenden Erfolge jeder chirurgischen Behandlung: Oft bleiben Wurzeldurchschneidungen, Grenzstrangresektionen, Chordotomien und sogar die Excision der entsprechenden Hirnrindenfelder ohne Erfolg. Hier kann oft eine Psychotherapie mehr ausrichten als eine eingreifende, aber nicht kausale somatische Behandlung.

c) Bei der *Kausalgie* handelt es sich um sehr heftige „brennende" Schmerzen, die nach unvollständiger traumatischer Unterbrechung der zentripetalen Nervenleitung, also bei Läsion eines sensiblen Nerven entstehen. Betroffen sind meist der N. medianus oder tibialis, seltener der N. ulnaris. Die Durchtrennung des Nerven proximal der Verletzungsstelle bessert hier die Schmerzen *nicht*, wohl aber eine Sympathektomie der betreffenden Region (lumbale Sympathektomie, Stellatumblockade oder -resektion). Wahrscheinlich handelt es sich um einen Reizzustand der vegetativen Faseranteile im spinalen Nerven.

3. Die Schmerzanalyse*

Bei der Befragung des Patienten ist einmal die Lokalisation (auch unter Berücksichtigung der Frage, wo der Schmerz *nicht* sitzt!), zum anderen die Ausstrahlung der Schmerzempfindung möglichst genau zu ermitteln. Hiermit ist, etwa bei der Abgrenzung einer Gallen- oder Nierenkolik (im ersten Fall aufwärts in die Schulter, im zweiten Fall abwärts gegen die Leisten- und Genitalgegend ausstrahlend) oder einer Pankreatitis (gürtelförmige bzw. nach links ausstrahlende Schmerzen) oft die Diagnose schon wahrscheinlich gemacht. Anamnestisch ist zu erfragen, ob der Schmerz akut oder allmählich einsetzte, ob er anfallsartig oder rhythmisch auftrat, vor allem aber, unter welchen Bedingungen er begann bzw. eine Zu- oder Abnahme zeigte. Die Frage nach den bisher eingenommenen Medikamenten darf *nie* unterlassen werden! Ein Medikamentenabusus z.B. kann Schmerzsymptome hervorrufen, andererseits kann eine Cortison- oder Antibioticamedikation die Beschwerden entzündlicher Krankheitsbilder maskieren. Auch Haltung und Benehmen des Patienten geben oft wichtige Hinweise: Peritonitiskranke liegen unbeweglich und vermeiden ängstlich jede Berührung oder Bewegung, während Kranke mit einer Kolik sich ruhelos im Bett herumwerfen. Auch betäubungsmittelsüchtige Patienten, die dem Arzt starke Schmerzen vortäuschen wollen, verhalten sich meist sehr unruhig, sind aber im Gegensatz zum Kolikkranken ablenkbar.

Erst am Ende dieser sorgfältigen Befragung und Inspektion stehen die Untersuchung und die Palpation zur Ermittlung der Schmerzlokalisation und -intensität, die immer dort beginnt, wo man den Schmerz *nicht* vermutet.

4. Schmerzbekämpfung

Jeder operative Eingriff ist mit Haut- und Gewebsläsionen und daher mit Schmerzen verknüpft. Die operative Chirurgie im heutigen Sinne konnte daher erst ausgebaut werden, als eine planmäßige reversible Schmerzausschaltung möglich war.

Entsprechend dem anatomischen Substrat bestehen drei Möglichkeiten, den Schmerz zu bekämpfen:

---

* Lit. 25

1. Die Schmerzbekämpfung *am Ort der Irritation selbst*, entweder durch Ausschaltung der zugrundeliegenden Ursache, etwa durch die Incision eines Panaritiums, oder durch eine *lokale Oberflächen- oder Infiltrationsanaesthesie*.

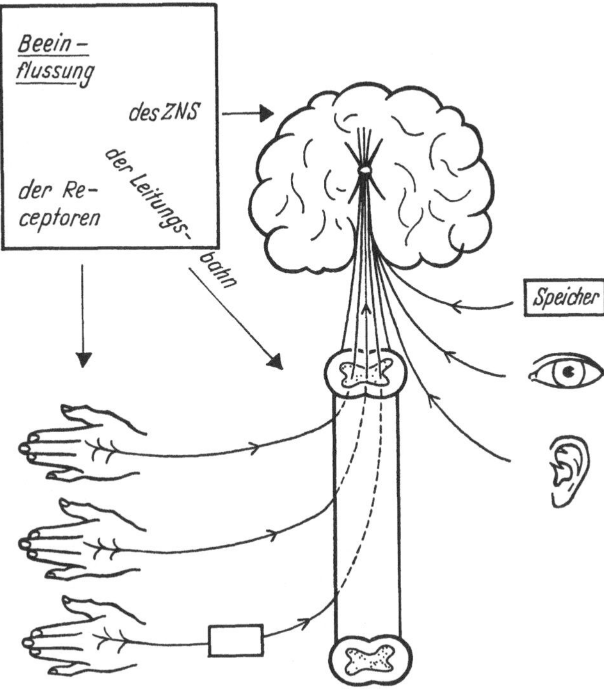

Beeinflussung der Schmerzleitung, entweder am Ort der Schmerzreception (Lokalanaesthesie), oder durch Blockierung der Leitungsbahn (Leitungsanaesthesie des sensiblen Nerven oder des Rückenmarks), oder durch Beeinflussung des ZNS (Narkose). Die „Bewußtseinsenge" läßt stets pro Zeiteinheit nur eine bestimmte Zahl von Reizen wirksam werden; Schmerzreize können daher ausgeschaltet werden durch andere Sinnesempfindungen oder durch gespeicherte Gedächtnisengramme

2. Die *Unterbrechung der Leitungsbahn* und damit der Übertragung des Schmerzreizes, die *Leitungsanaesthesie* in ihren vielfältigen Formen.

3. *Die Dämpfung* bzw. *Ausschaltung des Bewußtwerdens der Schmerzreize* im Zentralnervensystem, von der Gabe leichter analgetischer Medikamente und Sedativa bis zur Vollnarkose.

4. An die Möglichkeit einer *rein psychischen Beeinflussung* des Patienten wird heute nur wenig gedacht. Bei Beherrschung der Technik ist es jedoch möglich, schmerzhafte Eingriffe in *Hypnose* auszuführen. Daß Patienten, die unter starken seelischen Einwirkungen stehen, oft keine oder nur geringe Schmerzen empfinden, wurde schon erwähnt.

a) Lokal- und Leitungsanaesthesie *

Wie vor Narkosen, sollte man auch vor größeren Lokalanaesthesien eine *Prämedikation* geben, außerdem sind auch kleine Eingriffe immer nur am liegenden Patienten durchzuführen, um dessen Kollabieren zu vermeiden.

---

* Lit. 2, 17

Eine *Oberflächenanaesthesie* läßt sich nicht an der Haut, sondern nur an Schleimhäuten erzielen, indem das Lokalanaestheticum aufgepinselt oder aufgesprüht wird. Diese Betäubungsform hat hauptsächlich in der HNO- und Augenheilkunde sowie für Endoskopien Bedeutung. Verwendet wird vor allem *Pantocain* (0,5- bis höchstens 1%ige Lösung), das doppelt so giftig, aber zehnmal so wirksam ist wie das ursprünglich gebrauchte Cocain.

Für eine *Infiltrationsanaesthesie* wird das Operationsgebiet mit einem Lokalanaestheticum um- und unterspritzt. Man setzt zunächst mit einer sehr feinen Nadel eine oder mehrere subcutane Quaddeln, in deren Bereich die Haut rasch unempfindlich wird. Von ihnen aus schiebt man eine dickere Injektionsnadel nach allen Seiten vor und infiltriert fächerförmig. In Gebieten mit größeren Gefäßen, vor allem am Hals, muß nach jedem Vorschieben der Nadel durch Aspirieren geprüft werden, ob die Nadelspitze nicht intravasal liegt; ein Einstechen in Gefäße läßt sich auch dadurch vermeiden, daß nur unter gleichzeitigem Bewegen der Nadel gespritzt wird, wobei die Gefäße ausweichen können. Die rhomboidförmige Umspritzung des Operationsgebietes („Feldblock") von zwei gegenüberliegenden Punkten aus hat den Vorteil, daß das Operationsgebiet selbst völlig unverändert bleibt.

Die volle Wirkung einer Infiltrationsanaesthesie tritt nach 10—15 min ein. Die Latenzzeit bis zum Eintritt der Schmerzfreiheit kann durch Hyaluronidasezusatz zur Injektionslösung verkürzt werden; allerdings wird hierdurch auch die Resorption beschleunigt und damit die Gesamtwirkungsdauer verkürzt.

Ein Spezialfall der Infiltrationsanaesthesie ist die Einspritzung lokalanaesthetischer Lösungen in Frakturhämatome: Hier wird durch die Verteilung in der bereits vorhandenen Hämatomflüssigkeit eine Anaesthesie des ganzen Frakturbereiches erzielt. Vor allem bei kleineren Brüchen, wie z.B. bei Radiusfrakturen, ist dieses Vorgehen von Vorteil, um so mehr, als derartige (Unfall-!)Patienten meist nicht nüchtern und Narkosen daher kontraindiziert oder jedenfalls nur von erfahrenen Anaesthesisten zu verantworten sind.

Als Lokalanaestheticum verwendet man *Procain* (Novocain); auch Xylocain, Hostacain, Scandicain und andere chemische Verbindungen werden gebraucht. Abgesehen vom Procain, das auch durch die Serumcholinesterase im Blut abgebaut wird, werden die Lokalanaesthetica ausschließlich in der Leber entgiftet. Bei bestehenden Leberschädigungen kann daher durch langsameren Abbau die Toxicität des Lokalanaestheticums erhöht sein. Um durch Resorptionsverzögerung des Lokalanaestheticums eine längere Wirkungsdauer zu erzielen und zur besseren Blutstillung durch Vasokonstriktion im Operationsgebiet setzt man der Procainlösung *Adrenalin* (Suprarenin) zu, und zwar 16—20 Tropfen einer Adrenalinstammlösung 1 : 1000 (= 1 ml = 1 mg) auf 200 ml 0,5%iger oder 100 ml 1%iger oder 50 ml 2%iger Procainlösung.

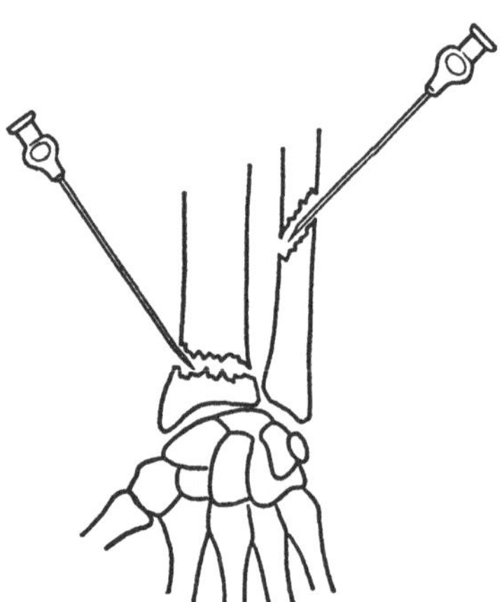

Eine Lokalanaesthesie ermöglicht eine schmerzfreie Frakturreposition, wenn die Injektionsnadel einwandfrei im Bruchspalt liegt, was durch Blutaspiration festzustellen ist, und das Anaestheticum in das Frakturhämatom instilliert wird

Kein Adrenalin darf zugesetzt werden bei Kranken mit Hypertonie, mit Glaukom oder mit Herzrhythmusstörungen und bei Anaesthesien an den Akren (Finger, Zehen, Ohren, s. unten).

Je konzentrierter die Lösung eines Lokalanaestheticums ist, desto rascher wird sie resorbiert. 10 ml einer 2%igen Lösung sind daher wesentlich giftiger als 100 ml einer 0,2%igen Lösung, obwohl dem Körper die gleiche Gesamtdosis einverleibt wird. Statt geringer Mengen starker sind für die Infiltrationsanaesthesie besser größere Mengen schwacher Lösung zu verwenden, im allgemeinen eine 0,5%ige Novocainlösung.

Eine versehentliche intravasale Injektion von Lokalanaesthetica kann zu generalisierten Krämpfen und zum Herzstillstand führen. Als Therapie wird sofort ein Barbiturat i. v. bei gleichzeitiger Sauerstoffbeatmung gegeben. Es sei angemerkt, daß die Gabe von Barbituraten oder Sedativa (z.B. SEE) bei krampfenden oder deliranten Kranken (z.B. im Alkoholrausch!) *ohne* gleichzeitige O_2-Beatmung sehr gefährlich ist, da die Atemdepression sich auf den primären Zustand aufpfropft.

Ein wichtiges Anwendungsgebiet der örtlichen Betäubung ist die *Leitungsanaesthesie*, wobei größere Nervenbahnen proximal des Operationsfeldes unterbrochen werden. Hierbei können, im Gegensatz zur Infiltrationsanaesthesie, auch entzündete Bezirke gefühllos gemacht werden, weil die Injektion fern vom erkrankten Herd durchgeführt wird. Praktisch besonders wichtig ist die Anaesthesie von Fingern und Zehen durch Umspritzung der Gliedwurzel, die Ausschaltung der Sensibilität der oberen Extremität durch Blockierung des Plexus brachialis und verschiedene Formen der Wurzelbetäubung nahe dem Rückenmark. Auch die Ausschaltung vegetativer Nerven und Ganglien hat ein weites Anwendungsgebiet, z. B. in Form der paravertebralen Sympathicus- oder Stellatumblockade. Zahlreiche Möglichkeiten hat die Leitungsanaesthesie im Kopfbereich, z.B. für die Zahnheilkunde oder für Trigeminusblockaden.

Finger und Zehen werden so anaesthesiert, daß etwas proximal der Schwimmhautfalten *von dorsal her* eingestochen und dicht am Knochen entlang ein Infiltrationswall gesetzt wird, der beide Fingernervenpaare erfaßt. *Suprareninzusätze sind an Fingern und Zehen verboten*, weil es sich hier um Endarterien handelt, bei deren Spasmus eine ischämische Nekrose auftreten kann. Sie führt zum Verlust der Finger bzw. der Zehe und regelmäßig zu berechtigten Schadenersatzansprüchen des verstümmelten Patienten.

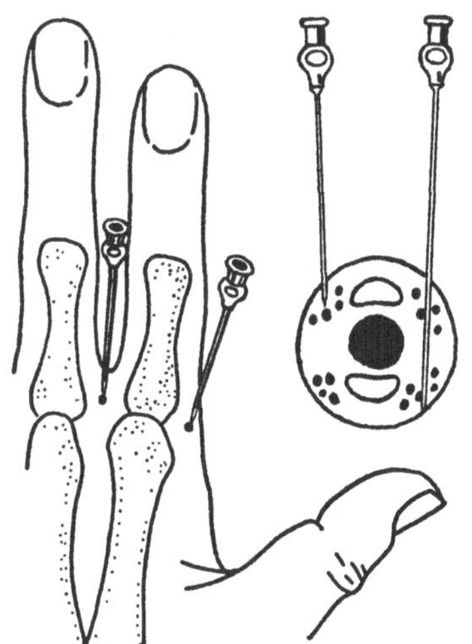

Leitungsanaesthesie eines Fingers: Die Nadel wird von dorsal her eingestochen und dann bis zur Haut der Palmarseite vorgeschoben, so daß sie zuerst das dorsale, dann das palmare Gefäßnervenbündel erreicht (s. Querschnitt rechts oben)

Bei Intercostalblockaden ist zu beachten, daß die Nerven am Unterrand der Rippen verlaufen, so daß man dicht am Unterrand einstechen muß (im Gegensatz zur Pleurapunktion, bei der, um Gefäße und Nerven *nicht* zu verletzen, am *Oberrand* eingestochen wird!). Auch die spinalen Anaesthesien sind letztlich Leitungsblockaden; man unterscheidet die extra- von den intraduralen Methoden.

Bei der *Periduralanaesthesie* wird außerhalb des Liquorraumes in das Cavum extradurale injiziert. Diesen lockeren, mit Bindegewebe und Fett gefüllten Raum zwischen

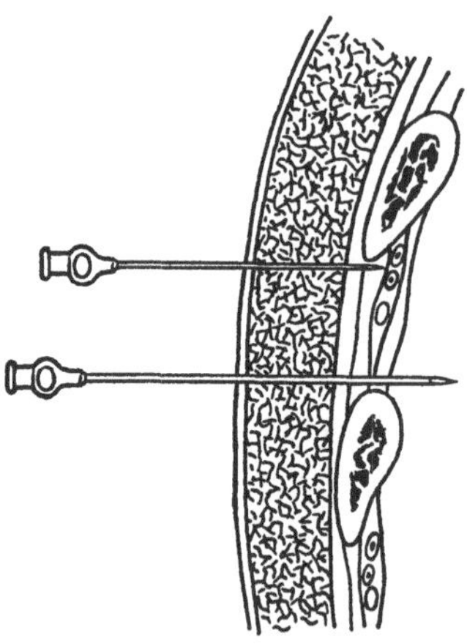

dem periostalen und dem spinalen Blatt der Dura mater erreicht man beim Eingehen mit der Nadel zwischen zwei Dornfortsätzen; durch ständigen Druck auf den Spritzenstempel schiebt man den Duralsack vor der Nadel her. Geht man durch den Hiatus sacralis ein, so erhält man eine *Sacral-* oder *Caudalanaesthesie*. Vielfach wird mittels Einführen eines Katheters und fraktionierter weiterer Gaben des Anaestheticums eine *kontinuierliche Periduralanaesthesie* bevorzugt, was für viele Operationen und dauernd schmerzhafte Krankheitsbilder, wie Durchblutungsstörungen oder Pankreatitis, von Vorteil ist.

Um den Intercostalnerven für eine Leitungsanaesthesie zu erreichen, muß am *Unterrand* der Rippe eingestochen werden. Für eine Pleurapunktion dagegen muß über dem *Oberrand* der Rippe eingegangen werden, um Gefäße und Nerven nicht zu verletzen

Dagegen wird für eine *Spinalanaesthesie* in den Duralsack eingestochen und das Anaestheticum in den Liquorraum selbst eingespritzt. Zunächst führt man eine Lumbalpunktion zwischen 3. und 4. LWK durch. Dabei wird *kein Liquor abgelassen*, sondern nur probeweise aspiriert, um die richtige Lage der Nadel zu prüfen. Es werden dünne Nadeln verwendet, damit kein Liquor abtropft; Kopfschmerzen nach derartigen Anaesthesien sind durch den Liquorverlust bedingt. Dem Anaestheticum werden hyperbare Lösungen zugesetzt, deren spezifisches Gewicht höher ist als das des Liquors; die Ausdehnung der Anaesthesie kann dann

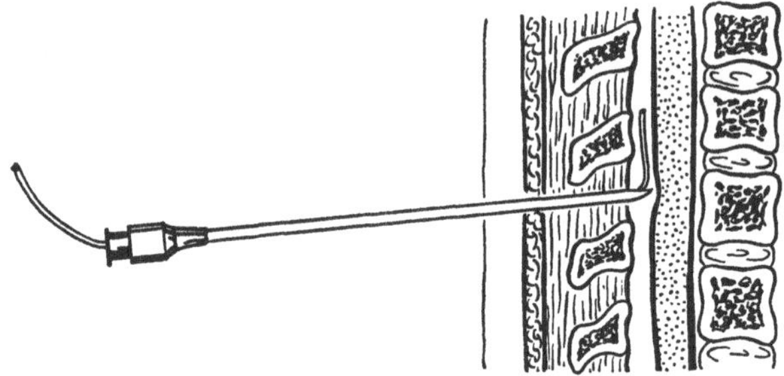

Einführen eines dünnen Plastikkatheters in den Periduralraum mittels einer Spezialkanüle zur Durchführung einer kontinuierlichen Periduralanaesthesie

durch Lagerung gesteuert werden. Atemkomplikationen können durch Lähmung der Intercostalmuskeln oder des Phrenicus entstehen. Nach längstens 20 min ist das Mittel am ZNS fixiert, so daß die Lagerung keinen Effekt mehr zeigt.

Eine häufige Nebenwirkung ist infolge der peripheren Vasodilatation der Blutdruckabfall, der bei ungeeigneter Lagerung bedrohliche Ausmaße annehmen kann, sich durch Kopftieflagerung aber meist beherrschen läßt.

Kälteanaesthesie

Während die früher häufig geübte Vereisung des Operationsfeldes z. B. durch Aufsprühen von Chloräthyl heute nicht mehr (oder höchstens für begrenzte Incisionen am Rumpf) angewendet wird, kann durch Unterkühlung einer ganzen Extremität schmerzfrei operiert werden. Vor allem für Amputationen bei älteren Kranken kommt dieses Verfahren in Frage, das auch den Vorteil aufweist, daß durch den Gefäßspasmus im unterkühlten Gebiet die Resorption von Gewebsabbauprodukten unterbunden wird.

In Kriegs- und Katastrophensituationen ist die Kälteanaesthesie etwa in Form von Eispackungen für Verwundete oder Verletzte zu erwägen, bei denen wegen schwerer Extremitätenverletzungen eine Abschnürbinde gelegt werden mußte, gleichzeitig aber ein längerer Transport notwendig ist. Hierdurch können auch lange Ischämiezeiten von Extremitäten toleriert werden.

b) Narkose *

α) Allgemeine Gesichtspunkte

Unter Narkose versteht man die reversible Ausschaltung des Bewußtseins mindestens bis zur Erzielung einer subjektiven Schmerzfreiheit. Jede Narkose beeinträchtigt auch die Schutzreflexe (Husten-, Schluck- und Würgreflex, orthostatische Regulation, Atmungssteuerung), so daß auch bei kurzen und flachen Narkosen schwere Komplikationen auftreten können, wie Aspiration, Bronchospasmus und Atemstillstand. *Es gibt daher keine gefahrlose „kleine Narkose"*, vielmehr muß bei *jeder* Narkose mit Zwischenfällen gerechnet werden und die Möglichkeit bestehen, diese sicher zu beherrschen, etwa durch Absaugung, Intubation und künstliche Beatmung.

Voraussetzung für die Einleitung einer Narkose ist,

1. daß der Patient nüchtern ist. Muß ein nicht nüchterner Kranker aus *vitaler* Indikation narkotisiert werden, so ist der Magen durch Erbrechen (Magenschlauch, Apomorphin) zu entleeren, um der Aspirationsgefahr zu begegnen;

2. daß eine Prämedikation erfolgte. Man gibt *Atropin* als Vagolyticum zur Sekretionshemmung und zur Vermeidung vagaler Reflexe (wie Herzstillstand oder Laryngospasmus bei der Narkoseeinleitung) und ein *Sedativum* zur Dämpfung des Vegetativums und zur Einsparung des Narkosemittels selbst. Man kann Analgetica (z. B. Dolantin), Barbiturate oder Psychopharmaka (z. B. Phenothiazine) einzeln oder kombiniert verwenden.

Organvorschädigungen, z. B. von Herz, Leber oder Nieren, sind heute wie auch der Diabetes mellitus oder andere Stoffwechselkrankheiten keine Kontraindikationen für eine Narkose. Sie erfordern aber spezielle Überlegungen zur Kompensation der jeweils vorliegenden Gefährdung. Besonderes Augenmerk erfordern Stenosen der Luftwege, Emphysem, Asthma, ferner eine Coronar- und allgemeine Gefäßsklerose, eine manifeste Herzinsuffizienz und vorausgegangene Myokardinfarkte. Man muß über derartige Vorschädigungen und besonders über Störungen des Flüssigkeits- und Elektrolythaushalts informiert sein, um sich vor intra- und postoperativen Zwischenfällen zu schützen. Daher muß vor jeder Narkoseeinleitung eine gezielte Anamnese erhoben werden.

---

* Unter Mitarbeit von Dr. M. GUENTHER. Lit. 5, 46

Die früher zur Beurteilung der Narkosetiefe herangezogenen „Stadien" gelten für die reine Äthernarkose, die heute kaum noch angewendet wird. *Sie gelten nicht für die heute bevorzugten Narkosemittel.* Die heutigen Narkosen werden meist als Kombinationsnarkosen ausgeführt, weil durch gleichzeitige Verwendung mehrerer Narkosemittel die drei Komponenten, die von einer Narkose verlangt werden — Bewußtlosigkeit, Analgesie und Muskelrelaxation — besser erreicht werden können als durch ein Narkosemittel allein. Dabei ist jedoch die Beurteilung der Narkosetiefe beim relaxierten Patienten einerseits, die Beurteilung der Relaxation in tiefer Narkose andererseits oft schwierig, da hier die Atmung, die sonst als Kriterium dient, ausgeschaltet ist. Nur langjährige Übung und Erfahrung vermögen hier vor folgenschweren Irrtümern und Fehlern zu schützen.

β) Zur Wirkung von Narkosemitteln

Über den Wirkungsmechanismus der Narkotica ist noch wenig bekannt. Sie entfalten ihre Wirkung am lipoidhaltigen Zentralnervensystem, die Narkosetiefe hängt daher von der Konzentration des Narkoticums im ZNS ab. Da jedes Narkosemittel über den Blutweg zum ZNS gelangt,

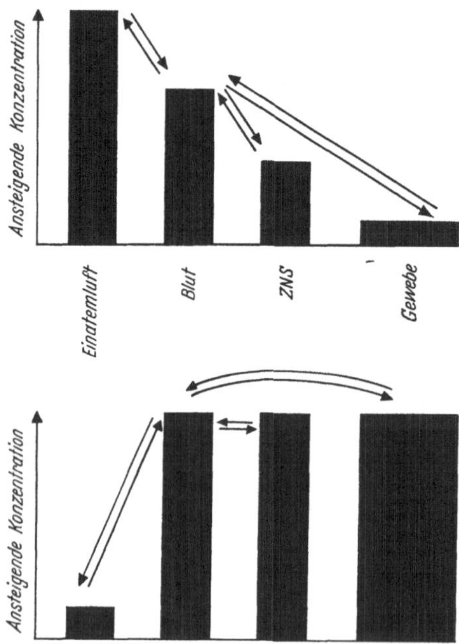

ist für die Konzentration im ZNS einmal die Konzentration im Blut bzw. Plasma verantwortlich, zum anderen das Verhältnis seiner Lipoidlöslichkeit zu seiner Plasmalöslichkeit. Das bedeutet, daß bei gleicher Plasmakonzentration um so mehr Narkoticum von der Lipoidsubstanz aufgenommen wird, je größer die Lipoidlöslichkeit und je kleiner die Wasserlöslichkeit des Narkoticums ist. Soll umgekehrt das Narkoticum wieder aus dem ZNS abtransportiert werden (was ebenfalls auf dem Blutweg geschieht), so muß für den Übertritt einer gleichgroßen Menge Narkosemittel vom Lipoid ins Plasma das Konzentrationsgefälle zum Blut um so größer sein, je größer die Lipoidlöslichkeit und je geringer die Wasserlöslichkeit des Mittels ist. Mit anderen Worten, nicht der Unterschied der Konzentration des Narkoticums in Plasma und Lipoid, sondern der Unterschied der Spannung bewirkt die Geschwindigkeit des Austausches.

In die Blutbahn gelangen Narkosemittel entweder über die Lungen (gas- oder dampfförmige Narkosemittel) oder durch intravenöse Injektion. Prinzipiell ist auch eine Resorption aus dem Gastrointestinaltrakt oder aus parenteral gesetzten Depots möglich. Diese Applikationsformen haben jedoch den Nachteil, daß die Resorption pro Zeiteinheit wie auch die Gesamtdauer der Resorption nicht beeinflußbar ist. Sie sind daher höchstens als Narkosebasis geeignet.

Zu Beginn einer Narkose ist wegen der Affinität des Narkosemittels zum ZNS in diesem die Narkosemittelkonzentration höher als in den übrigen Geweben. Nach längerer Narkosedauer steigt die Konzentration auch in den übrigen Geweben an. Wird die Narkose unterbrochen, so sinkt nach *kurzer* Narkosedauer die Narkosemittelkonzentration im Blut *rasch*, nach *längerer* Dauer nur *langsam* ab, weil der „Nachschub" aus dem relativ großen Gewebsdepot den Blutspiegel hochhält. Eine kurzdauernde Narkose kann daher rasch ausgeleitet werden, während bei einer langdauernden Narkose mit einer langen postnarkotischen Phase gerechnet werden muß

Für die Geschwindigkeit des pulmonalen Übergangs eines Narkosemittels ins Blut ist bei konstanter Ventilationsgröße einmal der Partialdruck des Dampfes oder Gases in der Inspirationsluft und zum anderen seine Plasmalöslichkeit verantwortlich. Es steigt also die Narkosemittelkonzentration im Blut um so schneller an, je größer der Partialdruck des Gases und je größer die Plasmalöslichkeit des Mittels ist. Gute Plasmalöslichkeit bewirkt zwar eine rasche Aufnahme des Narkosemittels ins Blut, jedoch eine schlechte Abgabe ans ZNS, so daß die Narkoseeinleitung *länger* dauert. Bei intravenöser Applikation dagegen kann rasch jeder gewünschte Blutspiegel erreicht werden.

Für die Eliminierung eines Narkosemittels bestehen im wesentlichen drei Möglichkeiten:

1. Exhalation über die Lunge,
2. Ausscheidung über die Niere und
3. Abbau durch geeignete Fermentsysteme in nicht narkotisch wirksame Metaboliten.

Das Absinken des Narkosemittelblutspiegels ist jedoch nicht nur von der Leistungsfähigkeit dieser Eliminationsprinzipien abhängig, sondern auch vom Nachschub aus dem Gewebe, wo sich die Mittel im Verlauf der Narkose anreichern.

γ) Die Narkosemittel im einzelnen

1. Inhalationsnarkotica

Die beiden ältesten Narkosemittel, Äther und Lachgas, werden auch heute noch mit Einschränkungen angewendet.

Die Vorteile des *Äthers* liegen in seiner großen therapeutischen Breite, d. h. in der großen Differenz zwischen narkotischer und letaler Dosis und in seiner geringen atem- und kreislaufdepressorischen Wirkung. Seine physikalischen Eigenschaften erlauben es, ihn ohne apparativen Aufwand in Form der Tropfnarkose anzuwenden. Nachteile sind die subjektiv unangenehme Einleitungsphase (zu umgehen mit Barbiturateinleitung), das ausgeprägte Excitationsstadium, die starke Salivation (die sich auch durch Atropinprämedikation nicht ganz unterdrücken läßt und die Gefahr einer Aspiration bedingt), das postnarkotische Erbrechen und das verzögerte Erwachen des Patienten. Hauptnachteil ist seine hohe Explosivität, die im modernen Operationssaal (elektrische Geräte, statische Elektrizität durch Plastik- oder Gummischuhe und -schürzen und durch synthetische Textilien) und vor allem in Anwesenheit von reinem Sauerstoff eine große Gefahr bedeutet.

Das *Lachgas* (N_2O) hat von allen bekannten Mitteln die geringsten Nebenwirkungen, aber auch den schwächsten narkotischen Effekt. Mit Lachgas allein sind nur Rauschnarkosen möglich. Für Vollnarkosen sind zur Erreichung des Toleranzstadiums mehr als 80% N_2O Partialdruck erforderlich, so daß der im Gasgemisch verbleibende Sauerstoffpartialdruck nicht mehr für eine genügende Sauerstoffsättigung des Blutes ausreicht. (80% N_2O + 20% Zimmerluft = 4% O_2 in der Einatmungsluft!) Lachgas wird daher nicht in Kombination mit Zimmerluft, sondern nur zusammen mit Sauerstoff angewandt. Hierzu sind Apparate notwendig, die eine genaue Dosierung der beiden Gasanteile im Gemisch ermöglichen. Reines N_2O und N_2O-O_2-Gemische sind nicht explosibel, in Kombination mit explosiven Kohlenwasserstoffen (Äther, Cyclopropan usw.) kann aber Lachgas wegen seines O_2-Gehaltes eine erhöhte Explosivität bedingen.

Chloroform, ein halogenierter, nicht explosibler Kohlenwasserstoff, der in der Anfangszeit der Narkose viel benützt wurde, wird — trotz mancher Vorteile gegenüber dem Äther — wegen seiner Toxicität heute klinisch nicht mehr verwendet.

Halothane, ein heute besonders beliebtes Inhalationsnarkoticum, ist nicht explosibel und von hoher narkotischer Wirksamkeit; Konzentrationen von 1—3 Vol.-% genügen zur Einleitung, von 0,5—1,5 Vol.-% zur Unterhaltung einer Narkose. Es verursacht keine verstärkte Salivation und kein postnarkotisches Erbrechen und riecht erträglich, so daß die Narkoseeinleitung, besonders auch von Kindern meist gut toleriert wird. Seine physikalischen Eigenschaften (z. B. hohe Lipoid- und geringe Wasserlöslichkeit) erlauben nicht nur eine rasche Einleitung, sondern auch eine gute Steuerbarkeit der Narkose. Seine analgetische Wirkung ist geringer als seine narkotische, so daß sich die Kombination mit N_2O empfiehlt, wodurch die Halothandosis noch weiter reduziert werden kann. Ebenfalls gering ist seine muskelrelaxierende Wirkung, so daß in der Bauch- und Thoraxchirurgie die zusätzliche Anwendung von Muskelrelaxantien notwendig wird. Die Nebenwirkungen des Halothane bestehen in Atemdepression und negativen Wirkungen auf Herzmuskel und Reizleitungssystem. Erstere kann durch die (bei gleichzeitiger Relaxantienanwendung ohnehin notwendige) künstliche Beatmung kompensiert werden, letztere schränkt die Anwendung bei vorgeschädigtem Herzen ein. Die vielfach behauptete Lebertoxicität ist bisher nicht bewiesen. Die hohe Wirksamkeit des Halothane erfordert eine exakte Dosierung; sein Dampfdruck läßt bei Zimmertemperatur einen Partialdruck erreichen, der weit über der tödlichen Dosis liegt. Zur Durchführung einer Halothane-Narkose sind deshalb komplizierte Verdampfer erforderlich, die Halothanekonzentrationen von 0,5—4 Vol.-% herstellen lassen. Tropfnarkosen sind strikte verboten!

Auch *Cyclopropan* erlaubt eine besonders rasche, subjektiv angenehme Narkoseeinleitung bei nicht gesteigerter Salivation, geringer postnarkotischer Brechneigung, guter Steuerbarkeit der Narkose und guter kardialer Verträglichkeit. Cyclopropan ist jedoch hochexplosibel und wird deshalb in Deutschland nur wenig verwendet. In den angelsächsischen Ländern ist es wegen seiner sonst günstigen Eigenschaften beliebt.

Chloräthyl, ein rasch wirkendes Inhalationsnarkoticum, ist wegen seiner geringen narkotischen Breite für Vollnarkosen nicht geeignet, der etwas unangenehme Geruch wird durch Zusatz von Eau de Cologne überdeckt. Für kurze Rauschnarkosen (kleine Incisionen, Verbandswechsel und dergleichen) war das Chloräthyl lange Zeit beliebt, heute sollte es durch die ungefährlicheren und ihm überlegenen intravenösen Kurznarkotica ersetzt werden.

Penthrane und Fluoromar sind in der Hand des geübten Anaesthesisten brauchbare Narkotica, besitzen jedoch nicht alle Vorteile des Halothane.

2. Intravenöse Narkotica

Während die Inhalationsnarkotica über die Lunge aufgenommen und unverändert auch wieder abgeraucht werden, müssen parenteral oder enteral zugeführte Narkotica entweder im Stoffwechsel zu narkotisch unwirksamen Produkten abgebaut oder über die Niere ausgeschieden werden. Im ersten Fall kann die Narkosewirkung rasch abklingen, wenn zur Spaltung des Narkoticums geeignete Fermente in genügender Menge zur Verfügung stehen. Im zweiten Fall wird das Narkoticum relativ langsam ausgeschieden und die Narkose wird dementsprechend langsam abklingen.

Die gebräuchlichsten intravenösen Narkosemittel sind die Barbiturate. *Langwirkende Barbiturate*, z. B. Luminal, Nembutal, werden wegen ihrer schlechten Steuerbarkeit nicht zu Narkosezwecken verwendet. Auch von der sogenannten „Basisnarkose" mit derartigen Mitteln, z. B. in rectaler Applikation, ist man abgekommen; sie finden nur noch als Schlafmittel in entsprechend niedriger Dosierung Verwendung.

Kurzwirkende Barbiturate wie Hexobarbital oder Thiopental besitzen vorwiegend zwei Indikationen:

1. Zur Einleitung einer längerdauernden Kombinationsnarkose und

2. Als kurzdauernde reine Barbituratnarkose für kleine chirurgische Eingriffe, Verbandswechsel, diagnostische Maßnahmen usw.

An sich müßten sich diese Narkotica auch für längerdauernde Narkosen eignen, wenn sie bei Bedarf nachinjiziert werden, da sie rasch aus dem Blut verschwinden und die Narkose damit relativ gut „steuerbar" ist. Da aber das Narkoticum aus dem Gefäßsystem in den interstitiellen Flüssigkeitsraum nur so lange rasch abdiffundiert, als sich hier noch *wenig* Narkoticum befindet, wird bei mehrmaliger Nachinjektion infolge Aufsättigung auch des Interstitiums die „Kurzwirksamkeit" des Narkosemittels hinfällig. Da auch die Abbauprodukte nur über die Niere ausgeschieden werden können und ihrerseits ebenfalls eine, wenn auch nur geringere narkotische Wirkung ausüben, führt eine wiederholte Injektion von Barbituraten bzw. eine große Anhäufung ihrer Abbauprodukte doch zu einer narkotischen Wirkung, die nicht mehr steuerbar ist bzw. zu langsam abklingt.

Ein echtes Kurznarkoticum ist das Propanidid (Epontol). Es eignet sich für sehr kurze Eingriffe, Incisionen, besitzt eine gute Gewebsverträglichkeit und eine gegenüber den Barbituraten erheblich verkürzte postnarkotische Phase. Es ist daher auch für ambulante Eingriffe geeignet; da es durch eine ubiquitär vorhandene Esterase gespalten wird, sind Abbau bzw. Ausscheidung unproblematisch.

Einen von der klassischen „Narkose" abweichenden Wirkungsmechanismus besitzt die heute häufig verwendete und vor allem bei geriatrischen Anaesthesien bevorzugte *„Neurolept-Analgesie"*. Hier handelt es sich um die Kombination eines starken kurzwirkenden Analgeticums mit einem ebenfalls starken, aber etwas länger wirkenden Neuroplegicum. Hiermit lassen sich selbst große Eingriffe, vor allem an alten Patienten, durchführen, ohne daß das Bewußtsein vollständig ausgeschaltet ist. Allerdings ist wegen der atemdepressorischen Wirkung des Analgeticums gerade bei alten Menschen eine künstliche Beatmung erforderlich. Aber auch ein endotrachealer Tubus wird in Neuroleptanalgesie vom Patienten ohne weiteres toleriert.

δ) Muskelrelaxantien

Obgleich keine Narkotica, sind auch die Muskelrelaxantien heute ein fester Bestandteil der Kombinationsnarkose. Dabei wirkt das *Curare* als ein kompetitiver Blocker, d. h. es verdrängt den Überträgerstoff Acetylcholin von den motorischen Endplatten des Muskels. Zufuhr von Prostigmin, welches die Acetylcholinesterase hemmt, kann

seine Wirkung daher völlig aufheben. Die Wirkung hält 30—60 min an, Methyl-
curare und besonders Alloferin wirken kürzer.

Daneben wird das depolarisierende *Succinylcholin* gebraucht, das normalerweise
sehr rasch von der ubiquitär vorhandenen Pseudocholinesterase abgebaut wird und
daher nur wenige Minuten wirkt. Es kann beliebig oft nachgegeben werden, für
langdauernde Narkosen auch im Dauertropf. Bei der zwar seltenen, aber gelegentlich
vorkommenden genetisch bedingten Abwesenheit der Pseudocholinesterase bleibt
der Succinylcholinabbau aus und es kommt zu einer sehr lang anhaltenden Relaxation.

Länger (30—60 min) hält der Effekt des ebenfalls depolarisierend wirkenden
Imbretil an, das hauptsächlich über die Niere ausgeschieden wird. Nachinjektionen
bewirken (infolge der langsamen Ausscheidung) eine sehr starke Verlängerung der
Wirkungsdauer; man kombiniert deshalb gegen Operationsende besser mit Succinylcholin, was wegen des ähnlichen Wirkungsmechanismus ohne weiteres möglich ist.

Der Umgang mit Relaxantien setzt eine genaue Kenntnis der pharmakologischen
synergistischen und antagonistischen Wechselwirkungen voraus, auf die hier nicht
eingegangen werden kann. Eine verlängerte Apnoe kann verschiedenste Ursachen
haben, wobei eine Überdosierung von Relaxantien vielleicht nicht einmal die häufigste ist. Richtig angewendet, erleichtern Relaxantien nicht nur die Tätigkeit des
Operateurs, sondern auch die des Anaesthesisten; in unerfahrenen Händen stellen
sie eine Gefahr für den Patienten dar, dessen Narkosetiefe und Allgemeinzustand bei
Vollrelaxation schwierig zu beurteilen ist. Nur wer mit der Physiologie des Gas-
wechsels und der Technik der Beatmung auch bei schwierigen anatomischen Ver-
hältnissen voll vertraut ist, wer über ein komplettes Instrumentarium und über die
nötige Übung und Erfahrung verfügt, darf sie anwenden.

ε) Technische Hilfsmittel für die Narkosedurchführung

Ein Instrumentarium wird für die Narkosedurchführung benötigt
    1. zur Applikation und genauen Dosierung des Narkoticums,
    2. zur Freihaltung der Atemwege und zur Unterstützung bzw. für den Ersatz
der Spontanatmung,
    3. zur Überwachung und Unterstützung des Kreislaufs.

    1. Für jede Narkose ist als Minimalausrüstung eine Apparatur erforderlich, die
eine Beatmung mit Atembeutel und genaue Dosierung des Narkosemittels, die Freihaltung der Atemwege und notfalls eine endotracheale Intubation erlaubt.

Die heute üblichen Narkoseapparate bestehen aus je einer Sauerstoff- und Lach-
gasbombe mit Reduzierventil und Strömungsmesser, mit deren Hilfe sich ein defi-
niertes Gemisch herstellen und ein konstantes Gasvolumen pro Zeiteinheit aus den
Gasflaschen entnehmen läßt. Dazu kommen Verdampfer für das jeweils verwendete
flüssige Inhalationsnarkoticum oder eine weitere Stahlflasche für Cyclopropan (ebenfalls mit Flowmeter). Mit diesen Anordnungen können beliebige Gasgemische mit
beliebigen Narkoticumkonzentrationen hergestellt und dem Patienten zugeführt
werden.

Dem Patienten kann für jeden Atemzug frisches Gasgemisch angeboten werden,
wobei man durch geeignete Ventile dafür sorgte, daß die Ausatmungsluft ins Freie
entweicht (sogenanntes „offenes System"). Wirtschaftlicher ist es, den Patienten aus
einem Gasreservoir (Atembeutel) atmen zu lassen, in das seine Exspirationsluft immer

wieder zurückkehrt. Aus einem derartigen „geschlossenen System" geht im Idealfall nur soviel Sauerstoff verloren, wie der Kranke für seine Oxydationsvorgänge benötigt. Gleichzeitig würde sich in ihm jedoch die Kohlensäure anreichern, weshalb

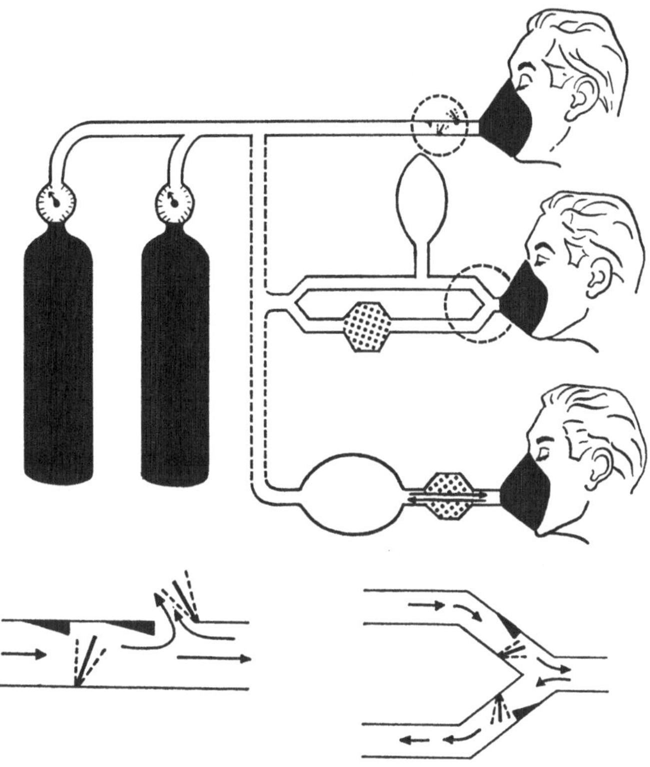

Die drei wichtigsten Prinzipien der Narkosesysteme:
Oben: Offenes System. Ventile (links unten dargestellt) sorgen dafür, daß bei der Inspiration nur Narkosegemisch angesaugt wird, und daß die Exspirationsluft das System sofort verläßt. Nachteil dieses Systems ist seine Unwirtschaftlichkeit
Mitte: Kreislaufsystem. Ventile (rechts unten dargestellt) sorgen dafür, daß die Exspirationsluft durch einen Absorber geleitet wird, so daß für die Inspiration kohlensäurefreies Gasgemisch zur Verfügung steht. Da hier die Exspirationsluft weiter verwendet werden kann, können Narkosemittel, z. B. das teure Halothane, eingespart werden. Dieses System ist relativ kompliziert
Unten: Pendelsystem. Auch hier wird das Narkosegemisch immer wieder rückgeatmet. Die CO_2-Absorption findet in einem der Maske vorgeschalteten Absorber statt, den die Luft beim Aus- und Einatmen passiert. Nachteil dieses Systems ist die Gefahr einer Überhitzung der Inspirationsluft durch den Atemkalk und seine Unhandlichkeit

die Exspirationsluft über mit „Atemkalk" gefüllte Absorber geleitet werden muß, welche die Kohlensäure binden und aus dem Gasgemisch fortwährend eliminieren. Derartige geschlossene Systeme funktionieren nur, wenn sie absolut luftdicht sind, in praxi verwendet man deswegen meist die sogenannten halboffenen Systeme, bei denen der größte Teil des Atemminutenvolumens rückgeatmet wird, während ein kleiner Teil als frisches Gasgemisch dem Reservoir ständig zuströmt.

Die früher verwendete Äthertropfnarkose ist nicht nur im chirurgischen Betrieb, sondern auch für Not- und Kriegsfälle abzulehnen: Die dazu erforderlichen „Apparate" (Maske und Tropfflasche) bieten keinerlei Möglichkeit, Zwischenfälle zu beherrschen. Die eingangs gestellte Forderung, bei jeder Narkose die Möglichkeit einer endotrachealen Intubation, Absaugung und Beatmung zu haben, sind dabei nicht erfüllt. Darüber hinaus bietet die hohe Explosivität des Äthers weitere Gefahrenmomente.

2. Beim narkotisierten, auf dem Rücken liegenden Patienten mit erschlaffter Gesichtsmuskulatur sinken Unterkiefer und Zunge der Schwerkraft nach zurück und verlegen dabei die oberen Atemwege. Am einfachsten kann dies durch den Esmarchschen Handgriff verhindert werden: Der Zeigefinger des Narkotiseurs drückt vom Ohr her den aufsteigenden Unterkieferast soweit vor, bis die Zahnreihe des Unterkiefers vor die des Oberkiefers zu liegen kommt. Die Stellung wird fixiert, oft genügt es auch schon, den Kopf zur Seite zu drehen, um den Unterkiefer am Zurücksinken zu hindern.

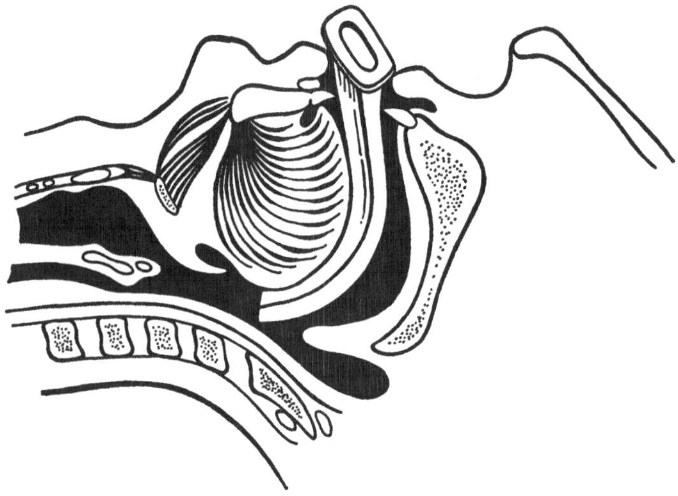

Rachentubus nach GÜDEL zur Freihaltung der Atemwege. Der Tubus muß um die Zunge herumreichen; wird er zu groß gewählt, so berührt er die Epiglottis und verschließt die Luftwege, oder er reicht bis in den Oesophagus. Wird er zu klein gewählt, so liegt seine hintere Öffnung dem Zungengrund auf und der Zungengrund wird, anstatt von der hinteren Rachenwand abgehoben zu werden, auf diese gepreßt

Weiterhin können die oberen Luftwege durch den Rachentubus nach GUEDEL freigehalten werden. Ein derartiger Tubus muß jedoch in der passenden Größe gewählt werden: Ein zu großer Tubus kann einen Laryngospasmus auslösen, wenn er Epiglottis und Kehlkopfeingang berührt, ein zu kleiner reicht nicht um den Zungengrund herum.

Das zuverlässigste Verfahren zur Freihaltung der Atemwege, vor allem, wenn der Kopf des Patienten während der Operation nicht oder nur schlecht zugänglich ist, ist die *endotracheale Intubation*. Am relaxierten Patienten wird in Rückenlage mittels eines Laryngoskops Zungengrund und Epiglottis so angehoben, daß der Kehlkopfeingang sichtbar wird. In die Trachea wird ein Tubus passender Größe eingeführt und mittels einer aufblasbaren Manschette abgedichtet. So bestehen nicht nur optimale Bedingungen für die Spontanatmung, sondern auch für eine künstliche manuelle oder maschinelle Beatmung. Zwar kann auch über eine dichtsitzende Gesichtsmaske künstlich beatmet werden, jedoch gelingt hier die Freihaltung der Atemwege mittels des Guedeltubus und des Esmarchschen Handgriffs nicht immer ausreichend, außerdem läßt es sich manchmal nicht vermeiden, daß beim Beatmen Luft auch in den

Oesophagus und in den Magen gepreßt wird; erbricht der Patient, so ist eine Aspiration unvermeidlich. Zur Vermeidung aller derartiger Komplikationen ist die endotracheale Intubation bei allen längeren Narkosen die Methode der Wahl.

3. Zur Überwachung des Kreislaufs genügt bei den meisten Narkosen die Beobachtung von Pulsfrequenz und -qualität, von Hautfarbe und -temperatur und die wiederholte Messung des arteriellen

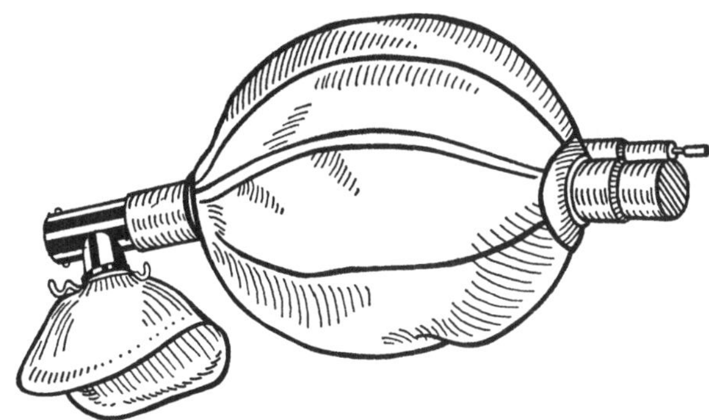

Notbeatmungsgerät mit Gesichtsmaske (RUBEN). Der Beutel ist elastisch und dehnt sich nach Kompression selbsttätig wieder aus. Ventile sorgen dafür, daß bei der Kompression des Beutels die Luft über die Maske in die Atemwege gepreßt wird, bei Entlastung des Beutels dagegen die Ausatemluft in die Umgebung entweicht und gleichzeitig Frischluft in den Beutel eingesaugt wird

Blutdrucks mittels der Manschettenmethode. Die blutige Messung der arteriellen und venösen Drucke sowie die laufende EKG-Kontrolle ist nur in Ausnahmefällen nötig, etwa bei Herzoperationen. Eine intravenöse Dauertropfinfusion sollte immer dann angelegt werden, wenn die Möglichkeit größerer Blutverluste besteht, die rasch ersetzt werden müssen, oder wenn rasche Medikamentenapplikationen erforderlich sind.

Organ- und Funktionssysteme des Körpers in chirurgischer Sicht

1. Schädelhöhle

Die Notwendigkeit zu einer operativen Eröffnung der Schädelhöhle, zur *Trepanation*, ergibt sich meist aus dem Vorhandensein eines intrakraniellen raumfordernden Prozesses. Die Liquorräume bieten der Gehirnmasse nur geringen Spielraum zum Ausweichen; tritt eine „Massenverschiebung" des Gehirns ein, so wird dieses in die anatomisch vorgebildeten Austrittsöffnungen der Schädelkapsel vorgedrängt, es kommt zum Hirnprolaps und zur *Einklemmung* von Hirnsubstanz mit entsprechenden Schädigungen und Funktionsausfall.

Dabei ist es ein wesentlicher Unterschied, ob die Massenverschiebung akut oder chronisch entsteht, ob es sich also um einen langsam größer werdenden Hirntumor, -abszeß oder -parasiten handelt, oder um eine rasch um sich greifende Blutung. Während beim chronisch raumfordernden Prozeß meist Zeit für eine subtile Diagnostik und für die Operationsvorbereitung bleibt, hängt bei der akuten, z. B. traumatisch bedingten Blutung das Leben des Kranken davon ab, daß ohne jeden Zeitverlust operativ eingegriffen wird. Hier ergibt sich die Operationsindikation und die Seitenlokalisation des Prozesses aus der neurologischen Untersuchung [weite, lichtstarre Pupille und Blickwendung zum Herd hin auf der erkrankten Seite; pathologische Reflexe (Babinski u. a.) und Reflexdifferenzen der Muskeleigenreflexe] sowie mit Hilfe des Echolotverfahrens (s. S. 199) und der Arteriographie der Hirngefäße. Die einseitige Stauungspapille braucht einige Zeit zu ihrer Ausbildung und fehlt bei akuten Fällen häufig noch.

Eine akute und rasch tödliche Massenverschiebung des Gehirns kann sich ereignen, wenn bei Bestehen eines raumfordernden intrakraniellen Prozesses lumbal oder suboccipital Liquor abgelassen wird und sich nun die lebenswichtigen Bereiche der Medulla oblongata und des Mittelhirns im Hinterhauptsloch einklemmen. Besteht der geringste Verdacht auf einen derartigen Prozeß, so sind Liquorpunktionen verboten.

Der Liquor wird vorwiegend in den Plexus chorioidei gebildet und in den Subarachnoidalräumen resorbiert. Wird dieser Flüssigkeitsstrom mechanisch unterbrochen, z. B. durch einen Tumor entsprechender Lokalisation, so kommt es zur Liquordrucksteigerung und -stauung und letztlich zum Hydrocephalus. In geeigneten Fällen kann ein solcher durch eine Ableitungsdrainage (z. B. Schlauchverbindung zwischen Seitenventrikel und Cisterna cerebellomedullaris) chirurgisch behandelt werden. Dagegen ist bei einer allgemeinen Schwellung der Hirnmasse (Hirnschwellung, Hirnödem) eine Trepanation sinnlos. Es kommt an der Öffnungsstelle zum Prolaps von Hirnsubstanz, ohne daß eine wesentliche Herabsetzung des Schädelinnendruckes zu erreichen wäre. Hier ist vielmehr die Indikation zu einer medikamentösen entschwellenden Behandlung, z. B. mit hypertonischen Lösungen, gegeben.

Auf die Traumatologie des Gehirns wird auf S. 110 eingegangen.

Das Gehirn beansprucht etwa ein Sechstel des gesamten Sauerstoffumsatzes des Organismus. Bei kompletter Unterbrechung der Sauerstoffzufuhr bzw. der Hirnzirkulation endet nach einigen Sekunden die Hirnfunktion, es tritt Bewußtlosigkeit ein, und nach wenigen Minuten sind die Hirnzellen irreversibel geschädigt. Die Zeitdauer, nach der nach Beginn einer kompletten Ischämie eine normale Hirnfunktion wieder zurückkehren kann („Wiederbelebungszeit"), läßt sich durch Herabsetzung der Körpertemperatur wesentlich verlängern. Dies spielt nicht nur bei neurochirurgischen Eingriffen eine Rolle, sondern vor allem bei Herzoperationen, wenn eine totale Unterbrechung des Kreislaufs für einige Minuten notwendig wird, z. B. bei der Korrektur eines Vorhofseptumdefektes ohne Anwendung einer Herz-Lungenmaschine (s. S. 37).

Aus denselben Gründen muß bei einem akuten Herzstillstand im Interesse der Hirnfunktion Atmung und Kreislauf innerhalb weniger Minuten wieder hergestellt werden, damit wenigstens eine Minimalzirkulation im Gehirn und damit der „Strukturumsatz" der Zellen sichergestellt wird. Dabei wird für die Wiederbelebung des Kreislaufs die externe Herzmassage, für die Wiederherstellung der Atmung wenn irgend möglich die endotracheale Intubation mit reiner Sauerstoffbeatmung vorgenommen. Ist dies nicht möglich, so ist die Mund-zu-Mund-Beatmung allen anderen Methoden der sog. künstlichen Beatmung eindeutig überlegen und sollte heute ausschließlich angewendet werden.

2. Brusthöhle

Das Leben ist an einen ununterbrochenen Energieumsatz gebunden. Die höheren Organismen beziehen die Energie aus der intracellulären Oxydation energiereicher Kohlenwasserstoffe. Hierzu muß durch die „äußere Atmung" fortlaufend Sauerstoff aufgenommen und auf dem Blutweg zu den Zellen transportiert werden. Versagt ein Teil dieser Funktionskette Äußere Atmung - Gasaustausch - Kreislauf - „Innere Atmung", so tritt nach wenigen Minuten der Tod ein. Für den Gasaustausch spielt neben der Funktion der Lunge die Gesamtfunktion des Thorax eine entscheidende Rolle.

a) Allgemeines zur Pathophysiologie

Im fetalen Leben befindet sich die Lunge in voller Exspirationsstellung bzw. Entspannung, sie wird erst durch den ersten Atemzug pneumatisiert. Von diesem Augenblick an bleibt die Lunge auch bei maximaler Exspiration lufthaltig, sie behält ihre Residualluft auch beim Lungenkollaps, der eintritt, wenn der konzentrisch zum Hilus hin wirkende Zug der elastischen Gewebselemente der Lunge wirksam werden kann. An der Thoraxinnenseite bzw. an der Lungenoberfläche gleiten Pleura parietalis und visceralis aufeinander, so daß der Pleuraspalt die Funktion eines Gelenkspaltes besitzt und der Lunge die Möglichkeit gibt, sich allen Volumenänderungen des Thorax gleichmäßig anzupassen.

Sind die Pleurablätter miteinander *verwachsen*, so folgt die Lunge unmittelbar den respiratorischen Volumenschwankungen des Thorax. Da aber die Exkursionen in den verschiedenen Thoraxpartien eine unterschiedliche Amplitude haben, resultiert eine *ungleichmäßige* Belüftung der verschiedenen Lungenpartien, da die ausgleichende Gleitbewegung der Pleurablätter fehlt.

Die elastischen Zugkräfte der Lunge wirken sich im übrigen über die Lungenoberfläche und den Pleuraspalt hinaus auch auf die Brustwand und auf das Mediastinum aus. Infolge der im Thorax herrschenden Druckverhältnisse bleiben auch in der Exspirationsphase die herznahen Venen ausgespannt, so daß sie nicht kollabieren und ihre Durchströmung nicht sistiert.

Der Zug der elastischen Lungenfasern bedingt eine Druckdifferenz zwischen Pleura parietalis und visceralis, die jedoch erst meßbar wird, wenn der atmosphärische Druck im Pleuraspalt selbst wirksam wird. Diese elastizitätsbedingte Druckdifferenz beträgt —8 bis —12 cm Wasser. Gelangt Luft in den Pleuraspalt, so gibt die Lunge dem elastischen Zug ihrer Fasern nach und kontrahiert sich hiluswärts („Pneumothorax"); volle Entspannung bzw. ein völliger Kollaps der Lunge tritt erst bei einem intrapleuralen Druck von ± 0 ein.

b) Traumatologie des Thorax

Eine „stumpfe" Verletzung (s. S. 112), etwa in Form einer Rippenserienfraktur oder eines Sternumstückbruches, kann die Stabilität des Thorax soweit zerstören, daß schwere Atemstörungen resultieren und unter Umständen eine langdauernde künstliche Beatmung notwendig wird, um das Leben zu erhalten.

Kommt es zu einer freien Verbindung zwischen Brusthöhle und Außenwelt („nach außen offener Pneumothorax"), so wird nicht nur der betreffende Lungenflügel aus dem Gaswechsel ausgeschaltet, sondern die noch tätige, ausgespannte kontralaterale Lunge saugt (vor allem in der Einatmungsphase) das Mediastinum zur gesunden Seite hin an. Außerdem kommt es zum Übertritt von „Pendelluft" von der ausgespannten in die kollabierte Lunge bei Exspiration, in umgekehrter Richtung bei Inspiration. Durch diese Druckveränderungen wird der Blutfluß in den Hohlvenen und im kleinen Kreislauf behindert, wobei

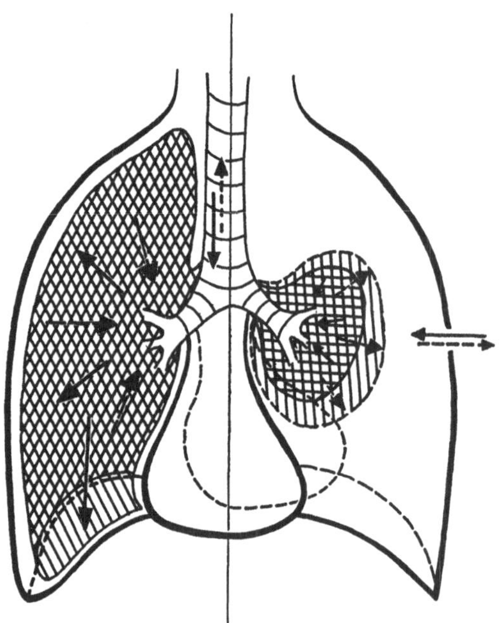

Nach außen offener Pneumothorax: Bei Inspiration geht die Verdrängung bzw. Luftbewegung in Richtung der ausgezogenen, bei Exspiration in Richtung der gestrichelten Pfeile bzw. Linien

die Hyperämie der nicht betroffenen Lungenhälfte die Atemfläche weiter verkleinern kann (Preßatmung). Rasch entwickeln sich Gasaustauschstörungen mit schwerer

Dyspnoe, Cyanose und Entgleisung des Säure-Basenhaushalts. Unbehandelt führt dieser Zustand rasch zum Tod.

Das Ziel jeder ersten Hilfe ist daher, den offenen in einen geschlossenen Pneumothorax zu verwandeln.

Notfallmäßig kann dies durch Überkleben der Brustwandverletzung mit luftdichtem Material (Plastikfolie!) und Leukoplast geschehen. Außerdem sollte der Kranke auf die verletzte Seite gelagert werden, um die Ausdehnung und Durchblutung der intakt gebliebenen Lungenhälfte zu verbessern.

Ein primär geschlossener, also „nach innen offener" Pneumothorax kann spontan entstehen, beispielsweise durch Platzen von überdehnten, vorgeschädigten Alveolen oder von Emphysemblasen. Viel häufiger ist die direkte Schädigung der Lunge durch Rippenfrakturen mit Anspießung von Lungenparenchym und Luftaustritt in die Pleurahöhle. Auch in diesem Fall kann das erwähnte Mediastinalwandern oder -flattern entstehen, nicht jedoch beim therapeutischen, mit kontrollierter Lufteinblasung gesetzten Pneumothorax, weil hier mit definierten Druckwerten bzw. Füllungsvolumina gearbeitet wird.

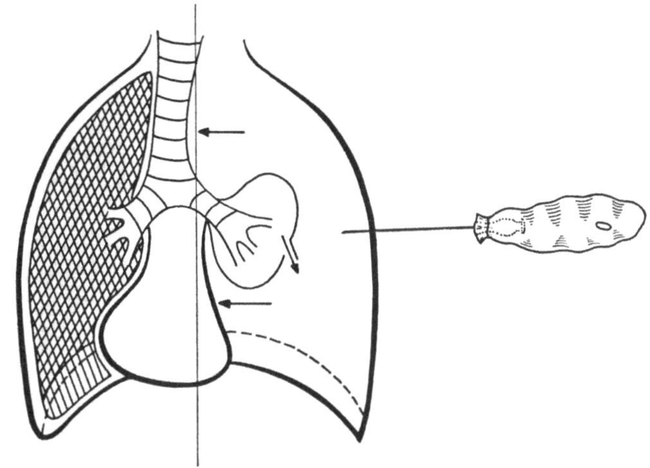

Spannungspneumothorax: Infolge des Ventilmechanismus kommt es zu einer immer stärker werdenden Verdrängung des Mediastinums zur gesunden Seite hin. Therapie ist das Einstechen einer Tiegel-Kanüle (auf eine Kanüle aufgebundener Gummifingerling mit Loch), die ebenfalls als Ventil wirkt und die Spannung entlastet

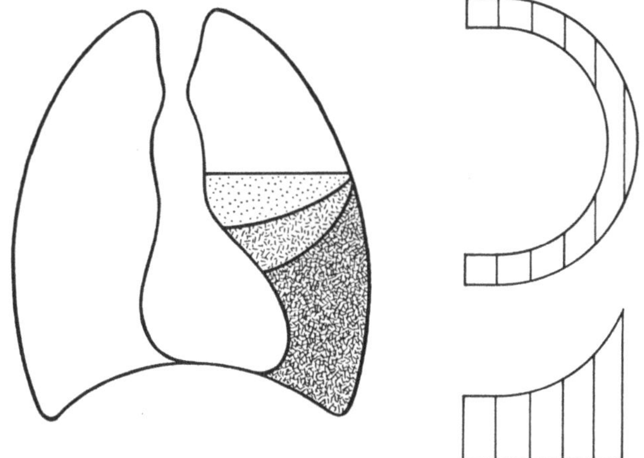

Links: Obere Linie tatsächliche obere Begrenzung eines Ergusses, mittlere Linie: Ellis-Damoiseausche Linie, untere Linie röntgenologische Begrenzung des Ergusses. *Rechts:* Das Schema verdeutlicht, daß die seitlich auftreffenden Strahlen mehr Flüssigkeit durchwandern als die medial auftreffenden, wodurch eine größere Verschattung und die geschwungen begrenzte Ellis-Damoiseausche Linie vorgetäuscht wird (nach DAVIS)

Wenn sich Pleura- oder Lungenteile nach Art eines Ventils vor den Defekt legen, so kann die Luft in die Pleurahöhle zwar ein-, aber nicht mehr austreten, gleichgültig, ob der Defekt auf der Lungen- oder auf der Brustwandseite besteht. Bei einem solchen *Ventil- oder Spannungspneumothorax* kommt es zu einer ständig zunehmenden Verdrängung des Mediastinum zur gesunden Seite und damit Verstärkung der oben beim Pneumothorax beschriebenen Veränderungen, wie Einengung von Herz und großen Gefäßen, Stauung der Zirkulation und massiver Einschränkung der Atemfläche. Retten kann nur die rasche Entlastung durch Einstechen einer Ventilkanüle (Tiegel-Kanüle) bis zur endgültigen operativen Versorgung.

Werden bei einer Thoraxverletzung Gefäße eröffnet, so entsteht ein Blutaustritt in die Pleurahöhle, ein *Hämatothorax*, der aber erst ab 2—300 ml klinisch nachweisbar ist und später in den, auch entzündlich entstehenden, *Serothorax* übergehen kann. Blutige und seröse Ergüsse im Pleuraspalt zeigen perkutorisch und röntgenologisch in aufrechter Körperhaltung eine gekrümmte, die sog. Ellis-Damoiseausche Linie, deren Verlauf sich physikalisch ableiten läßt (s. Abb. S. 31).

Bei jeder Kommunikation der Pleurahöhle mit der Außenwelt oder mit dem Bronchialsystem besteht die Gefahr einer Infektion, die zum *Pleuraempyem* führt. In jedem dieser Fälle kann sich mit der Flüssigkeit auch Luft im Pleuraraum befinden (Hämato-, Sero- oder Pyopneumothorax). Seltenere, aber wichtige Krankheitsbilder sind der *Chylothorax*, der durch Verletzung des Ductus thoracicus und Einströmen von Lymphe in die Pleurahöhle zustande kommt; bei der Punktion ist die Lymphe an ihrer milchigen Trübung und durch die chemische und mikroskopische Untersuchung erkennbar. Ein *Cholothorax* wird durch perforierende Verletzungen von Leber oder Gallenwegen, Zwerchfell und Thoraxraum verursacht, wobei Galle in den Pleuraspalt übertritt.

Nach Thoraxoperationen und zur Behandlung von Blut-, Flüssigkeits- und Eiteransammlungen in der Pleurahöhle werden *Pleuradrainagen* angelegt, im Regelfall als

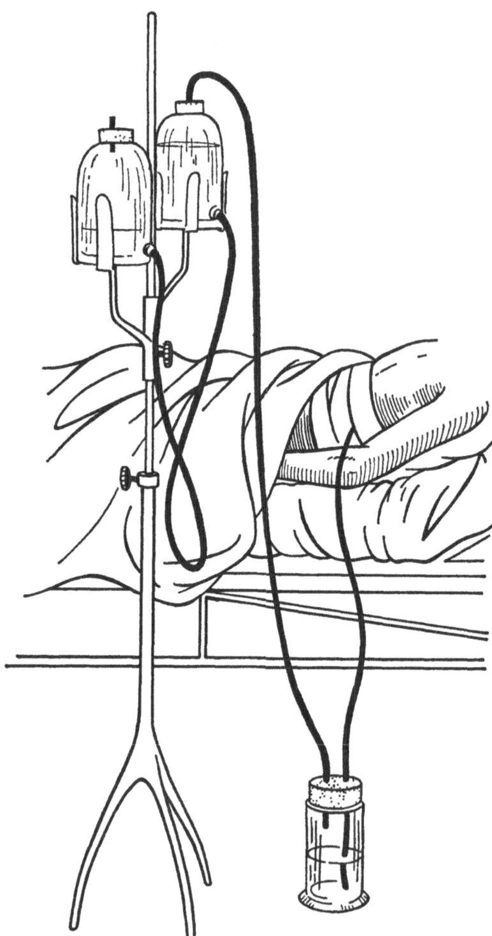

Dauerabsaugung des Thorax; der Unterdruck in der Saugflasche wird durch zwei Flaschen mit verschieden hohem Flüssigkeitsniveau erzeugt

einfache Heberdrainagen. Ausnahmsweise wird auch ein definierter Unterdruck durch Saugvorrichtungen, wie die Bülau- oder Perthes-Drainage, erzeugt. Sie sollen die normale Ausspannung der Lunge wiederherstellen und pathologische Flüssigkeitsansammlungen ableiten.

Ist bei einem Spannungspneumothorax die Pleura costalis mitverletzt, so breitet sich die Luft in dem lockeren und schlaffen Unterhautzellgewebe rasch aus und es entsteht ein *Hautemphysem*. Kann die Luft ins Mediastinum eindringen, z. B. bei Verletzung der Pleura mediastinalis („Mediastinalemphysem"), so breitet sie sich von hier aus vorzugsweise im Unterhautgewebe von Hals und Gesicht aus, und es kann zu Kompression der mediastinalen Organe kommen. Eine Incision im Jugulum (collare Mediastinotomie) läßt hier den Überdruck entweichen.

c) Atmung, Gaswechsel, Lungenfunktionsprüfung*

Die äußere Atmung kann beeinträchtigt sein durch
1. mechanische Verlegungen oder obstruierende Veränderungen der Atemwege, z.B. durch Fremdkörper, Stenosen, große Strumen, Tumoren; bei chronischer oder spastischer Bronchitis; Verlegung der tiefen Luftwege vor allem durch Aspiration, Sekret- oder Eiteransammlung.
2. Störungen der *Atmungstätigkeit* wie cerebrale Störungen (z. B. Narkose); Lähmung (Poliomyelitis!) oder Dauerkrampf (Tetanus!) der Atemmuskulatur, Atmungsschmerz bei Rippenserienfraktur usw.
3. Einschränkung der Atemfläche (Atelektase; Pneumothorax; Pleuraerguß; Lungenresektion) und
4. Störungen der Diffusion an der Alveolarmembran (Stauung im kleinen Kreislauf, Lungenödem, Pneumonosen).

Bei akuten Störungen der Atmung ist die wichtigste Maßnahme, *mechanische Verlegungen* festzustellen und gegebenenfalls sofort zu behandeln. Dies kann durch endotracheale Intubation, blinde Absaugung der Luftwege, Bronchoskopie mit gezielter Absaugung unter Sicht und notfalls Tracheotomie geschehen.

Verbleibt auch nach Behebung mechanischer Störungen noch eine Beeinträchtigung der Atemfunktion, so ist eine *künstliche Beatmung* indiziert. Bei Notfällen (z. B. Behandlung von Ertrunkenen, Erstickten) ist heute die Mund-zu-Mund-Beatmung jeder anderen Form der „künstlichen Beatmung", z. B. einer manuellen passiven Thoraxkompression, als Erstmaßnahme vorzuziehen, da nur sie imstande ist, einen genügenden Gaswechsel beim Patienten zu erzwingen. Eine längerdauernde Beatmung läßt sich mit entsprechenden Geräten (Atembeutel, Narkoseapparat), optimal aber nur mit automatischen Beatmungsapparaturen durchführen, die eine exakte Einstellung der Atemvolumina und einen ausreichenden Sauerstoffzusatz gewährleisten.

Die Prognose aller Eingriffe im Thoraxbereich hat sich entscheidend gebessert, seit die *Prüfung der Lungenfunktion* als unabdingbar für operative Indikationsstellung und postoperative Behandlung erkannt wurde. Jede Verkleinerung des Lungenparenchyms führt zu einer Beeinträchtigung der Lungenfunktion. Lag diese, z. B. infolge eines Emphysems, schon präoperativ an der Grenze ihrer Leistungsbreite, so kann es schon nach einer bloßen Thorakotomie rasch zum Bild der „respiratori-

---

* Unter Mitarbeit von Doz. Dr. W. ZIMMERMANN

schen Insuffizienz" kommen; Sauerstoffaufnahme und vor allem die Kohlensäure-abgabe in der Lunge genügen nicht mehr. Eine Hypoxämie unter 90% Sättigung oder 60 mm Hg O_2-Spannung führt zur Hypoxie, was durch Anreicherung der Atemluft mit O_2 gebessert werden kann. Dagegen kann bei gleichzeitiger Hyper-kapnie und Acidose die Sauerstoffinsufflation u. U. eine Gefahr bedeuten, eine Hyperkapnie kann nur durch eine Besserung der alveolären Ventilation, in der Regel also nur durch künstliche Beatmung beherrscht werden.

Es sei ausdrücklich betont, daß dieser Zustand auch ohne jede operative Ver-kleinerung des Lungenparenchyms zustande kommen kann: *Jede* Thorakotomie führt zur Einschränkung der Atemexkursionen durch die Schmerzen, zur Ergußbildung im Pleuraraum, sehr oft auch zur Bildung von Atelektasen (Ausschaltung einzelner Lungenabschnitte aus der Belüftung) und zur Sekretretention im Bronchialbaum, was wiederum die mechanische Atemarbeit erschwert.

Jeder nicht akut notwendigen Thorakotomie muß daher eine Lungenfunktions-prüfung vorangehen.

Im einzelnen sind zu berücksichtigen:

a) Prüfung der *statischen Lungenvolumina:* Die Vitalkapazität besteht aus normaler Ein- bzw. Aus-atmung zusätzlich der in- und exspiratorischen „Reserveluft". Praktisch mißt man das Luftvolumen, das nach maximaler Inspiration durch maximale Exspiration abgegeben werden kann. Die danach

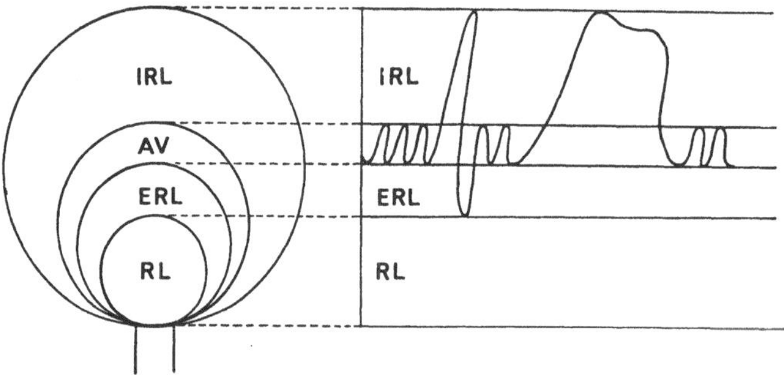

Links: Schema einer Alveole bzw. der Gesamtlunge in verschiedenen Funktionszuständen. Rechts: Zugehörige spirographische Kurve
RL: Die bei maximaler Exspiration in der Alveolen verbleibende Luft heißt *Rest- oder Residualluft;* sie ist durch direkte Spirographie nicht zu erfassen
ERL: Die *exspiratorische Reserveluft* entspricht dem Luftvolumen, das nach normaler Ausatmung durch forcierte weitere Ausatmung noch aus der Lunge herausgepreßt werden kann
AV: Das *Atemvolumen* wird bei normaler Aus- und Einatmung gefördert
IRL: Die *inspiratorische Reserveluft* ist das Luftvolumen, das bei maximaler Inspiration zusätzlich noch eingeatmet werden kann
IRL + AV + ERL bilden zusammen die *Vitalkapazität;* man erhält sie, indem nach maximaler Inspiration maximal ausgeatmet wird
Ein gutes Maß für die Strömungswiderstände in den Atemwegen ist die *Sekundenkapazität* (Tieffenau-Test), nämlich das Volumen, das nach maximaler Inspiration durch forcierte Exspiration innerhalb einer Sekunde ausgeatmet werden kann. Normalerweise beträgt es 70—80% der Vitalkapazität

noch in der Lunge verbleibende Luft (Residualvolumen) kann nur durch Fremdgasmethoden er-mittelt werden. Vitalkapazität plus Residualvolumen ergeben zusammen die Totalkapazität (ge-samtes, bei maximaler Inspiration in der Lunge befindliches Gasvolumen).

b) Prüfung der *dynamischen Volumina:* Steigerung der Atemfrequenz und -tiefe vergrößern das Atemzeitvolumen. Über die Lungenelastizität und die Strömungswiderstände im Bronchialsystem unterrichtet die relative Sekundenkapazität (Tieffeneau-Test), wobei innerhalb der ersten Sekunde 70—80% der Ist-Vitalkapazität ausgeatmet werden sollen. Das maximale Atemminutenvolumen wird als Atemgrenzwert (AGW) bezeichnet und steht in direkter Beziehung zur relativen Sekundenkapazität. Die absolute Sekundenkapazität sollte nicht unter 1500 ml, der AGW nicht unter 30 l liegen, wenn eine Thorakotomie vorgenommen werden soll.

c) Eine weitere wichtige Größe ist der anatomische und funktionelle *Totraum:* In Mund, Kehlkopf, Trachea und Bronchialbaum des Erwachsenen bleiben bei jedem Atemzug etwa 150 ml Luft zurück, die nicht für den Gaswechsel wirksam werden. Während dieser „anatomische" Totraum gleichbleibt, ändert sich der physiologische oder „funktionelle" Totraum je nach der Leistungsbreite der Lunge; er vergrößert sich mit ansteigendem Atemminutenvolumen oder mit Zunahme des Lungenvolumens. Er entspricht dem Residualvolumen plus anatomischem Totraum und ist beim Emphysematiker stark vergrößert.

d) Weitere Spezialuntersuchungen, wie die Bronchospirometrie und vor allem die Blutgasanalyse lassen die Störungen genauer differenzieren.

Eine *Globalinsuffizienz* ist gekennzeichnet durch eine Kohlensäureüberladung und eine Sauerstoffuntersättigung bei leichter Acidose. Sie entsteht durch Einschränkung des Atemminutenvolumens, wobei *alle* Teile der Lunge unterbelüftet sind, z. B. bei medikamentöser Atemdepression (Narkose), Insuffizienz der Atemmuskulatur (Poliomyelitis, Myasthenia gravis), ausnahmsweise auch bei starker Schmerzhemmung der Atmung nach Thorax- und Oberbauchoperationen, vor allem aber bei mechanischen Verlegungen der Luftwege und bei allen Emphysematikern.

Bei hochgradigem Emphysem stellt sich ein neues Gleichgewicht zwischen Ventilation, Atemarbeit und Erregung des Atemzentrums mit Hypoxämie und Hyperkapnie bei weitgehend normalen pH-Verhältnissen ein. Hier behebt eine Anreicherung der Einatmungsluft mit Sauerstoff nur die arterielle Untersättigung, nicht aber die Kohlensäureüberladung des Blutes. Eine Globalinsuffizienz kann daher nur durch künstliche Beatmung behandelt werden!

Eine *Partialinsuffizienz* ist charakterisiert *allein* durch eine Hypoxämie, wobei die Kohlensäurespannung normal oder in vielen Fällen sogar vermindert sein kann. Sie entsteht durch Minderbelüftung nur eines Teils der Lungenalveolen, z. B. bei Rippenserienfrakturen und anderen traumatischen Schädigungen der Atemmechanik, Schwarten- und Ergußbildungen, Atelektase eines größeren Lungenbezirks, Pneumonie oder Infiltrationen der Lunge. Die arterielle Sauerstoffuntersättigung und insbesondere die Minderung der arteriellen Sauerstoffspannung kommt durch die Zumischung von nichtarterialisiertem Blut zustande. Erreicht die Untersättigung stärkeres Ausmaß, so handelt es sich meist um größere intrapulmonale Kurzschlußblutmengen (Shunts). Für die Ventilationssteigerung ist die verminderte arterielle Sauerstoffspannung verantwortlich. Deshalb genügt zur Behebung der Ventilationsstörungen meist die Insufflation von Sauerstoff; eine Vertiefung der Atmung kann durch bessere Belüftung der Alveolen das klinische Bild beeinflussen (Behandlung einer Bronchitis, Behebung von Sekretverhaltungen, Abpunktieren von Ergüssen, Beseitigung eines Pneumothorax).

Demgegenüber kommen *Diffusionsstörungen* dadurch zustande, daß der Weg für den Sauerstoff von der Alveolarluft bis ans Hämoglobin im Erythrocyten bzw. für die Kohlensäure vom Blut bis in die Alveolarluft vergrößert ist, z. B. beim Lungenödem, bei interstitiellem Ödem, intravasaler Abnahme der Sauerstoffdiffusionskapazität, Veränderungen der Erythrocytenmembran. Dabei ist die Sauerstoffaufnahme meist stärker betroffen als die Kohlensäureabgabe, da die Kohlensäure 20—40mal rascher diffundiert als der Sauerstoff und in wäßrigen Flüssigkeiten leichter löslich ist.

Besondere Bedeutung für die postoperative und posttraumatische Krankenbetreuung hat die Blutgasanalyse, welche die Untersuchung der arteriellen Sauerstoffwerte (O$_2$-Sättigung und O$_2$-Spannung) und des Säurebasenhaushalts (pCO$_2$, pH, Standard-Bicarbonat) umfaßt und am Erfolgsorgan der Atmung, im arteriellen Blut, vorgenommen wird. Sie läßt die Störungen in metabolische und respiratorische Veränderungen unterteilen und ermöglicht damit eine gezielte Therapie. In allen Fällen von Entgleisung des Säure-Basenhaushaltes müssen Infusionsbehandlung, Beatmung und sonstige therapeutische Maßnahmen sinnvoll koordiniert werden.

Probleme bietet das Verhalten der sogenannten *Restlunge*, d.h. des Lungenteils, der nach einer lungenverkleinernden Resektion erhalten bleibt. Sofern nicht gleichzeitig eine Thorakoplastik vorgenommen wird, bleibt der knöcherne Thorax in seiner Form und Weite erhalten. Die Restlunge versucht, sich in diesem Raum soweit wie möglich auszudehnen, was durch intraoperative Blähung und durch postoperative Saugdrainage unterstützt wird. Dies ist jedoch nur durch Alveolenvergrößerung möglich, also ohne Vergrößerung der respiratorischen Oberfläche und unter Zunahme des funktionellen Totraums. Während beim Kind noch eine echte Hypertrophie des Organs diskutiert wird, geht beim Erwachsenen die Anpassung der Restlunge über eine rein volumenmäßig kompensatorische Blähung nicht hinaus. Sie kann sich sogar vorübergehend, bis alle Lungenteile die gleiche Elastizitätsgrenze wieder erreicht haben, nachteilig auf die Lungenfunktion auswirken.

d) Herz und große Gefäße *

Veränderungen des Myokards, des Klappenapparates, des Reizleitungssystems, des Epi- und Perikards und der Coronargefäße können Krankheiten des Herzens bedingen, von denen einige heute einer chirurgischen Behandlung zugänglich sind.

Die Pericarditis adhaesiva („Panzerherz") behindert wegen der zunehmenden Umklammerung und Einengung des Herzens und der großen herznahen Venen den Kreislauf. Die Beseitigung der schwieligen Perikardveränderungen befreit hier das Herz und die großen Venen und ermöglicht wieder ein ausreichendes Schlagvolumen.

Störungen der Erregungsleitung mit AV-Block und Adams-Stokesschen Anfällen werden zunehmend durch die operative Implantation elektrischer „Schrittmacher" behandelt. Bei fortgeschrittener Coronarsklerose und vor allem -thrombose werden gefäßplastische Eingriffe diskutiert, welche die coronare Strombahn erweitern sollen.

Das Hauptgebiet der Herz- und Gefäßchirurgie liegt jedoch in der Beseitigung mechanischer Störungen, also in der Korrektur von Klappenfehlern, von angeborenen Anomalien oder sonstigen Strömungshindernissen, z.B. einer Aortenisthmusstenose. Die Erweiterung stenotischer Herzklappen ist vor allem dann sinnvoll, wenn das Myokard noch suffizient ist oder durch eine Digitalisierung seine Insuffizienz behoben werden kann. Im allgemeinen wird eine gezielte Diagnostik mit Herzkatheter und Angiokardiographie durchgeführt, ehe die Indikation zum operativen Eingreifen gestellt wird.

Anomalien mit Links-Rechts-Shunt (Vorhofseptumdefekt, Ventrikel-Septumdefekt, Ductus Botalli persistens) müssen korrigiert werden, ehe aus der Volumenbelastung des rechten Ventrikels eine Widerstandsbelastung geworden ist und eine sog. Shuntumkehr eintritt. Diese Komplikation ist an der peripheren Cyanose, die zunächst nur unter Belastung auftritt, zu erkennen. Ein Verschluß des Septum-

---

* Unter Mitarbeit von Doz. Dr. W. OVERBECK

defektes bzw. des Ductus Botalli *nach* entwickeltem Rechts-Links-Shunt ist kontraindiziert, weil postoperativ das rechte Herz rasch versagt (akutes Cor pulmonale). In der Gruppe der angeborenen Vitien mit primärer Cyanose beansprucht der Fallotsche Formenkreis (Trilogie, Tetralogie, Pentalogie) Interesse, weil bei richtiger Wahl des Zeitpunktes und der Indikation Totalkorrekturen der Mißbildung vorgenommen werden können. Bei fast allen Vitien mit Cyanose und verminderter Lungendurchblutung kann eine Anastomose zwischen Art. subclavia und Art. pulmonalis (BLALOCK-TAUSSIG) eine Verbesserung der Lungendurchblutung und damit Oxygenierung eines größeren Anteils der zirkulierenden Blutmenge herbeiführen.

Operationen am Herzen sind als „geschlossene" Verfahren möglich, d.h. der Eingriff wird mit dem Finger oder mit einem Instrument blind am schlagenden Herzen ausgeführt (z.B. Sprengung der Mitralstenose), oder aber als „offene" Verfahren, wobei unter Sicht des Auges operiert und die Blutzirkulation entweder in Hypothermie für kurze Zeit ganz unterbrochen oder mit Hilfe eines extracorporalen Kreislaufs aufrecht erhalten wird.

Eine künstliche Hypothermie ermöglicht Operationen am *offenen* Herzen; dabei sollte eine Temperatur von 29° wegen der Gefahr des Kammerflimmerns nicht unterschritten werden. Eine Unterbrechung der Blutzirkulation ist bei dieser Temperatur für 8—10 min gefahrlos möglich. Die Limitierung der Zeit begrenzt die Anwendung dieser Methode auf die Korrektur isolierter valvulärer Pulmonalstenosen und kleiner Vorhofseptumdefekte.

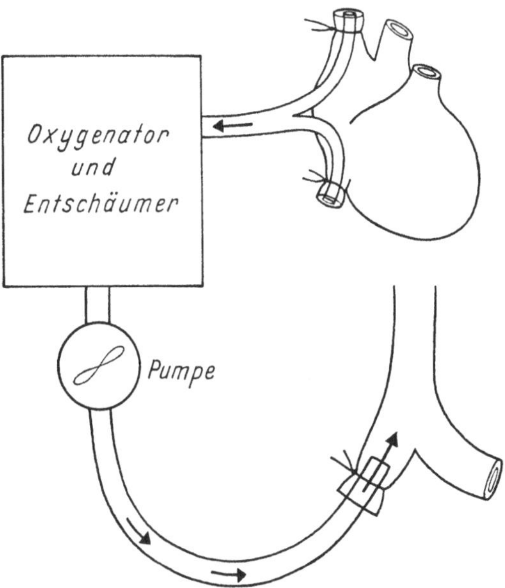

Schema einer extracorporalen Zirkulation („Herz-Lungen-Maschine"): Durch Einbinden von Kathetern in die obere und untere Hohlvene (rechts oben) wird das venöse Blut aus dem rechten Herzen abgeleitet und einem Oxygenator (links oben) zugeführt. Nach Oxygenation und CO_2-Abgabe wird das Blut entschäumt und durch ein Pumpsystem (links unten) unter entsprechend hohem Druck in das arterielle System, zumeist in die rechte Art. iliaca (rechts unten) wieder eingepumpt

Langdauernde Eingriffe am offenen Herzen und die Beherrschung aller Komplikationen, z.B. schwerer Blutungen, während einer Herzoperation sind nur mit Hilfe einer extracorporalen Zirkulation, einer sog. Herzlungenmaschine möglich.

Von einer solchen Apparatur ist zu fordern, daß sie pro Minute bis zu 5 l Blut perfundieren kann, daß das perfundierte Blut zu 95% mit Sauerstoff gesättigt und die Kohlensäure aus ihm eliminiert wird und daß alle mit dem Blut in Berührung kommenden Teile der Maschine sich leicht reinigen und exakt sterilisieren lassen oder aber nur einmal gebraucht werden (und dann von der Industrie steril geliefert werden). Ein Problem ist auch heute noch die Traumatisierung der Eiweißkörper und der corpusculären Elemente des Blutes in der Maschine. Bei Schädigung der Erythrocyten nach künstlicher Perfusion von mehr als 2 Std Dauer kann es zu erheblicher Hämolyse kommen.

Außerdem sollte die zur Füllung der Apparatur benötigte Blutmenge möglichst klein sein, da die Hepatitisgefahr zunimmt, je mehr Fremdblut benötigt und Blutspender beteiligt sind.

Technisch geht man bei der Anwendung eines extracorporalen Kreislaufs am besten so vor, daß das venöse Blut über Katheter, die in den rechten Vorhof eingeführt werden, aus den Hohlvenen abgeleitet und einem Oxygenator zugeführt wird. Derartige Oxygenatoren können als Schaum-, Membran-, Gitter-, Walzen- oder Scheibenoxygenatoren konstruiert sein; sie müssen den durchgeleiteten Blutfilm mit O_2 aufsättigen und ihm das CO_2 entziehen. Der arterielle Zufluß erfolgt über die Art. iliaca oder femoralis unter Druck in den großen Kreislauf zurück. Die Lunge wird dabei umgangen, während die Coronararterien infolge der geschlossenen Aortenklappe durchblutet bleiben. Bei Eingriffen an der Aortenklappe wird eine künstliche Perfusion der Coronararterien durchgeführt.

Eine weitere Erleichterung der Operation im Herzinneren bietet der künstliche Herzstillstand, der entweder medikamentös durch Injektion von Kaliumcitrat oder Acetylcholin in die Aortenwurzel, oder heute meist ischämisch durch Abklemmen der Aortenwurzel und damit Unterbrechung der Coronarzirkulation ausgelöst wird. Die künstliche Fibrillierung mit Gleichstrom von 4—16 mA wird vorgenommen, um eine möglichst große Sicherheit gegen Luftembolie zu erreichen, vor allem bei Operationen an der Mitralklappe und beim Verschluß großer Vorhofseptumdefekte. Ein elektrischer Impuls (Stromstoß bzw. Kondensatorentladung von 30—40 Watt/sec Gleichstrom) löst am Herzen wieder den Sinusrhythmus aus.

Wechselströme von über 80 mA können Kammerflimmern auslösen, wenn sie länger als 3 sec einwirken. Die Defibrillation geschieht mit Wechselstrom von 1,5—2 A oder bei Verwendung von Gleichstrom (Kondensatorentladung) direkt am Herzen mit 30 Watt/sec, bei externer Defibrillation, wobei die Elektroden der Thoraxwand außen anliegen, mit 150—300 Watt/sec.

3. Bauchhöhle

a) Mechanische Motilitätsstörungen; Hernien

Auch die Abdominalorgane bilden eine funktionelle Einheit, nur in anderer Weise als die Organe der Brusthöhle. Der seröse Peritonealüberzug ermöglicht, daß sich die Baucheingeweide gegeneinander und gegenüber der Bauchwand bewegen können. Dabei verhindern Aufhängevorrichtungen in verschiedener Höhe des Intestinaltrakts, daß ein mechanisches Chaos eintritt. Zum Teil werden diese Fixationen durch die fetalen Rotationen bewirkt, bei deren Fehlen („malrotation") sich schwere Störungen einstellen können.

Wird das zarte, einschichtige Peritonealepithel geschädigt, so tritt Fibrin aus und es kommt im weiteren Verlauf zur bindegewebigen Organisation. Der geschädigten Stelle geht damit die Gleitfähigkeit verloren, es bilden sich Verklebungen und Verwachsungen des Bauchfells, *Adhäsionen.* Vor allem wenn auch das Omentum majus einbezogen ist, können Briden, Verzie-

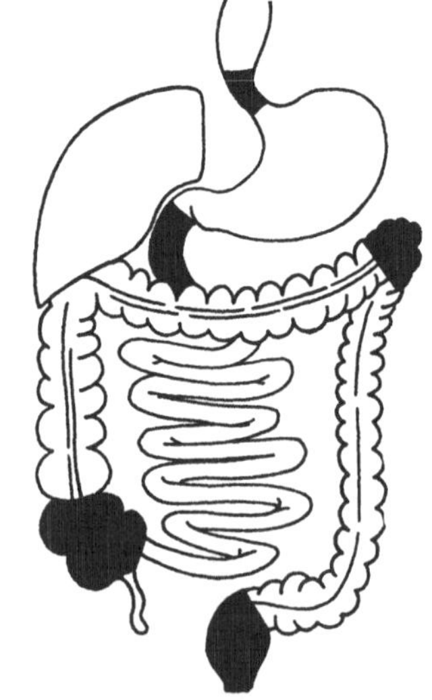

Die Stellen, an denen die Abdominalorgane im Bauchraum fixiert sind, sind schwarz hervorgehoben

hungen und Torsionen des Darmes entstehen, und letztlich kann es zur mechanischen Verlegung des Darmes, zum *Ileus*, kommen.

Weitaus die meisten Adhäsionen, die zu einem Ileus führen, sind Folgen vorausgegangener Operationen. Die viel selteneren „spontanen" Adhäsionen können Folge von Entzündungen oder von stumpfen, oft anamnestisch nicht mehr erinnerlichen Bauchtraumen sein.

Während Operationen sind als adhäsionsauslösende Schädigungen zu nennen:

1. Die Austrocknung der Serosa durch langdauernde Eventeration des Darmes, durch die Einwirkung heißer Operationslampen und die Unterlassung einer ständig wiederholten Befeuchtung der Serosa mit Ringerlösung,

2. die Mißhandlung der Serosa durch trockene Kompressen, Bauchtücher oder Zwirnhandschuhe,

3. die Verwendung von zu heißer Ringerlösung (schon ab 50° kommt es zur lokalen Verbrennung und Nekrose!),

4. die lokale Anwendung von Medikamenten, z.B. Antibiotica, mit chemischer Schädigung der Serosa,

5. die Verwendung grober Instrumente oder dicken Nahtmaterials, und

6. die Einbringung von Talkum in die Bauchhöhle. Dies kann durch kleinste Löcher in den Gummihandschuhen unbemerkt erfolgen; es entstehen Fremdkörpergranulome und schwere Verwachsungen infolge der chemischen wie mechanischen Reizung durch die Talkumkristalle. Talkum sollte heute in jedem Operationssaal durch das weniger reizende Stärkepuder ersetzt werden!

Verwachsungen des Bauchfells führen nur zu klinischen Beschwerden, wenn die Darmwegsamkeit gestört wird. Dies ist dann einer objektiven Diagnostik zugänglich; bei vielen Patienten mit „Verwachsungsbeschwerden" liegen indes psychische Überlagerungen oder rein funktionelle Störungen vor. Hier ist eine besonders strenge Indikationsstellung notwendig; vielfache Relaparotomien ohne eine solche können einer „iatrogenen Selbstverstümmelung" entsprechen!

Die meisten Versuche zur Adhäsionsprophylaxe und -therapie haben sich auf Dauer nicht bewährt. So wurde die Einbringung von Luft, von sogenannten Gleitmitteln und von gerinnungshemmenden Medikamenten empfohlen, die Hemmung der Bindegewebsproliferation durch Cortison oder die Fibrinauflösung durch proteo- und fibrinolytische Fermente. Alle diese Vorschläge scheitern letztlich an der Tatsache, daß der Operateur die Verklebungsfähigkeit der peritonealen Serosa *braucht:* Sie ist die Grundlage der gesamten Abdominalchirurgie, und an Organen ohne Serosaüberzug, z.B. am Oesophagus, ist die Gefahr einer Naht- und Anastomosendehiscenz sehr groß.

Die wichtigste Prophylaxe von Adhäsionen besteht in einer schonenden und jede Gewalteinwirkung vermeidenden Operationstechnik und in der sorgfältigen Peritonealisierung jedes Serosadefekts. In geeigneten Fällen ist als gezielte Prophylaxe die Erzeugung eines künstlichen Ascites vertretbar (bei einem spontanen Ascites finden sich praktisch nie Bauchfellverwachsungen!). Hierzu werden makromolekulare Substanzen in die Bauchhöhle eingebracht, z.B. Dextranlösung. Der kolloidosmotische Druck bewirkt einen Ascites, der die Bauchfellblätter voneinander separiert und Verletzungen ungestört regenerieren läßt.

Bestehen bereits ausgedehnte Verwachsungen, die zu einem Ileus geführt haben, so ist mit einer spontanen Regeneration der Serosa nicht mehr zu rechnen. Hier werden alle Darmschlingen gelöst und freipräpariert, dann ziehharmonikaartig aneinandergelegt und durch fortlaufende Nähte fixiert (Noblesche Operation). Es werden also erneute Adhäsionen nicht nur nicht bekämpft, sondern gezielt erzeugt, nun aber in einer geordneten Form, so daß sie keine Störung der Darmwegsamkeit mehr verursachen können.

Außer den Adhäsionen gibt es zahlreiche weitere Prozesse, die einen mechanischen Ileus hervorrufen können, so Fremdkörper oder Parasiten im Darm, Tumoren inner- oder außerhalb des Darmes, Mesenterialtorsionen, vor allem aber innere und äußere *Hernien:*

Unter Hernie versteht man eine Ausstülpung der Peritonealhöhle in einen Raum, in den sie normalerweise nicht vordringt, wobei der „Bruchsack" mit Peritoneum ausgekleidet ist. Beispiele sind die Leisten- und Schenkelhernie, Zwerchfell-, Nabel- und nicht zuletzt Narbenhernien nach vorausgegangenen Laparotomien. Um die letzteren zu vermeiden, sollte man für die Laparotomie Schnittführungen bevorzugen, bei deren Verschluß sich mehrere Gewebsschichten kulissenartig übereinander lagern (z.B. der Wechselschnitt für die Appendektomie), und nicht an Stellen eingehen, die nur *eine* feste Schicht besitzen, wie median oberhalb des Nabels. Ebenso muß bei jeder Laparotomie darauf geachtet werden, daß nicht Schlitze, z.B. im Mesenterium, entstehen oder bestehen bleiben, durch welche Darmschlingen durchtreten und sich einklemmen können und damit „innere Hernien" bilden.

Ausdrücke wie „Muskelhernie" sind inkorrekt, da sie den Begriff der „Hernie" nicht beinhalten. Fehlt die peritoneale Auskleidung einer Vorwölbung, handelt es sich z.B. um eine traumatische Ruptur des Zwerchfells oder um eine offene Bauchverletzung mit Austritt von Eingeweiden in den Thorax oder nach außen, so spricht man von *Vorfall* oder *Prolaps*.

Eine Hernie ist *reponibel*, wenn durch Druck von außen die Eingeweide aus dem Bruchsack in die Bauchhöhle zurückverlagert werden können. Ist dies nicht der Fall,

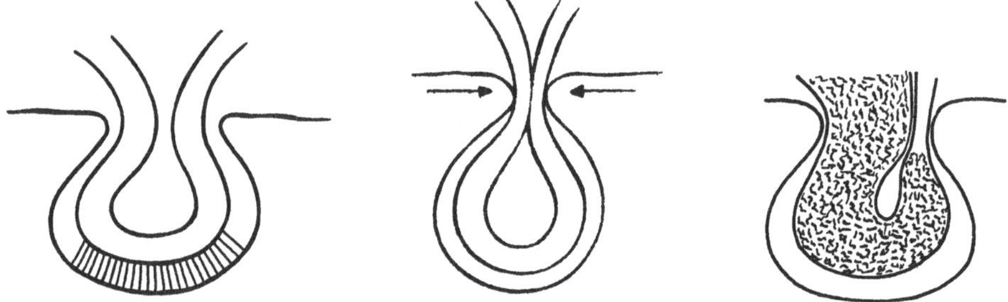

Ist eine Hernie im Bruchsack verwachsen, ohne eingeklemmt zu sein, so ist sie irreponibel („irreponible, nicht incarcerierte Hernie"), links. Eine elastische Einklemmung in eine enge Bruchpforte bedeutet ein Abklemmen auch der ernährenden Gefäße des Darmes („incarcerierte Hernie"), Mitte. Durch Einschleusen von Kotmassen in eine primär nicht eingeklemmte Hernie kann es zur Abschnürung des abführenden Darmschenkels kommen („Koteinklemmung"), rechts

ist die Hernie also *irreponibel*, so kann dies auf entzündlichen Verwachsungen im Bruchsack beruhen, ohne daß dies klinische Störungen verursachen müßte. Irreponibilität bedeutet also nicht Einklemmung eines Bruches! Erst diese, die *Incarceration*, bedingt eine vitale Operationsindikation wegen des mechanischen Ileus, den sie verursacht. Dabei kann es sich um eine Kotstauung bei weiter Bruchpforte oder um eine elastische Einklemmung bei enger Bruchpforte handeln. Die letztere Form ist viel gefährlicher, weil hier auch die ernährenden Mesenterialgefäße stranguliert werden. Ein wichtiger Sonderfall ist die Einklemmung *nur eines Teiles der Darmwand* (Littresche Hernie). Hier fehlt das wichtige Symptom des mechanischen Ileus, weil die Passage im Darmlumen weiter möglich ist; das eingeklemmte Wandstück kann aber rasch nekrotisch werden, und es entsteht eine Perforation und eine Peritonitis.

b) Darmparalyse; innere und äußere Sekretverluste

Operationen und Traumen im Abdominalbereich führen regelmäßig zum Sistieren der Darmperistaltik, zur Darmparese. Normalerweise kommt nach 2—3 Tagen die

Motilität von selbst wieder in Gang. Geschieht dies nicht, so folgen die *Darmatonie* mit starker Erweiterung der luft- und flüssigkeitsgefüllten Darmschlingen und schließlich der *paralytische Ileus* als Endzustand.

Primäre Zustände von Darmparalyse sind meist durch Stoffwechselstörungen verursacht (Diabetes, Urämie, Elektrolyt-, vor allem Kaliumentgleisungen), oder aber durch Störungen der Darmdurchblutung, etwa infolge einer Arteriosklerose oder eines Mesenterialinfarktes. Ein mechanischer Darmverschluß ist in seinen Frühstadien durch eine gesteigerte Darmmotilität („Hyperperistaltik") gekennzeichnet; in seinen Spätstadien zeigt er ebenfalls eine, in diesem Fall aber *sekundäre* Darmparalyse. Mit anderen Worten, in späten Stadien lassen sich mechanischer und paralytischer Ileus nicht mehr voneinander unterscheiden. Dies kann zu folgenschweren Fehlentscheidungen führen: Ein mechanischer Ileus bedarf stets der sofortigen Operation, beim paralytischen Ileus ist eine Operation meist nutzlos, weil sie die Ursache nicht beheben kann.

Ist die Darmmotilität irreversibel gestört, so bildet sich rasch ein Circulus vitiosus aus: Die Resorption im Darm ist aufgehoben, infolgedessen nehmen der Meteorismus und die Dehnung der Darmwand fortlaufend zu. Der venöse Blut- und der Lymphabfluß werden behindert, dies führt zu weiterer Exsudation von eiweißreicher Flüssigkeit ins Darmlumen. Die großen Kaliumverluste in das Darmsekret begünstigen ihrerseits die Darmatonie, die auf Medikamente nicht mehr anspricht. Die Ausscheidung der großen Flüssigkeits- und Eiweißmengen in das atonische Darmlumen führt zum Volumenmangel und zum Kreislaufversagen, in schweren Fällen zum Schock. Weitere Flüssigkeits-, Elektrolyt- und Eiweißverluste entstehen durch das Erbrechen, das jeden Ileus begleitet. Schließlich kommt es zum Vordringen von Darminhalt aus tiefen Darmabschnitten in den Magen und zum Koterbrechen, zum „Miserere". Aus dem stagnierenden Darminhalt wandern Keime durch die überdehnte und durchblutungsgeschädigte Darmwand in die Peritonealhöhle aus, und die *Durchwanderungsperitonitis* besiegelt das Schicksal des Kranken.

Um diesen Circulus vitiosus zu durchbrechen, muß bei jeder Ileusbehandlung vor allem der Darm entleert werden. Bei konservativer Behandlung kann dies durch lange, oral eingeführte Sonden (Miller-Abbot-Sonde) versucht werden. Wird operiert, so wird der stagnierende Darminhalt direkt und möglichst ausgiebig abgesaugt. Im übrigen muß für die rasche Substitution der oft enormen Eiweiß-, Flüssigkeits- und Elektrolytverluste gesorgt werden.

Wie beim Ileus, so werden auch bei Gallen-, Pankreas- oder Darmfisteln sowie bei massivem Erbrechen die Sekretverluste *meist unterschätzt*. Wenn irgend möglich, sollten sie bilanzmäßig erfaßt und quantitativ ersetzt werden, um gröbere Stoffwechselentgleisungen erst gar nicht eintreten zu lassen.

c) Entzündliche chirurgische Abdominalerkrankungen

Die große Gefahr jeder lokalen Infektion im Bauchraum besteht im Übergreifen der Entzündung auf die Peritonealhöhle und in der Entstehung einer generalisierten Bauchfellentzündung, einer *diffusen Peritonitis*. Sie ist unvermeidlich bei einer abdominalen Perforation, z.B. beim Durchbruch eines Magengeschwürs, einer eitergefüllten Appendix oder Gallenblase oder bei einer unfallbedingten Darmruptur. Hier trifft das austretende Infektionsmaterial eine unvorbereitete Bauchhöhle, in der es sich rasch nach allen Seiten ausbreiten kann. Die etwa 2 qm große Peritonealfläche bietet eine riesige Resorptionsfläche für Bakterientoxine, die nun den Organismus überschwemmen.

Entwickelt sich eine Entzündung langsam und in kontinuierlichem Übergreifen auf das Peritoneum, so führt die fibrinös-exsudative Verklebung und die Anlagerung des Omentum majus zur Abkapselung des Prozesses, zur *lokalen Peritonitis*, oft mit Absceßbildung (perityphlitischer, subphrenischer, Douglas-Absceß usw.). Hier muß die chirurgische Behandlung das Bestreben des Körpers zur Lokalisierung der Infektion unterstützen; Abscesse müssen vorsichtig nach außen drainiert werden, ohne daß es zur Verschleppung von Infektionsmaterial in die freie Bauchhöhle kommt. Im übrigen ist die Grundlage jeder Peritonitisbehandlung die operative Beseitigung ihrer Ursache.

Nur bei der Appendix stellt bereits die unkomplizierte Entzündung eine Indikation zu ihrer sofortigen Exstirpation, zur *Frühoperation*, dar, denn jede Entzündung dieses Hohlorgans birgt die Gefahr der Gangrän und der lebensgefährlichen Perforation in sich; andererseits ist die Appendix für den Organismus entbehrlich. Auch bei der Gallenblase wird bei der akuten Entzündung die Frühoperation diskutiert, im allgemeinen aber abgelehnt. Alle anderen, auch schweren, Entzündungen im Abdominalbereich werden konservativ behandelt. Erst bei Komplikationen (Perforation; therapieresistente Organzerstörungen wie z.B. bei der Colitis ulcerosa) kann sich die Indikation zu einer Operation ergeben. Wenn irgend möglich werden derartige Eingriffe erst nach Abklingen der akut-entzündlichen Erscheinungen vorgenommen („Intervalloperation").

d) Chirurgisch wichtige Korrelationen im Gastrointestinaltrakt

Operationen am Magen sind vorwiegend aus zwei Indikationen erforderlich: Einmal wegen Ulcus, zum anderen wegen Carcinomen. Im Antrum des Magens wird Gastrin gebildet, das auf dem Blutweg zu den salzsäureproduzierenden Belegzellen des Magenfundus gelangt und deren Produktion stimuliert. Reize für die Gastrinbildung sind ein alkalisches pH und Dehnung der Magenwand im Antrumbereich und peristaltische Wellen. Wird bei einer Magenoperation das Antrum ganz oder teilweise belassen und eine Anastomose (Gastroenterostomie = GE) zwischen Magen und Jejunum hergestellt, so wirkt die Alkalität des Darmsaftes als Dauerreiz und es wird ständig und gesteigert Gastrin gebildet. Die regelmäßige Folge der gesteigerten Salzsäureproduktion ist ein Anastomosengeschwür, ein *Ulcus pepticum*. Daher ist die alleinige GE nur ganz ausnahmsweise und unter strenger Indikation vertretbar; die Normalmethode besteht in der Wegnahme der distalen Zweidrittel des Magens, so daß mit Sicherheit das gesamte Antrum und damit die Gastrinproduktion wegfällt („2/3-Resektion").

Ein zweiter Weg, die Salzsäuresekretion zu bremsen, liegt in der Durchtrennung der zum Magen führenden Vagusfasern („selektive Vagotomie"), was die cephalische Phase der Magensaftsekretion ausfallen läßt. Vor allem bei jugendlichen Kranken mit einem Ulcus duodeni und bei Rezidivoperationen kann diese Methode versucht werden; jedoch muß der Vagotomie stets eine „Pyloroplastik" (Längsdurchtrennung und Querübernähung des Pylorus) hinzugeführt werden, da die alleinige Vagotomie zu einem Pylorospasmus und zur Entleerungsverzögerung des Magens führt.

Ein Versagen des Verschlußmechanismus der Kardia kann peptische Ulcera im *Oesophagus* entstehen lassen, weil hier die Schleimhaut keinen Schutzmechanismus (Schleimbildung) gegen den HCl-Angriff besitzt und ein alkalisches Prinzip zur Neutralisierung der HCl fehlt.

Bei völliger Wegnahme des Magens (totale Gastrektomie) geht nicht nur die Salzsäure- und Pepsinproduktion, sondern auch die Speicher- und Mischfunktion des Magens verloren, ebenso fehlen wichtige Blutbildungsfaktoren („intrinsic factor"). Da das dreiwertige Eisen der Nahrung nur durch die HCl in zweiwertiges, resorbierbares überführt werden kann, ist auch die Eisenresorption nach totaler Gastrektomie schwer gestört, und ebenso die Eiweißresorption, weil die HCl des Magensaftes den Aufschluß der Proteine vorbereitet.

Im Dünndarm findet der Hauptteil der Resorption statt. Werden größere Teile des Dünndarms entfernt, z.B. Resektion wegen Mesenterialgefäßstörungen bei mechanischem Ileus, oder aus der Passage ausgeschaltet, z.B. wegen einer fehlerhaft zwischen Magen und unterem Ileum statt oberem Jejunum angelegten Anastomose, so sind oft schwere Durchfälle mit allgemeiner Auszehrung die Folge, das sogenannte „Malabsorptions-Syndrom".

Während im sauren Milieu des Magens und im neutralen des Dickdarms sehr häufig maligne Tumoren entstehen, kommen sie im alkalischen Milieu des Duodenums und des Dünndarms praktisch nicht vor. Der Grund hierfür ist unbekannt.

Der Dickdarm dient vor allem der Flüssigkeitsresorption. Etwa 10 l Magen-Darm- und Pankreassaft und Galle werden täglich gastroenteral sezerniert und rückresorbiert, ohne daß dies nach außen in Erscheinung tritt. Ein Verlust des gesamten Colons wird vom Organismus toleriert, wenn dieses vorher durch Erkrankungen, wie eine Colitis ulcerosa, weitgehend außer Funktion gesetzt war und damit eine langsame Gewöhnung an die neuen Verhältnisse eintreten konnte.

Die normale Keimbesiedlung des Dickdarms ist für den Organismus notwendig, weil von ihr die Resorption von Vitamin K, Folsäure und Nicotinsäure abhängt. Eine Abtötung der normalen Coliflora, etwa infolge einer hochdosierten Antibioticatherapie, kann zu einem raschen Überwuchern von Staphylokokken, Hefen und anderen fakultativ pathogenen Mikroorganismen und zur schweren, oft tödlichen Colitis führen.

Die Vielfalt und enge topographische Beziehung der Abdominalorgane läßt oft im Anfang entzündlicher oder anderweitig akuter Erkrankungen eine sichere Diagnose nicht stellen. Man spricht behelfsweise in solchen Fällen vom „akuten Abdomen", ein Ausdruck, der sich wegen seiner Prägnanz und Kürze allgemein eingebürgert hat, in sich aber bereits das Eingeständnis der diagnostischen Unzulänglichkeit enthält. Ehe die Entscheidung für oder gegen eine Operation gefallen ist, dürfen einem Patienten mit akutem Abdomen nie Schmerzmittel gegeben werden, da sonst eine verhängnisvolle Maskierung des Krankheitsbildes eintreten kann!

4. Ableitungsstörungen in Hohlsystemen

Die großen Sekretions- und Ableitungssysteme des Körpers — Leber, Nieren, Bauch- und Ohrspeicheldrüsen — bieten sich für eine gemeinsame Betrachtung an, weil nicht die sekretorische Störung des Parenchyms einer chirurgischen Behandlung zugänglich ist, sondern die mechanische Störung der Ableitung der Sekrete. Vor allem die Steinerkrankungen spielen im chirurgischen Alltag eine große Rolle.

a) Steinerkrankungen

Die Bildung von Konkrementen in flüssigkeits- oder sekretableitenden Hohlorganen des Körpers hat vorwiegend zwei Ursachen: Einmal können Stoffwechselstörungen pathologische Veränderungen der Drüsensekrete und damit die Steinbildung herbeiführen, zum anderen können durch bakterielle Infektionen, lokale Entzündungen oder Mikrotraumen, eventuell auch durch Koagelbildungen, Kristallisationszentren für Konkremente entstehen. Für die *Gallensteinbildung* spielt der Fettgehalt der Nahrung, aber auch die Schwangerschaft eine große Rolle: Frauen, die geboren haben, sind mehrfach häufiger von Gallensteinen befallen als Nulliparae oder gleichalte Männer. Für die Nierensteinbildung wird heute vor allem die mangelhafte Pyrophosphatstabilisierung der Phosphate im Urin diskutiert (FLEISCH).

Für die Gallenwege wie für die ableitenden Harnwege gilt die Feststellung, daß Stein*träger* keineswegs stein*krank* sein müssen: Zahllose Gallen-, aber auch intrapelvisch liegende Nierensteine bleiben symptomlos und werden ihren Trägern zeitlebens nicht bekannt. Dies gilt vor allem für große Konkremente, die in ihrer Lage verharren und den Abfluß nicht behindern. Gefährlicher sind *kleine* Konkremente: Sie wandern in die ableitenden Systeme ein und können hier an den physiologischen Engen, z.B. an der Papilla Vateri oder an der Uretereinmündung in die Blase, steckenbleiben. Die Antwort der Hohlsysteme auf bewegliche und den Abfluß intermittierend verlegende Konkremente ist die *Kolik* (s. S. 12); durch krampfartige Kontraktionen sucht das Hohlsystem den Stein auszutreiben und sich seiner zu entledigen. Durch die Kolik werden aber sowohl die umliegenden Organe wie auch der Gesamtorganismus in Mitleidenschaft gezogen: Gallen- wie Nierenkoliken können von einer reflektorischen Darmparese gefolgt sein, und gehäufte Gallenkoliken schädigen die Leber.

Ein Steinverschluß des Parotisausführungsganges ist äußerst quälend, weil nach jeder Nahrungsaufnahme die Drüse infolge des cephalischen Sekretionsreizes schmerzhaft anschwillt.

Aus jeder Steineinklemmung resultiert eine Sekretaufstauung proximal des Hindernisses, da die Drüsensekretion (mindestens für einige Zeit) auch gegen Druckerhöhungen weitergeht.

b) Abflußstörungen aus anderen Ursachen

Wenngleich Konkremente die häufigsten Ursachen von Abflußstörungen darstellen, so gibt es noch eine Reihe weiterer Veränderungen, die zum gleichen Symptomenbild führen können. *Narbige Strikturen* kommen am Ureter vor allem nach gynäkologischen Bestrahlungen und Operationen, am Choledochus nach vorausgegangenen Gallenwegsoperationen vor. Seltener sind sie durch *vorausgegangene Entzündungen* bedingt, so an der Harnröhre durch eine abgelaufene Gonorrhöe, im Bereich der Ureteren durch eine Tuberkulose, an den Gallenwegen durch die *primäre Bindegewebsfibrose*, über deren Ätiologie noch wenig bekannt ist. Gutartige Tumoren sind selten, bösartige dagegen häufig die Ursache von Abflußbehinderungen, so das Papillen- und Pankreaskopfcarcinom an den Gallenwegen, das Blasencarcinom in den Harnwegen. Lediglich das sog. Prostata-Adenom (s. S. 64) kommt als gutartiger Tumor öfters für eine Rückstauung in Betracht. Die Differentialdiagnose zwischen Stein- und Tumorverschluß ist oft durch die Anamnese möglich, indem Konkremente zu einem schlagartigen Aufstau mit Koliken, Tumoren dagegen zu einem langsamen Verschluß mit relativ geringen Beschwerden führen. Doch gibt es von dieser Regel auch Ausnahmen. Zuweilen kann ein Verschluß der Gallen- und Pankreasgänge auch durch die Einwanderung von Ascariden zustandekommen.

Am Nierenhohlsystem können aberrierende Polgefäße den Abfluß behindern, indem sie den proximalen Ureter abknicken. Umgekehrt kann die Abklemmung eines derartigen Polgefäßes durch den Ureter zu einem nephrogenen Hochdruck führen (s. S. 65).

c) Diagnostik und Therapie

Durch die Ausscheidung von jodhaltigen, intravenös verabreichten Kontrastmitteln lassen sich die ableitenden Gallen- und Harnwege röntgenologisch darstellen, und Konkremente können im Röntgenbild festgestellt werden. Bei Ausfall der Sekretionsleistung wird auch kein Kontrastmittel mehr ausgeschieden; an den Gallenwegen kann dann nur die Laparotomie und die direkte, intraoperative Cholangiographie (allenfalls auch eine blinde, transcutane Cholangiographie) das Gangsystem darstellen. Am Harnwegsystem besteht die Möglichkeit der Cystoskopie und der Einführung von Sonden, durch welche das Hohlsystem mit Kontrastmittel direkt gefüllt werden kann („retrograde Pyelographie"). Ebenso kann durch Intubation und Kontrastmittelfüllung des Parotisausführungsganges („Sialographie") die Diagnose eines Speichelsteines gesichert werden.

Therapeutisch kommt nur die operative Beseitigung des Hindernisses in Frage, bei tiefsitzenden Uretersteinen auch der Versuch einer Schlingenextraktion. Bei starker entzündlicher Einmauerung der Konkremente, z.B. in der Papilla Vateri oder in einem Ureterostium, ist ihre Entfernung zuweilen unmöglich. Dann sind, ebenso wie bei inoperablen malignen Tumoren, Umgehungsanastomosen angezeigt, um den Abfluß wiederherzustellen (Choledochoduodeno- oder -jejunostomie an den Gallenwegen; Ureterumpflanzung in die Blase).

d) Komplikationen von Abflußstörungen

α) Die Harnstauungsniere

Die Einklemmung eines Steines oder ein anderes komplettes Hindernis im Ureter verursacht die einseitige Erweiterung des proximalen Ureters und des Nierenbeckens sowie der Nierenkelche unter Schwund des Nierenparenchyms. Im Extremfall und nach langdauernder unbehandelter Stauung entwickelt sich eine schlaffe, mit Urin oder Eiter gefüllte Sackniere ohne Parenchym (Hydronephrose, Pyonephrose). Normalerweise trifft dieses Schicksal nur *eine* Niere, und die verbleibende zweite entwickelt eine kompensatorische Überfunktion, so daß keine ernsten Folgen für den Gesamtorganismus eintreten müssen.

Völlig anders ist die Situation, wenn das Hindernis *distal* der Ureterausmündungen in der Blase sitzt, etwa bei einem großen Blasenstein oder -tumor, bei Einengung des Blasenhalses durch ein Prostata-Adenom oder bei Harnröhrenstrikturen, etwa durch eine extreme Phimose. Sobald die kompensatorische Hypertrophie der Blase, die sich in einer sog. Balkenblase äußert, nachläßt, werden *beide* Nieren von der Harnstauung betroffen, und es kommt zur allgemeinen Einschränkung der Nierenfunktion. Die harnpflichtigen Substanzen im Blut steigen an und können nur mit Hilfe stark vergrößerter Flüssigkeitsmengen ausgeschieden werden, die Konzentrationsleistung der Nieren läßt nach, es kommt zur Isosthenurie und jede weitere Schädigung führt rasch zur Urämie. Beim Prostatiker ist daher die Prüfung der Nierenfunktion das Kriterium, ob ihm ein operativer Eingriff zugemutet werden kann.

Über diesen grundlegenden Unterschied zwischen ein- oder doppelseitiger Nierenerkrankung muß Klarheit bestehen, ehe eine Therapie eingeleitet werden kann. Vor allem muß vor jeder Nierenoperation oder gar -exstirpation das Vorhandensein und die Funktion der kontralateralen Niere bewiesen und geprüft sein!

β) Gallensteinkomplikationen, Ikterus

In der Gallenblase entstandene Gallensteine können sich im Ductus cysticus oder im Gallenblasenhals einklemmen. Hieraus entstehen der Gallenblasenhydrops und bei bakterieller Besiedlung die akute Cholecystitis bzw. das Gallenblasenempyem. Treten Steine in den Choledochus über, so klemmen sie sich mit Vorliebe an der Papilla Vateri ein und bedingen damit den mechanischen Verschlußikterus infolge Übertretens angestauter Gallenfarbstoffe ins Blut. Das Hauptproblem liegt hier in der Differentialdiagnose zwischen dieser mechanischen und anderen, nicht mechanisch bedingten Ikterusformen, denn nur im ersteren Fall ist eine Operation indiziert, mit der dann aber auch nicht gezögert werden darf. Das verläßlichste Differentialdiagnosticum sind heute die Serumtransaminasen (SGPT, SGOT, SLAP, CPK), die bei Hepatitis oder Herzinfarkt erhöht, zu Beginn eines cholostatischen Syndroms dagegen normal sind, und die alkalische Serumphosphatase, die bei Hepatitis normal bleibt, bei mechanischen Ikterusformen dagegen sehr rasch hohe Werte erreicht. Die Trennung des extrahepatischen mechanischen Verschlußikterus und der intrahepatischen, oft durch Medikamentenallergie bedingten Cholostase gelingt allerdings auch mittels dieser Methoden nicht immer. Hier kann die histologische Untersuchung weiterhelfen; Leberbiopsien können entweder transcutan blind oder unter laparoskopischer Sicht gewonnen werden.

Die durch die mangelhafte Resorption des fettlöslichen Vitamin K bedingte „cholämische" Blutungsneigung kann heute durch parenterale Vitamin K-Zufuhr behoben werden. Auch die Calciumresorption ist bei Ausfall der Gallensekretion in den Darm gestört, denn normalerweise ermöglicht die Galle die Fettresorption, indem sie die Fette emulgiert. Fehlt die Galle, so bilden sich aus den nichtresorbierten Fetten und dem Calcium unlösliche Kalkseifen und die Calciumresorption ist unmöglich. Neben dem Calciumdefizit mag auch der Mangel an fettlöslichem Vitamin D, dessen Resorption ebenfalls bei Fehlen der Galle im Darm ausbleibt, die Entstehung einer sekundären Osteoporose und eines sekundären Hyperparathyreoidismus begünstigen.

γ) Pankreatitis

Eine besondere schwere Komplikation der Steineinklemmung an der Papilla Vateri ist die akute Pankreatitis. Entgegen früherer Anschauung kommt sie nicht allein durch den Reflux von Galle in die Pankreasausführungsgänge zustande: Rund 2/3 aller Menschen besitzen eine gemeinsame Ausmündung von Gallen- und Pankreasgang, und der Gallenreflux ist hier ein häufiges Vorkommnis, das bei normalen Druckverhältnissen ohne Folgen bleibt.

Unmittelbar nach einer papillären Steineinklemmung versucht das noch voll funktionstüchtige Gallenwegssystem, durch heftige Kontraktionen den Stein durch die Papille zu treiben und den Abfluß wiederherzustellen. Bei gemeinsamer Ausmündung kommt es hierbei zu einer starken Druckerhöhung auch im Pankreasgangsystem, zu einer Umkehr der Sekretionsrichtung mit Übertritt von Pankreasfermenten in das Drüsenparenchym und in die Blutbahn („Speichelödem") und schließlich zur Schädigung der Gangepithelien und der Drüsenzellen. Damit beginnt die Freisetzung von Zellfermenten und die Autodigestion der Drüse, die explosionsartig verlaufen und in schweren Fällen innerhalb weniger Stunden zu einer totalen Nekrose des Organs führen kann.

Im Mittelpunkt der Pankreatitisgenese steht also die Schädigung der Drüsenzellen mit Fermentaustritt und Selbstandauung. Dies erklärt, weshalb eine Pankreatitis auch aus ganz anderen Ursachen heraus entstehen kann, z.B. durch Gefäßprozesse, durch traumatische Läsionen oder durch übergreifende Entzündungen. Alle diese Vorgänge können, ebenso wie die intraductale Druckerhöhung, zu einer Zellschädigung führen und die Selbstandauung in Gang setzen. Daß die Druckerhöhung und nicht etwa eine chemische Wirkung des Gallenrefluxes die Pankreatitis auslöst, steht auch in Übereinstimmung mit der klinischen Erfahrung, daß eine Pankreatitis immer nur *zu Beginn* eines Steinverschlusses entsteht, wenn das Gallenwegssystem noch intakt und kontraktionsfähig und die Sekretion der Leber voll in Gang ist. Im weiteren Verlauf erschlaffen die Gallenwege, die Lebersekretion läßt nach und abrupte Druckerhöhungen bleiben aus; in diesen späteren Stadien eines Verschlußikterus entsteht keine Pankreatitis mehr.

Diastase tritt bei jeder Drucksteigerung im Pankreasgangsystem in die Blutbahn über, auch ohne daß schon eine „Pankreatitis" im Sinne einer autodigestiven Entzündung besteht. Diastaseerhöhungen im Blutserum oder im Urin können daher nur im Verein mit weiteren klinischen Symptomen für die Diagnose einer Pankreatitis herangezogen werden. Ebenso schließt das Fehlen einer Diastaseerhöhung eine Pankreatitis nicht aus: Gerade in den schwersten Fällen kann die Fermentproduktion der Drüse rasch völlig zum Erliegen kommen, so daß dann auch die Fermententgleisung in die Blutbahn fehlen kann.

Ist die Autodigestion der Drüse erst einmal in Gang gekommen, so ist eine kausale Therapie nicht mehr möglich. Schock- und Infektionsbekämpfung, Infusionstherapie mit absoluter Nahrungs- und Flüssigkeitskarenz und die Verhinderung jedes Sekretionsreizes auf die Drüse (Dauerabsaugung des Magens zur Unterbindung der Sekretinproduktion, Diamox und Atropin als medikamentöse Sekretionseinschränkung) stehen im Vordergrund der Bemühungen. Auch Fermentinhibitoren werden gegeben, um die freigesetzten Fermente in der Blutbahn zu binden.

5. Klinische Osteologie*

Das Knochenskelet ist keineswegs nur ein starres System. Nicht nur im Wachstumsalter, sondern während des ganzen Lebens findet ein stetiger Auf- und Abbau des Knochengewebes statt, das zwei Aufgaben erfüllt: Einmal ist es das feste Gerüst, das

---

* Unter Mitarbeit von Dr. A. KLÜMPER. Lit. 18, 28, 33, 38

die übrigen Körpergewebe stützt und damit die Belastung und Bewegung des Körpers ermöglicht, zum anderen stellt es ein riesiges Mineral- und Alkalidepot dar. Zahlreiche Vorgänge, wie Zellpermeabilität, Muskel- und Nervenerregbarkeit sowie enzymatische Prozesse erfordern die Anwesenheit von Ca-, P- und CO_3-Ionen, die durch dieses Depot gewährleistet ist.

Der Knochen setzt sich aus drei Anteilen zusammen: Den Zellen, dem organischen Stroma und dem Mineral. Die organische Matrix macht etwa 35% des Knochenvolumens aus und besteht aus kollagenen Fibrillen und Grundsubstanz. Dieses Proteingerüst des Knochens ohne Mineralsalzeinlagerung ist weich und wird „Osteoid" genannt. Die kollagenen Fibrillen sind nicht nur das orientierende Gerüst für die Mineralablagerung, sondern sie verleihen dem Knochen auch die elastischen Eigenschaften, die ihn widerstandsfähig gegen mechanische Beanspruchung machen. Gebildet wird dieses Proteingerüst der Intercellularsubstanz von Osteoblasten, die untereinander durch Cytoplasmafortsätze in Verbindung stehen. Mit zunehmender Grundsubstanzbildung werden sie eingemauert und in die länglichen Knochenzellen (Osteocyten) umgewandelt.

a) Stoffwechselstörungen des Skeletsystems

Die Kollagensynthese wird beeinflußt

1. durch die Stoffwechsellage: Eiweißmangel (durch Unterernährung oder durch gestörte intestinale Resorption) führt zu Hunger- bzw. enteraler Osteopathie, die jedoch eine relativ lange, meist jahrelange Entwicklungszeit benötigt. Histologisch bietet sich das Bild einer Osteoporose, kombiniert mit Osteomalacie.

2. Durch Hormone und Vitamine: Die Glucocorticoide der Nebennierenrinde haben einen aufbauhemmenden, „anti-anabolen" Effekt. Ein Zuviel an Glucocorticoiden, sei es durch endogene Überproduktion oder iatrogen, führt zu einer negativen Stickstoffbilanz und damit zu einer Reduktion der Knochensubstanz (Osteoporose bei Cushing-Syndrom, s. S. 62). Diese Cortisonosteoporose lokalisiert sich bevorzugt an der Wirbelsäule; sie kann bereits wenige Monate nach Beginn der Cortisonüberproduktion bzw. -medikation als schweres Krankheitsbild mit Wirbelkörperzusammensinterung und Gelenkkopfzusammenbrüchen in Erscheinung treten. Auch Vitamin C-Mangel hemmt die Kollagensynthese.

Wachstumshormon, Sexualhormone und in gewissem Umfang auch Thyroxin stimulieren die Synthese von Knorpel- und Knochen-Mucopolysacchariden. Außer dem Wachstumshormon ist jedoch noch kein Prinzip bekannt, das die Knochenbildung anregt, ohne die Knochenzerstörung ebenfalls zu fördern; die hormonellen Einflüsse auf die Bildung der organischen Knochenmatrix können daher bis heute klinisch noch nicht genutzt werden.

Das an die kollagenen Fibrillen angelagerte *Mineral* besteht aus länglichen Kristallen, die die Eigenschaften von Hydroxyapatit — $(Ca_{10}(PO_4)_6(OH)_2)$ — aufweisen, chemisch mit diesem jedoch nicht absolut identisch sind. Vor allem können die Apatitionen durch andere Ionen ersetzt werden (heteroionischer Austausch). Barium, Blei, Strontium können den Platz von Ca, Carbonat den Platz von Phosphat und Fluor, K, Na und Mg den der Hydroxylgruppe einnehmen. Von größter Bedeutung ist dies für radioaktive Schwermetalle, wie sie bei Atomexplosionen in großer Menge entstehen. [90]Sr z. B., das eine sehr lange Halbwertszeit aufweist, wird bevorzugt im Knochen eingelagert.

Der Apatitkomplex stellt ein hexagonales Kristallgitter dar; die errechnete Gesamtoberfläche der dem Austausch zugänglichen Apatitkristalle beträgt über 100000 qm. Die Austauschvorgänge verlaufen sehr rasch; so ist intravenös injiziertes radioaktives Calcium nach 24 Std zu 95% im Knochen abgelagert. Wie groß die relativen Calciumreserven sind, ist daraus ersichtlich, daß im Gesamtserum nur etwa 0,75 g Calcium (davon 640 mg ionisiertes Ca^{++}), im Skelet dagegen 1200—1500 g vorhanden sind.

Die *spongiöse Architektur* des Knochens ist ein Abbild der physikalisch-mathematisch bestimmbaren Verläufe der Zug- und Drucklinien, der sogenannten Spannungstrajektorien. Diese trajektorielle Ausrichtung der Knochenbälkchen ergibt größte Festigkeit bei geringem Materialaufwand und wird durch die Größenverteilung der Spannungen im Knochen bewirkt (PAUWELS). Im einzelnen ist es noch unbekannt, wie der Knochenumbau durch die mechanischen Kräfte beeinflußt wird; wahrscheinlich erzeugen sie durch die piezo-elektrischen Eigenschaften des Knochens elektrische Ströme, die Zellaktivität, Ionentransport und Kollagenbildung beeinflussen. Die Knochenbälkchen sind im Sinne eines Leicht- oder Verbundbaues (KNESE) zusammengefügt und können infolge verschiedener Verlaufsrichtungen Verformungswiderstand in allen Dimensionen leisten. An Stellen hoher Beanspruchung kommt es zur Materialverdickung, zu einem funktionellen Umbau.

Bereits mit der Bildung der ersten Knochenbälkchen treten hochspezialisierte, vielkernige Riesenzellen, die Osteoclasten auf, die den Knochen abbauen. Ihre Tätigkeit wird durch das Parathormon der Nebenschilddrüse stimuliert. Während ihrer kurzen Lebensdauer von 2—4 Tagen vermögen sie ein Vielfaches (bis zum 150fachen) der Substanz abzubauen, die ein Osteoblast in der gleichen Zeit aufzubauen vermag. Die Osteoclasie führt zur Freisetzung von Calcium und ist ein wichtiges Glied in der Regulation des Serumcalciumspiegels.

Eine übermäßige Parathormonausschüttung (Hyperparathyreoidismus) hat einen Knochenabbau mit Bildung eines osteoclastisch und osteoplastisch aktiven Bindegewebes zur Folge (Fibroosteoclasie). Wird Nebenschilddrüsengewebe direkt neben einem Knochen implantiert, so entwickelt sich in der Umgebung rasch eine intensive Knochenresorption. Ein primärer Hyperparathyreoidismus, also die autonome und massive Ausschüttung von Parathormon, die der Steuerung durch den Blutcalciumspiegel nicht mehr unterliegt, bewirkt eine generalisierte Osteodystrophie, wobei es zu cystenartigen Aufhellungen im Röntgenbild kommen kann (Osteodystrophia fibrosa generalisata v. Recklinghausen, s. S. 58).

Die Bilanz der Auf- und Abbauvorgänge des Knochens hängt auch von seiner Beanspruchung ab, die den adäquaten Reiz zur Regeneration darstellt. Lähmungen oder völlige Immobilisation einer Extremität führen zur Inaktivität der Osteoblasten bei Fortdauer der Osteoclasie, so daß es zu einer auch im Röntgenbild sichtbaren Knochenatrophie mit Verminderung der Knochenbälkchen kommt. Nimmt die Extremität ihre Funktion wieder auf, so verstärkt sich die Osteoblastentätigkeit. Dabei wird jedoch nicht das ursprüngliche Strukturmuster erneuert, sondern die Reparation findet entlang der Reststrukturen statt, die übriggebliebenen Knochenbälkchen werden verstärkt und dicker. Im Röntgenbild manifestiert sich dies als sogenannte „hypertrophische Knochenatrophie".

Das Ergebnis einer Unterbilanz ist also die *Osteoporose*, eine allgemeine Verminderung der Knochensubstanz; sie kann Folge einer verminderten Osteoblasten- oder vermehrten Osteoclastentätigkeit sein. Diese Transformation spielt sich hauptsächlich

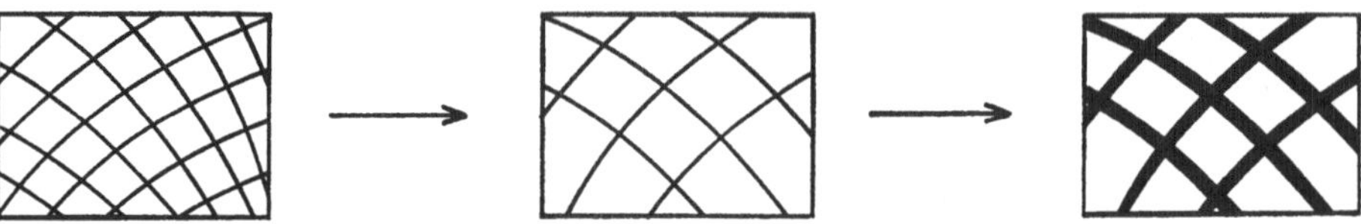

Links: Normale Spongiosastruktur des Knochens. Mitte: Atrophie und Schwund von Knochenbälkchen, z. B. bei längerer Immobilisierung einer Extremität. Rechts: Appositioneller Anbau an die verbliebenen Knochenbälkchen: „Hyperthrophische Atrophie" (nach WILLERT)

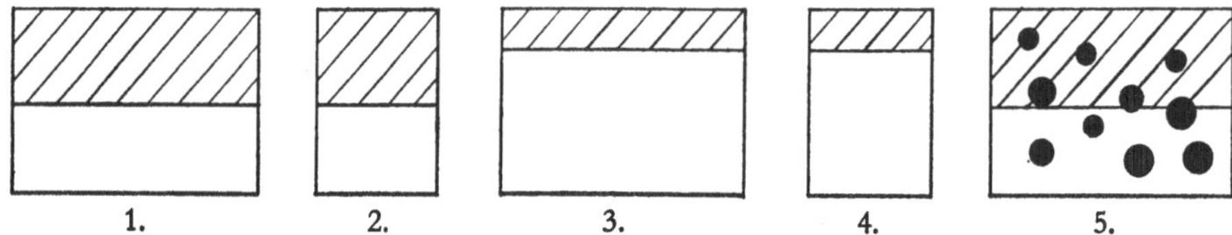

Verhältnis von Eiweißgerüst und Mineral bei verschiedenen Krankheitsbildern (weiß Eiweißgerüst, schraffiert Mineral): 1. Normal. 2. Bei Osteoporose ist Eiweißgerüst und Mineral gleichmäßig verringert. 3. Bei Osteomalacie ist die Mineraleinlagerung mangelhaft, das weiche Eiweißgerüst („Osteoid") überwiegt. 4. Mischform von 2. und 3. 5. Osteolytische Prozesse, z. B. Carcinommetastasen, im an sich normalen Knochen

an der Spongiosa, weniger an der Corticalis ab. Zur Objektivierung einer Osteoporose sind Dichtemessungen mittels Röntgen oder Ultraschall entwickelt worden, sie geben jedoch keinen Einblick in die morphologisch-histologischen Verhältnisse. Diese können nur durch eine Knochenbiopsie geklärt werden. Grundsätzlich von der Osteoporose zu unterscheiden ist die *Osteomalacie*, hier bleibt die Mineralisation des Osteoids aus. Der Knochen wird weich und deformierbar; im Röntgenbild zeigen sich verminderte Schattendichte und verwaschene Strukturen. Klinisch ist für die Osteomalacie die *Verbiegung*, für die Osteoporose die *Fraktur (Spontanfraktur)* kennzeichnend.

Ursächlich für die Osteomalacie bzw. Rachitis kommt bei Kindern eine D-Avitaminose, bei Erwachsenen eine Fettresorptionsstörung und damit Mangel an fettlöslichem Vitamin D in Betracht (vgl. S. 46). Es ist aber ein Mißverständnis zu glauben, daß die *Erwachsenen*osteoporose durch Vit. D-Gaben behoben werden könnte: Zwar wird ohne Vit. D kein Calcium im Darm resorbiert und die Calciumbilanz wird bei Vit. D-Mangel negativ. Jedoch ist eine ausreichende Vit. D-Menge in unseren Breiten in der Normalkost stets vorhanden, so daß ein Vit.-D-Mangel beim Erwachsenen praktisch nur bei Fettresorptionsstörungen vorkommt, z. B. bei Gallenwegsverschluß und mangelnder Gallenausscheidung in den Darm. Hier ist aber auch die Calciumresorption direkt gestört, indem die Kalksalze sich mit dem nicht resorbierten Fett zu unlöslichen Fettseifen verbinden. Durch hohe Vit. D-Gabe wird der Zustand nicht gebessert, sondern im Gegenteil verschlechtert: In hohen Dosen fördert Vit. D die renale Calciumausscheidung, und es wird mehr Calcium aus dem Skelet mobilisiert.

Die an sich beste Methode, eine Osteopathie zu analysieren, nämlich die Aufstellung einer exakten Calciumbilanz, scheitert an der methodischen Schwierigkeit, die gesamte Stuhlmenge über mehrere Tage aufzubereiten. Außerdem bestehen erhebliche Fehlerquellen durch anderweitige Calciumverluste, z. B. im Schweiß. Bei den meisten Osteoporosekranken ist die Knochenumsatzrate, die mit radioaktiv markiertem Calcium bestimmt werden kann, normal.

Grundlage für jede Osteoporosetherapie ist der Ausschluß aller Erkrankungen, die ihrerseits mit einer Osteoporose einhergehen können, z. B. schlecht eingestellter Diabetes, Hyperthyreose, Malabsorptionssyndrome jeder Genese oder endokrine Entgleisungen, wie ein Hypercorticismus oder ein Klinefelter-Syndrom.

Für die Diagnostik jeder Osteopathie sind heranzuziehen:

1. Das Röntgenbild (generalisierte, lokalisierte Prozesse, Schweregrad, Cysten, Frakturen, Umbauzonen).

2. Genaue Anamnese; von besonderer Bedeutung ist das Alter, aber auch endokrine Faktoren.

3. Blutchemismus (Eiweiß, Calcium, Phosphat; Calciumausscheidung im Harn).

4. Prüfung der enteralen Resorptionsverhältnisse (Fett, Vitamin D-Mangel, Calcium) und Nierenfunktionsprüfung.

5. Histologischer Befund durch Knochenbiopsie.

b) Entwicklungsstörungen des Skeletsystems

Eine besondere Stellung im Rahmen der Knochenerkrankungen nehmen die kindlichen und jugendlichen wachsenden Knochen ein. Bei der indirekten Ossifikation, der enchondralen Knochenbildung, muß durch Auflösung von Knorpelgewebe zuerst Platz geschaffen werden, bevor Ersatzknochen gebildet werden kann. Somit sind die Möglichkeiten von Wachstumsstörungen und Fehlbildungen groß. Das Längenwachstum wird durch die Epiphysenfugen bestimmt. In den Epiphysen selbst, die embryonal und im frühen Kindesalter rein knorpelig sind, werden Knochenkerne angelegt, die zentrifugal wachsen und nur den Gelenkknorpel und die Epiphysenfuge bis über die Pubertät hinaus frei lassen. Dabei herrscht die größte Wachstumstendenz an den unteren Extremitäten in den Epiphysenfugen, die dem Kniegelenk am nächsten liegen, an der oberen Extremität in den Epiphysenfugen, die dem Ellenbogen am weitesten entfernt liegen. Während daher Verletzungen des Ellenbogengelenks für das Wachstum der oberen Extremität nicht sehr bedeutsam sind, können Kniegelenksverletzungen bei Kindern schwerste Wachstumshemmungen der betroffenen Extremität bedingen.

Die Epiphysen selbst wachsen zentrifugal, die Epiphysenfuge in Richtung auf die Epiphysen und nach außen, die Metaphysen wachsen ebenfalls in Richtung auf die Epiphyse mit Tendenz zur Einschnürung, sie zeigen ein „Wachstum" zur Schaftmitte; die Diaphysen wachsen nach außen. Proliferierender Knorpel, Bildung von primären Geflechtknochen und Umwandlung in sekundären reifen lamellären Knochen bedingen ebenfalls Möglichkeiten von Wachstumsstörungen.

Unter den epiphysären Dysplasien ist am eindrucksvollsten die epiphysäre, vorwiegend knorpelige Hypoplasie (Osteochondrodystrophia deformans, „Morbus Morquio"). Das klinische Bild ist gekennzeichnet durch Kleinwuchs, Plattenwirbelbildung und Gelenkfehlstellung mit schweren gelenknahen Epiphysendeformierungen. Eine Vielzahl von Dysostosen auch mit deformierenden Hyperplasien ist möglich.

Durch eine Fehlanlage oder Fehlentwicklung im Bereich der Proliferationszone des Epiphysenfugenknorpels kann es zu Achondroplasie oder zu angeborenen Chondrodysplasien mit Kleinwuchs, Gelenkdeformitäten und Stummelfingern kommen. Fehler in der Zone des hypertrophischen

Wesentliche Merkmale genotypischer Wachstumsstörungen

	Lokalisation der Wachstumsstörung	Alter bei der Entdeckung	Symptome, die zur Entdeckung führen
Osteochondrodystrophia deformans, Morbus Morquio	Epiphysäre Dysplasie	1.—2. Lebensjahr	Thoraxdeformierung, Kyphose der BWS, Extremitätenverkürzung
Achondroplasie, Chondrodysplasia foetalis	Dysplasie der Epiphysenfuge (proliferierender Knorpel)	Geburt bzw. erste Lebensmonate	Kurze Extremitäten, Stummelglieder, abnormer Schädelumfang
Arachnodaktylie, Marfan-Syndrom	Hyperplasie des proliferierenden Knorpels	5.—10. Lebensjahr	Lange Extremitäten, spinnenartige Finger und Zehen
Enchondromatose, Multiple Enchondrome	Hyperplasie des hypertrophischen Knorpels	6—10 Jahre	Einseitige Beinverkürzung, später Fehlstellung in den großen Gelenken
AlbersSchönberg'sche Marmorknochenkrankheit, Osteopetrosis	Metaphysäre fehlende Resorption des primär enchondralen Knochens	überwiegend 1—13 Jahre, darüber wechselnd	Entwicklungsrückstand, Leber-Milzschwellung, Frakturen, Anämie
Multiple cartilaginäre Exostosen	Metaphysäre Hyperplasie bereits sekundären lamellären Knochens	wechselnd	Schwellung in Gelenknähe, Schmerzen
Osteogenesis imperfecta	Diaphysäre Hypoplasie der periostalen Knochenentwicklung	Geburt (Osteogenesis imperfecta congenita VROLIK) Im Laufe des Lebens (Idiopathische Osteopsathyrose LOBSTEIN)	Multiple Frakturen, Deformierung der Extremitäten Spontanfrakturen

Knorpels der Epiphysenfugen führen zu schweren metaphysären Verknöcherungsstörungen, die Metaphysen sehen wie angenagt und zerfressen aus. Excessives Wachstum in der Proliferationszone führt zu Arachnodaktylie (Marfan-Syndrom) mit dünnen und langgliedrigen Extremitäten. Hyperplasie im Bereich der hypertrophierenden Knorpelzellen führt zur Enchondromatose mit

Andere klinische Symptome	Charakteristische röntgenologische Veränderungen	Komplikationen
Zwergwuchs hauptsächlich des Rumpfes, vorspringendes Sternum, Genu valgum, Muskelschwäche	Abflachung sämtlicher Wirbelkörper, Störungen im epimetaphysären Bereich der nicht immer verkürzten Extremitäten	Schwere Deformierung des Stammskeletes und der Extremitäten, behinderte Atmung, Arthrosen
Brachycephalie, vorspringende Stirnhöcker, ausgeprägte Lendenlordose, mittlere Körpergröße 1,25 m	Verkürzung der Schädelbasis, Verplumpung der langen Röhrenknochen mit becherartiger Verbreiterung der Metaphysen	Geburtsschwierigkeiten bei den Frauen, Paraplegien durch Rückenmarkskompression
Schlanker Wuchs, extreme Beweglichkeit in den Gelenken, praktisch kein subkutanes Fett, Rippen- und Beckenknochen prominent	Dolichomorphismus der langen Röhrenknochen, exzessive Länge der Metacarpalia, Metatarsalia und Phalangen	Ektopia lentis, Aorten-Aneurysma, Kyphoskoliosen
Schmächtiger Körperbau, Schwellung der Hände und Füße	Cystisch-ovale Defekte der Metaphysen, parallel zur Knochenachse, exzentrische Anordnung der Herde, Verkürzung und Auftreibung des befallenen Knochens	Skoliosen, Gelenkdeformierungen, frühzeitige Arthrosen
Kleinwuchs, Infantilismus, Hydrocephalus, Vergrößerte Milz, normochrome Anämie, Anisocytose, Poikilocytose	Intensive, strukturlose, generalisierte Verdichtung des Skeletsystems bis zur Eburnisation, vorwiegend der Wirbelsäule, der Rippen, Scapula, Schädel und Wachstumszonen der langen Röhrenknochen, anfangs bandartig	Frakturen, Osteomyelitis, Opticusatrophie, Facialisparesen, Erhöhung des Liquordruckes, Kopfschmerzen, Exophthalmus, Bindegewebsverkalkungen
Sicht- oder tastbare Schwellung im metaphysären Bereich der langen Röhrenknochen, häufig Unterarmdeformierungen	Knochenvorsprünge an den Metaphysen der langen Röhrenknochen, Aplasie im Ellenbogengelenk mit konvexer Radiusverkrümmung nach außen	Kompressionen der Gefäße und Nerven, geburtshilfliche Schwierigkeiten, selten maligne Entartung
Blaue Skleren, blaue Trommelfelle	Plattwirbel, Verbiegung der langen Röhrenknochen, Deformierung der Gelenkenden	Frakturheilung mit Dislokation, luxurierender Callus, Verbiegung der langen Röhrenknochen, Schwerhörigkeit, Spondylose, Arthrose, Inaktivitätsatrophie

multiplen Enchondromen. Hypoplasien der Metaphyse, z.B. durch fehlende Absorption des primären Knochens, führen zur Albers-Schönbergschen Marmorknochenkrankheit; eine metaphysäre hyperplastische Spongiosierung zeitigt multiple Exostosen. Eine diaphysäre Dysplasie infolge Störung der periostalen Knochenbildung findet sich bei der Osteogenesis imperfecta.

Am wachsenden Knochen sind die Epiphysenlinien die schwächsten Stellen, so daß eine äußere Gewalt hier leicht zur Zusammenhangstrennung, zur „Epiphysen-

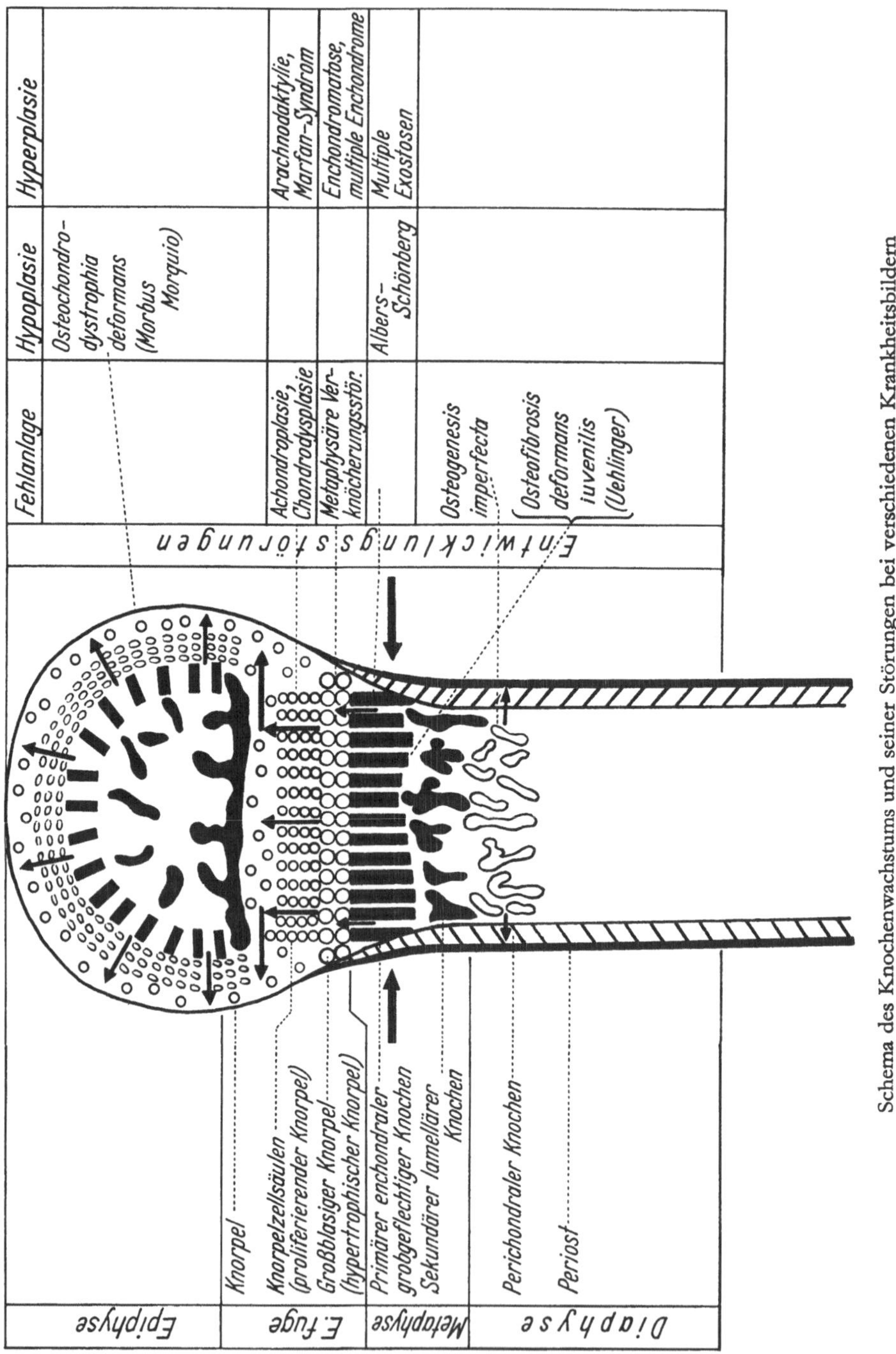

lösung“, führen kann. Daß nicht jede Verletzung des Epiphysengebiets eine Wachstumsstörung nach sich zieht, ist durch die ausgiebige Gefäßversorgung dieser Zonen begründet; gefährlich ist hauptsächlich eine zirkuläre Unterbrechung der aus dem Periost stammenden Blutzufuhr, z. B. durch Drahtumschlingungen (Cerclagen). Die im Kindesalter nicht seltene hämatogene Osteomyelitis kann eine nekrotische Zerstörung der Epiphysengegend und damit Wachstumshemmung bzw. asymmetrisches Wachstum zur Folge haben, andererseits aber auch, vor allem bei den chronisch-rezidivierenden Formen, durch entzündliche Reizung ein übermäßiges Längenwachstum.

Das epiphysäre Wachstum wird durch Hormone gesteuert. Bis zur Pubertät wirkt das somatotrope Hypophysenhormon (STH), dessen Wirkung durch die Schilddrüsenhormone verstärkt wird. Die Geschlechtshormone spielen für das Wachstum eine Doppelrolle, indem sie vor der Pubertät in schwachen Dosen das Wachstum anregen; hohe Dosen dagegen bewirken eine Zunahme der Ossifikation mit Involution der knorpeligen Elemente. Zu frühe und vermehrte Sexualhormonausschüttung (z. B. beim adrenogenitalen Syndrom) bewirkt daher einen verfrühten Epiphysenschluß und damit u. U. Kleinwuchs, während der Ausfall der Keimdrüsenhormone, z. B. beim Kastraten, einen verspäteten Epiphysenschluß und damit den „eunuchoiden Hochwuchs" bedingt.

Die Knochencysten, die vorwiegend in der Pubertät und Präpubertät auftreten, wurden bisher als unabhängig von der Parathormonausschüttung angesehen. Eine hormonale Komponente ist indessen sehr wahrscheinlich, da sie weder durch Traumen noch durch Infarkte noch durch Hämatome verursacht werden.

Ein polycystischer Umbau des Knochens findet sich bei der fibrösen Dysplasie (UEHLINGER). Hier handelt es sich um eine Umbaustörung, wobei zwar der primäre Knochen resorbiert wird, die Anlage des sekundären, lamellären Knochens jedoch ausbleibt. Es verbleibt ein proliferierendes, derbes Bindegewebe, das vorwiegend zur Pubertätszeit und in der Nachpubertät Spontanfrakturen herbeiführen kann. Differentialdiagnostisch liegt hier — im Unterschied zum Morbus Recklinghausen! — niemals eine generalisierte Osteoporose vor.

6. Endokrines System, Fermente, Vitamine

a) Allgemeine Gesichtspunkte

Die Stoffwechsel-, Wachstums- und Fortpflanzungsvorgänge sind an die Intaktheit zahlreicher komplizierter Hormon- und Fermentsysteme und an die Anwesenheit von Vitaminen gebunden. *Hormone* sind Stoffe, die von endokrinen Drüsen produziert und in den Kreislauf abgegeben werden, um an anderer Stelle zu wirken: Sie sind „Informationen" der langsamen (= humoralen) Regelkreise und Steuerungen im Organismus, so, wie die Nervenerregungen Informationen der schnellansprechenden Regel- und Steuermechanismen sind. Transformationen der einen in die andere „Informationsform" spielen sich bei der nervösen Stimulation einer endokrinen Drüse ab. *Fermente* sind Stoffe, die ebenfalls vom Körper selbst gebildet werden, aber nicht als „Informationen", sondern direkt als *Katalysatoren* wirken: Sind sie, oft nur in niedrigster Konzentration, anwesend, so reagieren Stoffwechselmetaboliten miteinander in definierter Richtung. *Vitamine* sind — als Bausteine der Fermente — unentbehrliche Wirkstoffe, die der Körper aber *nicht* selbst herstellen kann und die daher exogen zugeführt werden müssen. Die früher klar gezogenen Grenzen zwischen diesen Stoffgruppen beginnen sich heute zu verwischen. So sind manche Co-Fermente Vitamine (z. B. Vit. B$_1$ = Cocarboxylase), manche Vitamine können unter bestimmten Bedingungen im Körper selbst aufgebaut werden (z. B. Vit. D aus Ergosterin unter Ultraviolettbestrahlung). Der Komplex dieser Wirkstoffe wird hier gemeinsam besprochen, soweit er von umittelbarem chirurgischem Interesse ist.

b) Endokrine Drüsen und Hormone *

Bei allen endokrinen Drüsen sind nicht Unter-, sondern nur Überfunktionszustände einer chirurgischen Behandlung zugänglich. Vielfache frühere Versuche, Unterfunktionen endokriner Organe durch homoio- oder heteroplastische Organtransplantationen zu behandeln, sind gescheitert (s. S. 144).

Eine Rolle spielen in der Chirurgie nicht nur *primäre* Erkrankungen endokriner Drüsen, die operativ behandelt werden können, z. B. Tumoren, oder die die chirurgische Behandlung beeinflussen, wie der Diabetes mellitus, sondern auch *erworbene*, z. B. iatrogen erzeugte Fehlfunktionen, wie etwa der Corticoid-Cushing. Indikationen für operative Eingriffe an endokrinen Drüsen können sich ergeben: 1. Bei Störungen oder Anomalien solcher Organe *ohne* Beeinträchtigung der Hormonproduktion, 2. *wegen* Hormonüberproduktion, und 3. bei malignen Erkrankungen. In praxi ist der erste Fall, außer an der Schilddrüse, selten, während die zweite und dritte Möglichkeit oft präoperativ nicht sicher unterschieden werden können.

Alle endokrinen Drüsen unterliegen für die Ausschüttung ihrer Hormone übergeordneten Regelungs- oder Steuerungssystemen. Bei einigen Drüsen wirkt die Hypophyse als übergeordnete Schaltstelle, bei anderen wieder wirkt nur die Konzentration bestimmter Stoffe im Blut stimulierend oder hemmend auf die Ausschüttung ihrer Hormone.

Die übergeordneten Steuerungs- und Regelmechanismen werden außer Kraft gesetzt, wenn sich in einem endokrinen Organ ein gut- oder bösartiger *Tumor* entwickelt, dessen Zellen ebenfalls die Hormone des Mutterorgans bilden, diese nun aber ohne Rücksicht auf die Belange des Gesamtorganismus im Übermaß und regellos ausschütten. Seltener, z. B. am Inselzellapparat, kann auch eine *Hyperplasie* der Zellen ohne umschriebene Tumorbildung zu ähnlichen Bildern führen; hier muß unter Umständen das ganze Organ im Interesse des Gesamtorganismus geopfert werden.

In der Regel entsteht eine *Hyperplasie* sekundär, d. h. sie wird bei übermäßiger Stimulation durch die übergeordnete Regelung oder Steuerung erzeugt. In diesem Fall ist der Vorgang meist reversibel: Mit dem Aufhören des Stimulationsreizes bildet sich auch die sekundäre Hyperplasie zurück. Dagegen sprechen Tumoren endokriner Organe (und ausnahmsweise auch „maligne" Hyperplasien) weder positiv noch negativ auf das übergeordnete System an, sie sind progredient und führen auf lange Sicht immer zum Tode des Organismus. In den meisten Fällen bietet die chirurgische Exstirpation des Tumors die einzige Chance der Lebensrettung.

Tumoren und andere Erkrankungen endokriner Organe sind nicht nur „körperliche" Krankheiten: Viele Hormone wirken direkt oder indirekt auch auf das Gehirn und beeinflussen die Gefühle und das Verhalten des Individuums. Es sei nur an die nervöse Reizbarkeit und Übererregbarkeit des Basedow-Kranken, an die auch die

---

* Lit. 30

Psyche virilisierenden Wirkungen eines androgenen Nebennierenrindentumors bei der Frau oder an die epileptiformen hypoglykämischen Anfälle beim Inselzelladenom erinnert.

Hypophyse

In der Hypophyse werden die Impulse des ZNS in hormonelle Stimulationen umgesetzt. Der Hypothalamus steuert den Hypophysenvorderlappen durch einen neurohumoralen Mechanismus, ebenso wie ein neurosekretorischer Mechanismus die Tätigkeit des Hypophysenhinterlappens beeinflußt. Der Hypophysenvorderlappen steuert die Schilddrüse, die Nebennierenrinde, die primären und sekundären Geschlechtsorgane und das Wachstum, während der Hypophysenhinterlappen Hormone bildet, die die Rückresorption im Tubulussystem der Niere kontrollieren und die glatte Muskulatur zu Kontraktionen anregen.

Bei völligem Ausfall der Hypophyse, z. B. nach Schädelhirntraumen, resultiert eine pluriglanduläre Insuffizienz mit hochgradigem Marasmus (Simmondssche Kachexie). Eine chirurgische Zerstörung der Hypophyse wird hauptsächlich bei unerträglichen Schmerzzuständen infolge allgemeiner Metastasierung (z. B. bei Mammacarcinommetastasen) und bei kurzer Lebenserwartung des Kranken vorgenommmen; technisch geschieht dies heute durch gezielte Verkochung oder durch Implantation von radioaktivem Material.

Schilddrüse

Unter allen endokrinen Organen wird die Schilddrüse am häufigsten Gegenstand einer chirurgischen Behandlung. Dabei ergibt sich die Indikation zur Operation oft aus mechanischer Ursache, weil das vergrößerte Organ (das dabei hypo-, eu- oder hyperthyreot sein kann!) die Umgebung, vor allem die Trachea, den Oesophagus und die großen Halsvenen, komprimiert.

Im Mittelpunkt der Schilddrüsenfunktion steht der Jodstoffwechsel: Der tägliche Bedarf von optimal 100—200, minimal 80 µg Jod wird per os aufgenommen; das Jod wird im Darm resorbiert. Der Jodumsatz in der Schilddrüse vollzieht sich in vier Phasen:

Zunächst wird das ionisierte Jod in der Schilddrüsenzelle konzentriert und enzymatisch zu freiem Jod oxydiert. Das freie Jod wird an die Aminosäure Tyrosin angelagert, wobei die Stufen Mono- und Dijodtyrosin und Tri- und Tetrajodthyronin erreicht werden. Letzteres heißt Thyroxin. Diese organischen Jodverbindungen werden am Thyreoglobulin, einem Protein von einem Molekulargewicht von etwa 675 000, angelagert und gespeichert. Erst nach proteolytischer Abspaltung ist die Inkretion des Hormons in den Kreislauf möglich. Von den peripheren Geweben werden die Schilddrüsenhormone auf verschiedenen Wegen stufenweise abgebaut. Das Trijodthyronin ist etwa viermal so stark stoffwechselaktiv wie das Thyroxin selbst; die Verhältnisse sind kompliziert, so hängt u. a. die Wirkung von der stereochemischen Anordnung der Jodatome im Thyroningerüst ab.

Die Regulation des Jodstoffwechsels wird in erster Linie durch einen Rückkoppelungsmechanismus zwischen Schilddrüse und Hypophyse aufrechterhalten. Auch hier löst nicht ein Absinken der Schilddrüsenhormone im Blut nur eine vermehrte TSH- und sein Ansteigen eine verminderte TSH-Abgabe aus. Die Steuerung geht wahrscheinlich über das Zwischenhirn und beteiligt damit auch nervöse Mechanismen. Daneben existiert auch eine unmittelbare Reaktion zwischen Peripherie und Schilddrüse: Ein erhöhter Jodidspiegel im Blut blockiert die thyreoidale Hormonsynthese, ohne daß die Hypophyse hierbei eingeschaltet wäre.

Für die Beurteilung der Schilddrüsenfunktion steht die Messung des Grundumsatzes als indirekte Methode zur Verfügung. Klinisch einfach und recht genau kann die

Schilddrüsenaktivität durch die Messung der Reflexzeit von Muskeleigenreflexen, z. B. des Achillessehnenreflexes, abgeschätzt werden. Daneben gestattet heute die chemische Untersuchung des Jodstoffwechsels und die szintigraphische Darstellung der Schilddrüse mit [131]J direkte Einblicke in die Schilddrüsenfunktion. Dabei treten im Einzelfall immer wieder bemerkenswerte Unstimmigkeiten sowohl dieser Methoden zueinander als auch vor allem der Laboruntersuchungen zum klinischen Bild auf. Die Tatsache, daß es mehrere Schilddrüsenhormone mit unterschiedlicher Wirksamkeit und organspezifischem Unterschied im Ansprechen auf sie gibt, ist klinisch noch nicht genügend verankert, und viele Einzelheiten sind noch ungeklärt.

Eine *Über*funktion der Schilddrüse kann infolge eines hormonaktiven Adenoms (oder Carcinoms) zustande kommen, nach dem Bild im Szintigramm spricht man von „heißen Knoten". Es handelt sich also um einen regulationsunabhängigen, hormonausschüttenden Tumor.

Dieser begrifflich einfachste Fall ist aber selten. Meist ist eine Hyperthyreose das Ergebnis vielschichtiger nervös-humoraler Regulationsentgleisungen. Die Indikation zur Operation einer Hyperthyreose sollte heute erst nach Ausschöpfung aller internistischen und radiologischen Untersuchungs- und Behandlungsmöglichkeiten gestellt werden. Bei einer Radiojodtherapie muß das Lebensalter bzw. die Fortpflanzungsmöglichkeit des Patienten berücksichtigt werden.

Im übrigen ist jeder Kropfresezierte rezidivgefährdet. Die Verhütung eines Kropfrezidivs ist weniger eine Frage der operativen Technik als einer konsequent über Jahre durchgeführten Nachbehandlung mit Schilddrüsenhormon.

Nebenschilddrüse

Im Gegensatz zur Schilddrüse unterliegen die Nebenschilddrüsen nicht einer übergeordneten Steuerung, sondern nur der Regulation durch den Blutcalciumspiegel, bei dessen Absinken Parathormon ausgeschüttet wird. Adenome der Nebenschilddrüse („primärer Hyperparathyreoidismus") bewirken eine autonome, massive Inkretion von Parathormon, die der Steuerung durch den Blutcalciumspiegel nicht mehr unterliegt. Die Folge ist eine schwere generalisierte Osteoporose, wobei es stellenweise zur völligen Auflösung des Knochens kommt, so daß Cysten vorgetäuscht werden (Osteodystrophia fibrosa generalisata v. Recklinghausen). Dabei wirkt das Parathormon auf Skeletsystem und Niere und es kommt häufig zur rezidivierenden Bildung von Calciumphosphatsteinen. Bei Nierensteinträgern sollte daher immer nach einem Nebenschilddrüsenadenom bzw. nach erhöhten Blutcalciumwerten gefahndet werden. Weiter kommen beim primären Hyperparathyreoidismus gehäuft Magenulcera und akute Pankreatitiden vor, doch sind die Zusammenhänge noch nicht geklärt.

Anders ist der Mechanismus beim „sekundären Hyperparathyreoidismus". Ein dauernd erniedrigter Blutcalciumspiegel, z. B. bei mangelhafter Calciumaufnahme aus der Nahrung oder bei Nierenerkrankungen, verursacht eine ständig vermehrte Parathormonausschüttung und damit eine Hyperplasie der Nebenschilddrüsen, die aber bei Wegfall der Ursache meist reversibel ist. Auch hier wirkt sich die vermehrte, diesmal aber funktionell gesteuerte Parathormonausschüttung als Entkalkung des Skeletsystems aus, ein Mechanismus, der z. B. bei den Osteopathien nach Magenresektionen, beim Malabsorptionssyndrom oder bei äußeren Gallenfisteln (s. S. 50) wirksam wird.

Daß ein von der *Schilddrüse* gebildetes Hormon, das sog. Calcitonin, ebenfalls im Calciumstoffwechsel wirksam wird, ist tierexperimentell bewiesen, für die menschliche Klinik aber noch nicht nutzbar gemacht.

Pankreas

Das Pankreas besteht aus zwei getrennten Organen, wobei hier nur der endokrine Anteil besprochen werden soll: Das System der Beta-Zellen in den Langerhansschen Inseln produziert das Insulin, dessen Ausschüttung durch die Höhe des Blutzuckerspiegels reguliert wird.

Hyperinsulinismus

Eine Überproduktion von Insulin verursachen die Betazell-Tumoren, die *Inselzelladenome und -carcinome*, in seltenen Fällen auch eine diffuse Hyperplasie dieser Zellen, der sog. *maligne Hyperinsulinismus*. Vor allem nach längerem Fasten zeigen die Patienten hypoglykämische Zustände mit Schweißausbruch, Blässe, Verwirrung und Bewußtseinsverlust; oft wird zunächst eine Epilepsie angenommen und der Kranke gelangt zuerst in psychiatrische Behandlung. Die Bestimmung des Blutzuckerspiegels im Anfall, der durch Fasten provoziert werden kann, sichert die Diagnose. Die Exstirpation des Tumors ist die einzige Chance der Lebensrettung, da die hypoglykämischen Zustände rasch zu irreversiblen cerebralen Störungen führen. Im Fall einer Inselzellhyperplasie sind subtotale oder totale Pankreasresektionen notwendig.

Noch nicht restlos geklärt ist der Wirkungsmechanismus anderer Tumoren, die ebenfalls zu schweren Hypoglykämien führen, jedoch extrapankreatisch lokalisiert sind; meist handelt es sich um voluminöse retroperitoneale oder intrathorakale Sarkome. Auch hier ist die Ausschüttung von Insulin oder einer insulinähnlichen Substanz anzunehmen.

Zollinger-Ellison-Syndrom

Inselzelladenome, die hinsichtlich der Insulinproduktion „stumm" sind, können ein Syndrom verursachen, das durch massive Hyperacidität und Hypersekretion des Magens mit Neigung zu schweren Ulcera und in vielen Fällen durch profuse Durchfälle charakterisiert ist. Nach Ulcusoperationen am Magen treten rasch Rezidive auf. Auch hier ist die einzige kausale Therapie die Exstirpation des Tumors, der in mehr als der Hälfte der Fälle maligne entartet. Es gelang in mehreren Fällen, aus den Adenomen Gastrin nach der gleichen Methode zu gewinnen, wie sie auch an der Antrumschleimhaut des Magens angewandt wird. Nach einem derartigen Tumor muß nicht nur bei rezidivierenden Ulcuserkrankungen und bei schwerer Hyperazidität und Hypersekretion des Magens, sondern auch bei Vorliegen profuser Durchfälle mit Hypokaliämie gefahndet werden.

Diabetes mellitus

Die Störung der Insulinproduktion, der Diabetes mellitus, kann nicht chirurgisch behandelt werden, spielt aber als Stoffwechselerkrankung in der Chirurgie eine Rolle, weil rund 1,5% der Bevölkerung Diabetiker sind. Beim Diabetes besteht eine Hyperglykämie und eine durch die Zuckerausscheidungsschwelle der Nieren bedingte

Glykosurie; trotz des Glucosereichtums im Extracellulärraum leiden jedoch die Zellen energetisch Not. Man spricht vom „inneren Hunger" der Zellen, weil das Insulin vor allem seine peripheren Aufgaben nicht erfüllt. Der dekompensierte Diabetiker verliert große Flüssigkeitsmengen wegen der durch die Glucoseausscheidung bedingten osmotischen Diurese. Im Coma diabeticum wird das Wasserdefizit durch den respiratorischen Wasserverlust infolge der „großen Kußmaulschen Atmung" noch verstärkt.

Während die diabetische Retinopathie und Nephropathie Spätkomplikationen des Diabetes darstellen, die meist erst nach 10—15 jähriger Erkrankungsdauer auftreten, können Neuropathie und Gangrän den Diabetes jederzeit komplizieren. Letztere ist eine Folge der *diabetischen Angiopathie:* Aus im einzelnen noch nicht geklärten Gründen verdicken sich die Wände vor allem der kleinen Gefäße und Capillaren unter Einlagerung von Mucopolysacchariden in die Basalmembran und Gefäßwand mit einer vorzeitigen Alterung der Gefäße und Neigung zu Durchblutungsstörungen vor allem der Acren. Diabetiker mit peripheren Durchblutungsstörungen sind durch längere Hochlagerung der Extremitäten z. B. nach Frakturen gefährdet; fühlbare Fußpulse schließen obliterierende Gefäßprozesse und Nekrosen nicht aus. Hinzu kommt, daß bei 80% der Patienten eine Neuropathia diabetica besteht, wobei Sensibilitätsstörungen vor allem an den unteren Extremitäten entsprechende Beschwerden maskieren können. Auch die Blutleere für Extremitätenoperationen ist wegen der Nekrosegefahr bei Diabetikern verboten. Diabetiker sind besonders infektionsgefährdet; das Auftreten von Furunkulosen und vor allem von Karbunkeln ist so häufig mit einem Diabetes vergesellschaftet, daß ein solcher beim Auftreten derartiger Krankheitsbilder routinemäßig ausgeschlossen werden *muß.* Hartnäckige Infektionen der Harnwege bedrohen vor allem weibliche Zuckerkranke. Andererseits verschlechtert regelmäßig ein infektiöser Prozeß die Stoffwechsellage des Diabetikers, so daß hier die chirurgische Behandlung, z. B. eine Absceßeröffnung, besonders vordringlich ist.

Für geplante Operationen ist die Herstellung einer ausgeglichenen Stoffwechsellage Voraussetzung; auch bei dringlichen Eingriffen hat die Einstellung des Diabetes Vorrang. Bei akuten abdominalen Krankheitsbildern denke man bei Diabetikern (vor allem im Präkoma oder Koma!) immer an die Möglichkeit der „Pseudoperitonitis diabetica", die das Vollbild einer Peritonitis vortäuschen kann, nach konsequenter Diabetesbehandlung aber innerhalb weniger Stunden verschwindet. In Fällen fortschreitender diabetischer Gangrän hat die lokale Unterkühlungsbehandlung aus der früher verhängsnisvollen Zeitnot befreit. Die Amputation kann zum Zeitpunkt der Wahl nach Herstellung einer ausgeglichenen Stoffwechsellage durchgeführt werden.

Bis zu 80% der Bauchspeicheldrüse können entfernt werden, ohne daß es zu endo- oder exokrinen Störungen kommt. Ein Sonderfall ist der Diabetes der Patienten, bei denen eine *totale* Pankreatektomie durchgeführt werden mußte. Hier müssen die exokrinen Pankreasfermente substituiert werden; endokrin steht infolge Ausfalls auch des kontrainsulinären Prinzips (Glucagon) die starke *Insulinüberempfindlichkeit* im Vordergrund. Die Patienten benötigen relativ wenig Insulin, durchschnittlich 20—32 E pro Tag, dieses aber unbedingt. Mit starken Blutzuckerschwankungen nach oben und unten muß jederzeit gerechnet werden, und nach Insulinüberdosierung kann es leicht zur tödlichen Hypoglykämie kommen.

Carcinoide

Ein weiterer Tumor der im Abdominalbereich (zuweilen auch im Bronchialsystem) auftritt und „endokrin" wirkt, ist das Carcinoid. Es schüttet in großen Mengen Serotonin (5-Hydroxytryptamin) aus und verursacht damit ein Krankheitsbild, das sich mit Durchfällen, Oligurie und asthmatischen Zuständen manifestiert. Charakteristisch sind die „Flush"-symptome, Hitzewallungen, die das Gesicht befallen, aber auch andere Körperteile für einige Minuten mit blauroten Flecken überziehen und mit starkem Herzklopfen und Tachykardie einhergehen. Histologisch bauen sich die Geschwülste aus den hellen Zellen der Magen-, Darm- und Bronchusschleimhaut auf. Ist die Diagnose klinisch wahrscheinlich und durch den Nachweis des Serotoninabbauproduktes 5-Hydroxyindolessigsäure im Harn gesichert, so muß der Tumor exstirpiert werden; nur seine radikale Entfernung führt zur Heilung. Oft metastasieren die Carcinoide relativ früh. In solchen Fällen sollten, wenn möglich, auch die Metastasen exstirpiert werden.

Nebenniere

Wie das Pankreas, so besteht auch die Nebenniere aus zwei Organen, dem Nebennierenmark (das etwa 20% des Volumens einnimmt) und der aus verschiedenen Zonen bestehenden Nebennierenrinde.

Nebennierenmark

Da die Katecholamine (Adrenalin, Noradrenalin, Isopropylnoradrenalin) nicht ausschließlich im Nebennierenmark, sondern auch an anderen Stellen des Körpers gebildet werden, sind Unterfunktionszustände bei völligem Ausfall des NNM nicht bekannt. Bei Tumorbildung (Phäochromocytom) kommt es zu massiven Katecholaminausschüttungen in die Blutbahn und damit zu einer im Anfang anfallsartigen („Blutdruckkrisen"), später oft dauernden Hypertonie. Das entscheidende Diagnosticum bei Verdacht ist die Bestimmung der Katecholamine und ihrer Abbauprodukte (Vanillin-Mandelsäure) im Urin: Sind sie erhöht, so ist ein Phäochromocytom bewiesen. Dabei ist für die Seitenlokalisation und die Operation zu bedenken, daß chromaffine Tumoren auch abseits der Nebenniere, z. B. paraaortal, liegen können.

Klinisch lassen sich Tumoren vom Adrenalin- und Noradrenalintyp unterscheiden: Beim ersteren stehen die Pulsbeschleunigung, die Grundumsatz- und Blutzuckererhöhung im Vordergrund, während beim Tumor vom Arterenoltyp die Stoffwechselsymptome fehlen und im Krisenanfall eine ausgesprochene Bradykardie und Hypertonie zu beobachten ist. Diese Zuordnung ist nur bei „reinen" Tumorformen möglich, dann aber auch histologisch zu sichern.

Nebennierenrinde

Die Nebennierenrinde gliedert sich in drei Zonen:

1. Die Zona glomerulosa, welche die *Mineralocorticoide* produziert; Tumoren nur aus dem Gewebe dieser Region verursachen das Conn-Syndrom (*Aldosteronismus*), das durch Muskelschmerzen, Hypertonie, Polyurie und Hypokaliämie charakterisiert ist.

2. Den Hauptteil nimmt die mittlere Zona fasciculata ein; hier werden unter der Steuerung der Hypophyse die *Glucocorticoide* produziert. Besteht ein Tumor dieser Region, so kommt es zum *Cushing-Syndrom*, das sich klinisch in Stammfettsucht mit Striae, Vollmondgesicht, Hypertonie, Osteoporose und verminderter Resistenz gegen Infektionen manifestiert. Im Einzelfall kann es sowohl durch ein basophiles Adenom der Hypophyse als auch durch einen Tumor der Nebennierenrinde verursacht sein.

Die Glucocorticoide (Cortison und seine Derivate) nehmen heute einen breiten Platz in der internen Therapie ein. Bei massiver Gabe von Cortison kommt es wie bei der Glucocorticoidausschüttung aus einem Tumor zum Bild des iatrogenen Cushing-Syndroms. Cortison führt zu Wundheilungsstörungen, aber auch zur Maskierung chirurgischer Krankheitsbilder. Es ist daher heute notwendig, jeden Patienten, der einer Operation unterzogen wird, nach einer Cortisonmedikation (z. B. wegen einer chronischen Polyarthritis) zu befragen, um Komplikationen zu vermeiden.

3. Ein Tumor der Zona reticularis, in der die *androgenen und oestrogenen Steroide* gebildet werden, führt zur *Virilisierung* bei der Frau (Ausfall der Menses, Vermännlichung der Behaarung, der Stimme und des Verhaltens), in seltenen Fällen zur *Feminisierung* beim Mann. Schwieriger als das Verständnis dieser „reinen" Tumorformen sind die Fälle, bei denen Regulationsstörungen bestehen: Bei einem angeborenen Defekt der Glucocorticoidproduktion kommt es zur massiven Ausschüttung von Hypophysenhormon, das nun, da es am Erfolgsorgan der Zona fasciculata nicht wirksam werden kann, nur zu einer starken Androgenausschüttung führt. Resultat ist das *adrenogenitale Syndrom* (Pubertas praecox aller und Virilisierung der weiblichen Kinder), das in diesem Fall nicht chirurgisch, sondern nur durch Glucocorticoidsubstitution zu beheben ist.

Thymus[*]

Die Thymusdrüse kann nur bedingt als endokrines Organ betrachtet werden, sie erreicht beim Menschen ihr größtes relatives Gewicht zur Zeit der Geburt und ihr

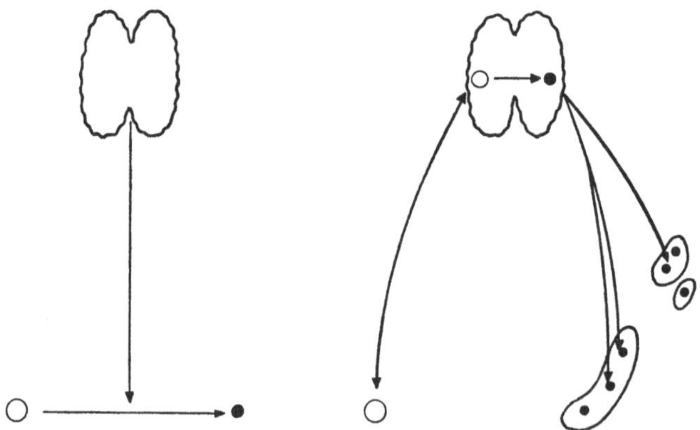

Der Thymus kann auf die Zellen mit immunologischem Potential (Kreise) auf zweierlei Weise einwirken: Entweder (links) bewirkt er durch einen humoralen Faktor, daß eine immunologisch kompetente Zelle (Punkte) entsteht, oder die Zellen differenzieren sich bei der Durchschleusung durch den Thymus selbst (rechts) und werden sekundär in die immunologisch aktiven Gewebe der Milz und der Lymphknoten ausgesandt (nach MILLER)

---

[*] Lit. 35

größtes absolutes Gewicht zur Zeit der Geschlechtsreife, um dann langsam zu atrophieren. Pathologische Bedeutung hat die Thymusdrüse bei der Myasthenia gravis pseudoparalytica; etwa die Hälfte der an diesem Leiden Erkrankten zeigen eine Thymusvergrößerung, und in vielen Fällen bringt die Thymusexstirpation eine deutliche Besserung des Krankheitsbildes, ohne daß die Zusammenhänge bis jetzt klar wären.

Außerdem hat die Thymusdrüse immunbiologische Funktionen. Es wird diskutiert, daß sie der Ursprungsort aller oder wenigstens eines Teiles der Lymphocyten ist; daneben ist es möglich, daß die Vermittlung der immunologischen Kompetenz an die Lymphocyten durch die Thymusdrüse geschieht. Allerdings ist der gegenwärtige Stand der Kenntnisse noch nicht so weit, daß therapeutische Folgerungen am Menschen aus ihnen gezogen werden könnten.

Milz*

Auch bei der Milz ist die „hormonale Funktion" nicht restlos geklärt. Vieles spricht dafür, daß die Milz in kreislaufregulatorischen Notfallsituationen Substanzen produziert, die außerhalb der Milz in vasoaktive Substanzen umgewandelt werden. Außerdem ist die Milz außerordentlich reich an Katecholaminen, die ebenfalls bei Bedarf rasch zur Verfügung stehen. Auch die Fähigkeit, Thrombo- und Erythrocytenaggregate („sludge") aus dem strömenden Blut zu eliminieren, ist eine wichtige Schutzfunktion der Milz für den Kreislauf.

Die Follikelzentren („weiße Pulpa") der Milz nehmen etwa ein Drittel des gesamten lymphatischen Apparates des Körpers ein. Antikörperbildung und Strahlenschutzeffekt der Milz lassen sich aus ihrem außerordentlichen Reichtum an Nucleoproteiden erklären. Für das Gesamtblut dürfte die Milz eine ähnliche Funktion ausüben wie die regionären Lymphknoten für die Lymphbahnen: Erreger und Partikel werden in den Randsinus der Milzfollikel aufgenommen und hier phagocytiert. Bei hoher Phagocytoserate vergrößert sich die Milz rasch, wodurch sich die „große weiche Milz" bei schweren Infektionskrankheiten wie Typhus oder Endocarditis erklärt. Daß Splenektomierte mindestens für längere Zeit eine Abwehrschwäche gegen Infektionen aufweisen, liegt sowohl am Fehlen dieser Funktion als auch daran, daß die Milz als größter Speicher des Körpers für immunkompetente Zellen ausgefallen ist. Demgegenüber sind die hämatologisch sichtbaren Folgen der Splenektomie, die Jollykörperchen und die vermehrten Eisenkörnchen in den Erythrocyten, ohne klinische Bedeutung.

Nicht restlos geklärt ist die „splenomegale" Markhemmung, d. h. die oft zu beobachtende Verminderung aller Zellbestandteile im strömenden Blut bei Bestehen eines Milztumors. Die lange vermutete Fernwirkung der Milz auf das Knochenmark in Form eines Hormons ließ sich nie beweisen. Heute wird angenommen, daß die Stase des Blutes zu einer gesteigerten Cytoclasie aller Zellformen in der riesigen Milz führt, was die Blutzellverminderung im peripheren Blut zur Folge hat.

Trotz aller dieser nachgewiesenen und vermuteten Funktionen ist die Entfernung der Milz mit dem Leben ohne weiteres vereinbar, sie hinterläßt auf lange Sicht keine klinisch faßbaren Ausfallserscheinungen. Es besteht der sozialmedizinisch seltene Fall, daß die Wegnahme eines ganzen Organs nicht nur keine ungünstigen Folgen hat, sondern bei gezielter Indikation sogar die Arbeitsfähigkeit wiederherstellen kann.

---

* Lit. 47, 56

Die Indikation zur Splenektomie kann sich ergeben

1. bei Ruptur des Organs (die nicht selten zweizeitig verläuft, s. S. 112). Da die Naht des zerfließlichen Parenchyms kaum möglich ist, wird fast immer die Wegnahme der ganzen Milz erforderlich.

2. aus internistischen Indikationen, z. B. bei manchen Formen der hämolytischen Anämie, bei splenomegaler Markhemmung und bei gewissen Blutungsübeln, und

3. bei übergroßen Milztumoren, die ihre Umgebung weitgehend verdrängen, ohne daß von der Grundkrankheit her eine Indikation zur Splenektomie gegeben wäre, z. B. bei Leukämien.

Die Diagnostik der Milz — und in engem Zusammenhang damit des portalen Kreislaufs, s. S. 90 — hat durch die Entwicklung der Splenoportographie, aber auch der intralienalen Druckmessung einen großen Aufschwung erhalten und erlaubt heute in vielen Fällen eine klare internistische Indikationsstellung zur Operation.

Ovar und Hoden

Ausnahmsweise entwickeln sich nicht nur in der Nebennierenrinde, sondern auch in den Ovarien (Arrhenoblastom) oder im Hoden (Leydig-Zelltumoren) *sexualhormon-produzierende Tumoren.* Das mit einer XXY-Chromosomenanomalie einhergehende Klinefelter-Syndrom (kleine, derbe Hoden; Aspermie bzw. Azoospermie; hohe Gonadotropinausscheidung im Urin; bioptisch eine Tubulusatrophie und Leydig-Zellhypertrophie im Hoden) ist oft mit einer schweren Osteoporose kombiniert. Eine Unterfunktion der Leydig-Zellen läßt sich durch eine verminderte Testosteronaus-scheidung im Urin nachweisen.

Als *Kryptorchismus* wird ein fehlender oder unvollständiger Descensus der Hoden in das Scrotum bezeichnet. Das spezifische Epithel des Hodens benötigt für seine Reifung und Funktion eine Umgebungstemperatur, die mehrere Grad niedriger als die Körperkerntemperatur von 37° liegt; bei einem Verbleib der Hoden im Körperinneren kommt es zu einer Wärmeschädigung des Epithels. Außerdem entarten nicht descendierte Hoden in einem hohen Prozentsatz maligne zum Seminom. Aus diesen Gründen ist die operative Descendierung der Hoden um das 6. Lebensjahr indiziert; vorher kann eine Testosteronkur versucht werden, die zuweilen die Hoden noch spontan descendieren läßt.

Prostata

Das sogenannte Prostata-Adenom ist eine Wucherung der paraurethralen Drüsen, der „Innendrüse" der Prostata, infolge der im Alter nachlassenden Androgenstimulierung. Die Prostata selbst wird zu einer papierdünnen Kapsel zusammengepreßt („chirurgische Kapsel" des Adenoms). Es kommt zur Stenosierung am Blasenhals mit chronischer Harnstauung, Nierenschädigung und bei fortgeschrittenem Leiden oft zu akuter Harnverhaltung. Dagegen entwickelt sich das Prostatacarcinom in der Prostata selbst, es hat eine ausgesprochene Neigung zur Metastasierung in den *Knochen.* Wegen seines hohen Gehaltes an saurer Phosphatase kann dieses Ferment zur Diagnostik, aber auch für die Therapie nutzbar gemacht werden. Werden Medikamente an Phosphatverbindungen gekoppelt, so wird diese Verbindung im Prostatacarcinom bzw. seinen Metastasen entkoppelt, und das Medikament kommt selektiv nur hier zur Wirkung. Hier liegt heute einer der wenigen Ansätze einer gezielten biochemischen Tumorbehandlung.

Mamma

Auch das Mammacarcinom ist kein eigentlicher endokriner Tumor, es unterliegt jedoch sexualhormonellen Einflüssen. Vor allem die Schwangerschaft übt einen Wachstumsreiz auf die Mamma aus und damit auch auf ein bestehendes Mammacarcinom, so daß in einem solchen Falle die Indikation zu einer Schwangerschaftsunterbrechung zu erwägen ist.

Neben der operativen und Strahlenbehandlung werden gegen das Mammacarcinom Maßnahmen angewendet, deren Ziel es ist, eine das Tumorwachstum hemmende Änderung des endokrinen Milieus zu bewirken. Man unterscheidet die „ablativen" (Ovariektomie, Adrenalektomie, Hypophysektomie) von den „additiven" Maßnahmen (Gaben von Androgenen, Östrogenen, Cortison). Heute wird die „chemische Adrenalektomie" mittels hoher Cortisondosen der operativen doppelseitigen Adrenalektomie vorgezogen. Alle diese Maßnahmen wirken wohl letztlich durch Hemmung des Hypophysenvorderlappens und damit durch den Wegfall des stimulierenden Effekts auf das Brustdrüsen- und Brustdrüsencarcinomgewebe.

Die Entdeckung des sogenannten Sexchromatins (Barr-Körperchen), das im Zellkern weiblicher Gewebe mit hoher Häufigkeit, im Zellkern männlicher Gewebe dagegen nicht vorkommt, hat zu der Annahme geführt, daß sexchromatinpositive Mammatumoren für eine Androgenbehandlung geeignet sind, sexchromatinnegative Tumoren dagegen nicht. Nach neueren Untersuchungen besteht jedoch kein Anhalt zu der Annahme, daß der Sexchromatingehalt eines Mammacarcinoms etwas über dessen Hormonabhängigkeit aussagen könnte.

Mammacarcinome können auch beim Mann vorkommen! Auch die gutartige Vergrößerung des männlichen Brustdrüsenrudiments, die *Gynäkomastie*, wird oft Gegenstand einer chirurgischen Behandlung, vor allem wenn sie einseitig auftritt; nicht selten geht sie im weiteren Verlauf in ein Carcinom über. Eine doppelseitige Gynäkomastie sollte Veranlassung zu einer endokrinologischen Durchuntersuchung sein, da sie Auswirkung eines endokrinen Tumors sein kann.

Weitere chirurgisch beeinflußbare Hochdruckformen

Außer den besprochenen nebennierenbedingten gibt es auch *renale* Hypertonieformen. Die Einengung einer Nierenarterie führt zur Ausschüttung hypertonisch wirksamer Substanzen aus der Niere in den Kreislauf (Renin-Angiotensinmechanismus). Vor allem aberrierende Polgefäße, die durch den Ureter abgeknickt werden, aber auch Schrumpfnieren können diesen Mechanismus in Gang setzen. Bei Vorliegen einer Hypertonie ist daher durch Nierenangiographie, durch Szintigraphie und weitere nephrologische und urologische Untersuchungen festzustellen, ob nicht ein *einseitiges und damit chirurgisch heilbares* derartiges Leiden vorliegt.

Bei schweren doppelseitigen Nierenveränderungen kann heute in geeigneten Fällen die Entfernung beider Nieren mit der iso- oder homoioplastischen Transplantation einer Fremdniere kombiniert werden (s. S. 144).

Auch die *Aortenisthmusstenose* führt zu einem Hypertonus, wobei bei den meist sehr kräftig entwickelten jugendlichen Patienten die Hypertonie nur in der *oberen* Körperhälfte besteht, in der unteren findet sich eine Hypotonie. Zu sichern ist die Erkrankung durch Aortographie. Oft wird die Anomalie zufällig, z. B. anläßlich einer Musterungsuntersuchung, entdeckt; Kopfschmerzen, Ohrensausen, Schwindelgefühl und Abgeschlagenheit bei Jugendlichen sollten stets Veranlassung sein, den Blutdruck zu messen.

Die chirurgische Behandlung der „essentiellen Hypertonie" in Form ausgedehnter Sympathektomien ist heute durch die Entwicklung hochwirksamer antihypertensiver Medikamente weitgehend überholt.

c) Fermente*

In der chirurgischen Praxis sind Enzyme sowohl für die Diagnostik wie für die Therapie wichtig.

Die Enzyme des *Blutplasmas* werden in plasmaspezifische und plasmaunspezifische unterteilt. Die ersten sind Funktionsbestandteile des Blutes, sie werden in der Mehrzahl von der Leber ins Blut abgegeben. Zu erwähnen sind hier die Gerinnungsfermente, die Cholinesterase und die fibrinolytischen Enzyme. Die plasmaunspezifischen Enzyme können wiederum in Exkretfermente und die eigentlichen Zellenzyme unterteilt werden. Die Exkretfermente werden normalerweise als Bestandteil von Drüsensekreten nach außen sezerniert, wie etwa die Diastase und Lipase im Pankreassaft, die alkalische Phosphatase in der Galle oder die saure Phosphatase im Prostataexkret. Dagegen sind die Zellenzyme in ihrer Funktion auf den Intrazellulärraum beschränkt und Bestandteile spezifischer Organfunktionen, oder aber ubiquitär in allen Zellen vorhanden und Katalysatoren der Energie- und Stoffwechselreaktionen: hier sind vor allem die Transaminasen zu nennen.

Fermentbestimmungen im Blutplasma haben chirurgisch-diagnostische Bedeutung vor allem für die Differentialdiagnose zwischen Hepatitis und Verschlußikterus (s. S. 46), für die Diagnostik von Prostatacarcinommetastasen (s. S. 64), und für die Feststellung einer akuten Pankreatitis, bei der Diastase und Lipase in pathologisch hohen Konzentrationen im Blutplasma und Urin gefunden werden. Störungen in der Funktion der Gerinnungsfermente (s. S. 80), aber auch der Pseudocholinesterase (s. S. 24) können schwerwiegende Folgen bei chirurgischen Eingriffen haben. Andererseits sind viele Fermentfunktionen bei pathologischen Vorgängen, etwa der Lipase bei der Fettembolie (s. S. 83) oder der proteolytischen Fermente bei der akuten Pankreasnekrose noch nicht völlig klar.

Therapeutisch werden heute proteolytische Fermente zur Abdauung von Nekrosen, z. B. nach tiefgreifenden Brandwunden, angewandt. Die enterale Fermentsubstitution etwa von Pankreasfermenten nach totaler Pankreatektomie oder von Salzsäure nach Gastrektomie gehört mehr in den Bereich der inneren Medizin als der Chirurgie.

Einer generellen Anwendung von Fermenten im Stoffwechsel stehen heute noch die ungenügenden Kenntnisse über Wirkungsweise, Dosierung und Applikationsmöglichkeit der wichtigsten Fermente, die ja im wesentlichen intrazellulär wirksam sind, entgegen.

d) Vitamine**

Vitamine sind akzessorische Nährstoffe, deren Mangel in der Nahrung zu charakteristischen Mangelkrankheiten führt. Derartige Avitaminosen treten unter normalen

---

* Lit. 23
** Lit. 45

Ernährungsbedingungen nicht auf, dagegen kann es bei einseitiger Ernährung zu Hypovitaminosen kommen, d. h. zu relativen Mangelzuständen, die einer Vitaminsubstitution bedürfen. Die meisten Vitamine dienen katalytischen Funktionen, indem sie in Coenzyme eingebaut werden.

Die Einteilung der Vitamine in *fettlösliche* und *wasserlösliche* hat für die Chirurgie insofern Bedeutung, als bei bestimmten chirurgischen Krankheitsbildern die Aufnahme der Vitamine in Abhängigkeit von ihrer Löslichkeit sistiert. So bewirkt der Ausfall der Fettemulgierung durch die Galle bei komplettem mechanischem Verschlußikterus oder bei kompletten äußeren Gallenfisteln, daß keine fettlöslichen Vitamine mehr aufgenommen werden: Der Mangel an Vit. K_1 führt zu Blutgerinnungsstörungen, zur „cholämischen Blutung" (s. S. 46), der Vit. D-Mangel begünstigt zusammen mit der verminderten Calciumaufnahme (s. S. 50) die Entstehung von Osteopathien. Sichere Mangelerscheinungen der fettlöslichen Vitamine A, E und F sind im Bereich der klinischen Chirurgie nicht bekannt. Ein Mangel an den wasserlöslichen Vitaminen der B-Gruppe und des Vit. C kann vor allem bei einseitiger Ernährung älterer Menschen vorkommen, wenn wegen Zahnschäden oder Verdauungsstörungen vorwiegende Breikost eingenommen wird und Frischobst und -gemüse in der Nahrung fehlt. Ein Mangel an B-Vitaminen führt zu Haut- und Schleimhauterosionen, die das Angehen einer pathologischen Keimflora begünstigen. Unter einer hochdosierten Therapie von Breitspektrumantibiotica, die ohnehin die normale Darmflora schädigen, sind daher hohe Gaben von Vit. B-Komplex üblich, um diesen Folgen vorzubeugen. Pantothen- und Folsäuremangel scheint außerdem die Darmperistaltik zu hemmen. Eine Anämie tritt vor allem nach subtotaler und totaler Magenresektion auf, nach welcher die Resorption von Vit. B_{12} („extrinsic factor" der Blutbildung) ausbleibt; hier muß Vit. B_{12} schon prophylaktisch gegeben werden. Vit. C-Mangel äußert sich in allgemeiner Schwäche und Minderung der Resistenz gegen Stress und Infektionen (die Nebennierenrinde ist sehr reich an Vit. C!); hier muß Vit. C substituiert werden.

Aus allen diesen Gründen wird vielerorts vor allem bei der Behandlung von Patienten nach eingreifenden Operationen und in schlechtem Allgemeinzustand die hochdosierte Gabe von Vitaminen, vor allem von Vit. C- und B-Komplex empfohlen und geübt. Dies ist vertretbar, weil überschüssige Vitamine vom Körper ausgeschieden bzw. abgebaut werden und unschädlich sind, *mit einer einzigen Ausnahme*: Hohe Dosen von Vit. D können beim Erwachsenen pathologische Verkalkungen des Gefäßsystems und der Weichteile hervorrufen, daneben aber zu Knochenzerstörungen führen; sie wirken beim Erwachsenen ähnlich wie Parathormon. Nur bei Rachitis ist Vit. D wirksam, es sollte aber auch hier in Dosen nicht über 1000 E und in einzelnen Stößen verabreicht werden. Dosierungen von mehr als 1 Mill. E, wie sie noch zuweilen angegeben werden, sind absolut kontraindiziert und gefährlich.

7. Wasser-, Elektrolyt- und Eiweißhaushalt; Blutersatz*

a) Pathophysiologische Gesichtspunkte

Verschiebungen und Entgleisungen des Wasser- und Elektrolythaushalts spielen in der Chirurgie eine große Rolle, weil Störungen der Flüssigkeitsaufnahme (Frisch-

---

* Unter Mitarbeit von Dr. M. GUENTHER

operierte dürfen nicht trinken), Resorptionsstörungen im Magen-Darm-Trakt, etwa bei Cardia- oder Pylorusstenose, und Verluste von Magensaft, Galle, Pankreas- und Darmsaft, von Blut und Plasma bei chirurgisch Kranken überaus häufig vorkommen.

Zum Verständnis dieser Veränderungen muß man sich vor Augen halten, daß die Körperzellen, deren Wassergehalt rund 60% des Körpergewichts ausmacht, allseits von „interstitieller" Flüssigkeit umgeben sind. Die interstitielle Flüssigkeit macht ihrerseits etwa 15%, bei Säuglingen bis zu 30% des Körpergewichts aus; sie ist ein

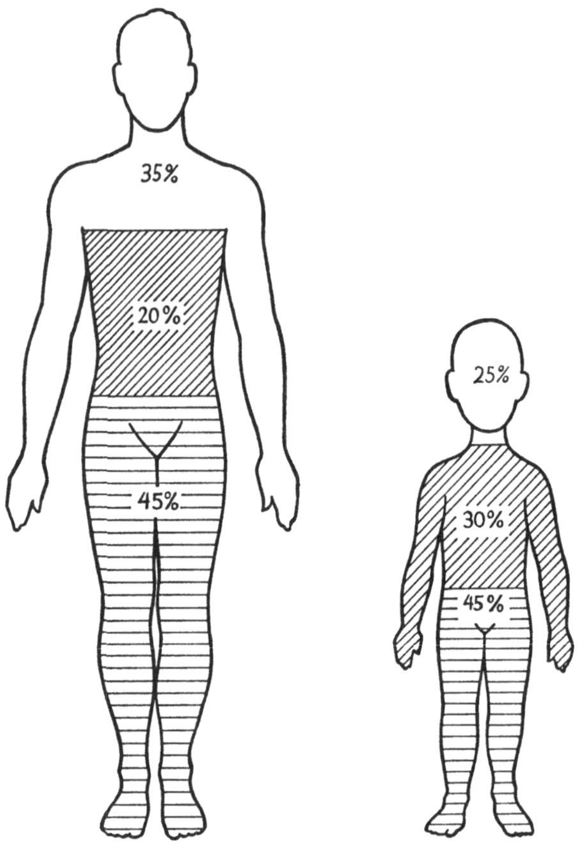

Bei Erwachsenen und Kindern unterscheiden sich die Relationen zwischen den Flüssigkeitsräumen wesentlich: Nur der Prozentsatz der intracellulären Flüssigkeit ist mit 45% des Körpergewichts in jedem Lebensalter gleich (unten). Dagegen betragen die festen Bestandteile (Trockensubstanz) beim Erwachsenen 35%, beim Kleinkind nur 25% (oben), die extracelluläre + intravasale Flüssigkeit beim Erwachsenen nur 20%, beim Kind dagegen bis 30% (Mitte)

Ultrafiltrat des Plasmas und unterscheidet sich von diesem vor allem durch die viel niedrigere Proteinkonzentration. Die im Gefäßsystem befindliche Flüssigkeitsmenge macht nur etwa 7—8% des Körpergewichts aus.

Die Wände der Capillaren bestehen aus Membranen, die — ähnlich wie die Membranen einer Pfefferschen Zelle — semipermeabel sind (Abb. s. S. 69). Im arteriellen Schenkel der Capillaren ist der intravasale Druck höher als der kolloidosmotische Druck der Blutflüssigkeit. Deshalb wird Wasser in das Interstitium abfiltriert; in den größeren Arterien und Arteriolen ist dies nur deswegen nicht der Fall, weil die dicke

Gefäßwand es verhindert. In Richtung auf den venösen Schenkel hin nimmt der intravasale Druck ab, während der kolloidosmotische Druck infolge der vorher erfolgten Filtration ansteigt. Infolgedessen kann im venösen Schenkel Wasser aus dem Interstitium aufgenommen werden.

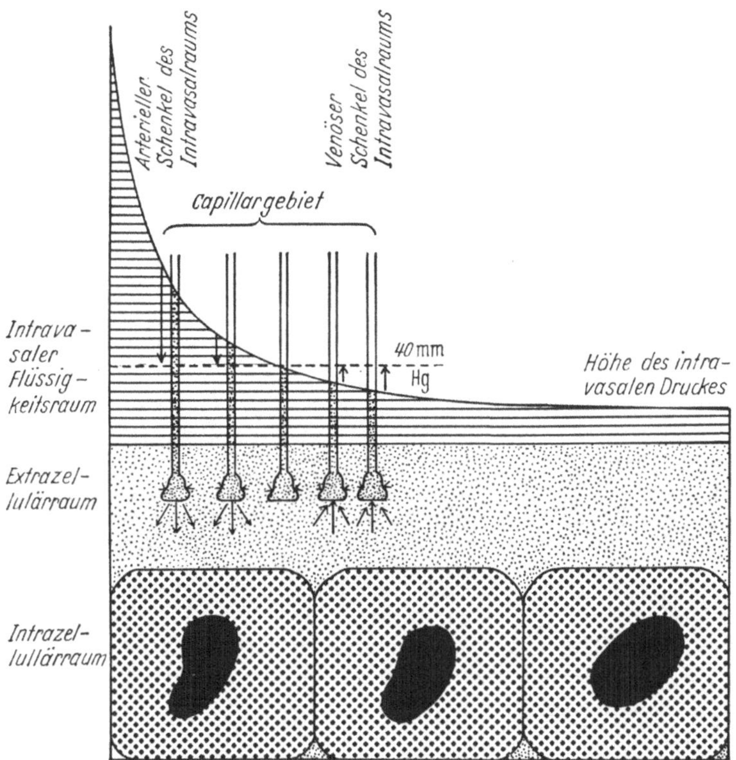

Der intravasale Druck fällt von den großen Arterien bis ins Capillargebiet steil, im venösen Capillargebiet nur noch flach ab. Die Capillarwände sind für Wasser und kleine Teilchen semipermeabel. Daher treten diese in dem Teil der Capillaren, in dem der intravasale über dem onkotischen Druck des Blutes liegt, in den Extracellulärraum aus. Im venösen Capillarschenkel, wo der onkotische Druck höher als der Gefäßinnendruck ist, treten sie wieder in die Blutbahn ein
Die Pfefferschen Zellen sollen die semipermeable Eigenschaft des Capillargebietes verdeutlichen; dem intravasalen Druck entspricht die Füllungshöhe im Steigrohr der Pfefferschen Zelle. Liegt sie über dem osmotischen bzw. onkotischen Druck, so kommt es zum Flüssigkeitsaustritt, liegt sie darunter, so strömt Flüssigkeit in die Zelle ein

Elektrolyte, für die die Capillarwände ebenfalls durchgängig sind, folgen dem Wasser in unveränderten Konzentrationen. Je größer der Druckgradient im venösen Schenkel ist, desto größer ist die Flüssigkeitsaufnahme aus dem Interstitium.

Umgekehrt führen pathologische Drucksteigerungen im venösen Schenkel, z. B. bei Unterschenkelvaricen, zu einer Behinderung der Wasserrückresorption aus dem Interstitium und damit zu Ödemen.

Jeder Blut- oder Plasmaverlust bedeutet eine Herabsetzung des zirkulierenden Kreislaufvolumens und damit eine Herabsetzung des Antransportes von Sauerstoff und lebenswichtigen Stoffen sowie des Schlackenabtransportes. Bei kleineren Blutverlusten paßt sich das Gefäßsystem infolge seiner Elastizität dem veränderten Volumen an.

Verluste von 10—20% des zirkulierenden Volumens kann der gesunde Organismus durch Einstrom von interstitieller Flüssigkeit in den intravasalen Raum kompensieren. Dadurch werden jedoch die Plasmaeiweißkörper des Blutes vorübergehend verdünnt. Beträgt der Blutverlust mehr als 20%, so müssen kolloidale Lösungen infundiert werden, wenn das zirkulierende Volumen aufrecht erhalten werden soll.

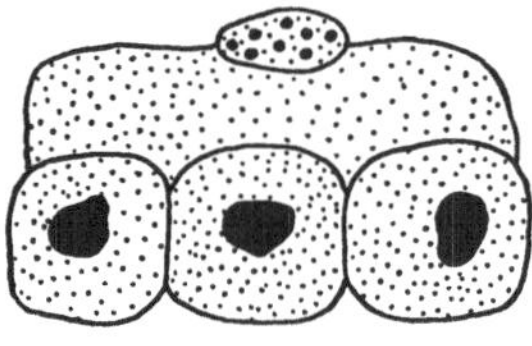

Normale Beziehungen zwischen intravasalem (oben), extracellulärem (Mitte) und intracellulärem Verteilungsraum (5 : 15 : 45 Liter)

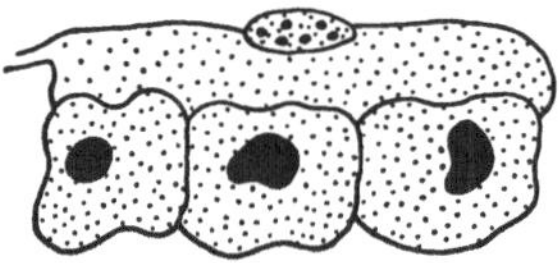

Verlust von reinem Wasser führt zu einer Verkleinerung aller drei Verteilungsräume, da Wasser frei zwischen ihnen diffundieren kann

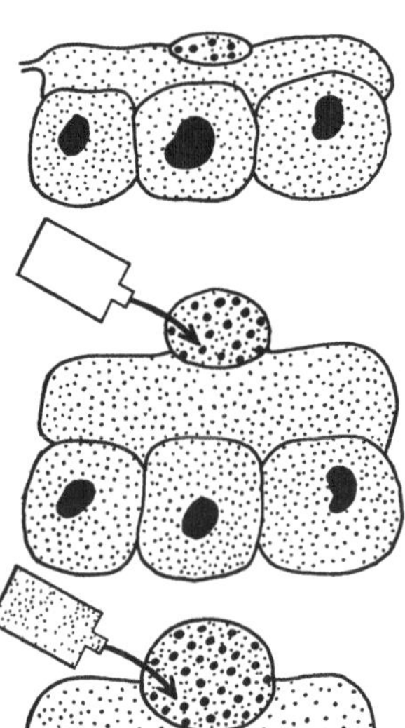

Verlust von Elektrolytlösung führt zur Verkleinerung nur des intravasalen und extracellulären Raumes, da Elektrolyte nur zwischen diesen frei diffundieren können, nicht aber in den Intracellulärraum

Zufuhr von reinem Wasser (z. B. Glucoselösung) führt zur Erweiterung aller drei Verteilungsräume. Im Extremfall kommt es zur sog. Wasserintoxikation = intracelluläres Ödem mit cerebraler Symptomatik

Zufuhr von Elektrolytlösungen dagegen führt zur Erweiterung nur des intravasalen und extracellulären Raumes

Erst bei Verlusten von mehr als 25—30% wird die Verminderung der Erythrocyten, also der Sauerstoffträger, bedrohlich, und es muß Vollblut transfundiert werden.

Außer Blutungen führen *Eiweißverluste* (chronische Eiterungen, Kachexie, renale Eiweißverluste, Plasmaverluste bei Verbrennungen) zur Einschränkung des zirkulierenden Kreislaufvolumens. Auch hier ist wegen des erniedrigten intravasalen kolloidosmotischen Druckes eine spontane Korrektur durch Einstrom von interstitieller

Flüssigkeit nicht möglich. Zusätzliche Blutverluste führen bei derartigen Patienten viel rascher zum Kreislaufversagen als bei vorher Gesunden. Zur Behandlung sind Infusionen mit pasteurisiertem Plasma, Humanalbumin oder Dextran indiziert.

Gehen relativ *eiweißfreie Körperflüssigkeiten* verloren, etwa Magensaft bei Erbrechen, Darmsekret bei Ileus oder Durchfällen, Schweiß bei Fieber, so verteilen sich diese Verluste gleichmäßig auf den intravasalen und extracellulären Raum, weil Wasser und Elektrolyte frei zwischen beiden Räumen diffundieren können. Da der extracelluläre Raum etwa das Dreifache des intravasalen beträgt, führen erst Flüssigkeitsverluste von mehreren Litern zur merklichen Verringerung des zirkulierenden Blutvolumens.

Reine Wasserverluste (Perspiratio insensibilis, gesteigert bei Fieber und hohen Außentemperaturen, extrem hoch bei schweren Verbrennungen) verteilen sich gleichmäßig über *alle* Flüssigkeitsräume des Körpers, weil Wasser auch zwischen extra- und intracellulärem Raum frei diffundieren kann. Sie werden am längsten ertragen.

b) Infusionstherapie

Normalerweise korrigiert der Organismus Flüssigkeitsverluste durch orale Flüssigkeitsaufnahme. Unterbleibt diese, so kann er sich durch Antidiurese (Einschränkung der Urinproduktion) kurze Zeit gegen bedrohliche Austrocknung schützen. Eine Flüssigkeitskarenz von 24 Std, wie sie früher nach allen Operationen üblich war, wird zwar im allgemeinen toleriert, besser ist es jedoch, Wasser und Elektrolyte von Anfang an parenteral zu substituieren, wenn zu erwarten ist, daß die orale Flüssigkeitsaufnahme länger als 24 Std aufgehoben oder eingeschränkt sein wird.

Die routinemäßige Infusionstherapie erfüllt in der Chirurgie daher vor allem vier Aufgaben:

1. Die Deckung des täglichen Flüssigkeits- und Elektrolytbedarfs,

2. die Aufrechterhaltung des Säure-Basen-Gleichgewichts,

3. die Zufuhr von Calorien und lebenswichtigen Grundstoffen (Vitamine, Aminosäuren) sowie von Medikamenten, und

4. den Ersatz von eingetretenen Verlusten (z. B. Sekretverluste aus Sonden oder Fisteln).

Die Infusionstherapie krankt in Deutschland an der willkürlichen und ganz uneinheitlichen Nomenklatur der zahllosen im Handel befindlichen Infusionslösungen, die zudem oft sehr ähnliche Bezeichnungen bei ganz unterschiedlicher Zusammensetzung tragen. Vor Fehlhandlungen schützt nur die *genaue Orientierung* über den jeweiligen Inhalt der Lösung (Elektrolytgehalt, saure oder basische Valenzen, sonstige Zusätze) und eine klare Vorstellung über das jeweilige Ziel der Infusionstherapie. Zur parenteralen Deckung des Flüssigkeits- und Elektrolytbedarfs genügen bei entsprechender Kombination vier Sorten von Infusionslösungen:

1. Die Vollelektrolytlösungen (blutisotone Salzlösungen), deren Salzkonzentration der des Plasmas bzw. der extracellulären Flüssigkeit entspricht. Sie enthalten demnach 155 mval Kationen (davon etwa 140 mval Na^+) und 155 mval Anionen (davon etwa 100 mval Cl^-) und dienen dem Ersatz verlorengegangener Extracellulärflüssigkeit.

2. Salzfreie Lösungen (in der Regel isotone, d. h. 5%ige Glucose- oder Fructoselösung) zur Substitution reiner Wasserverluste.

3. Elektrolytkonzentrate: Lösungen, die z. B. in molarer Konzentration (also 1 mval pro ml) die wichtigsten Anionen und Kationen enthalten. Sie dienen dem Ersatz einseitiger Elektrolytverluste, z. B. von Kalium.

4. Antiacidotische und antialkalotische Lösungen zur Korrektur des Säure-Basenhaushaltes.

Ein Nierengesunder, der nicht essen und trinken darf, benötigt täglich mindestens 2000 ml einer Basisinfusion. Beim ruhenden Erwachsenen betragen die täglichen Wasser- und Elektrolytverluste 2000—2500 ml H_2O und etwa 135 mval Na^+, 50—90 mval K^+ und etwa 150 mval Cl^-, wobei etwa 1000 ml reines Wasser mit der Ausatemluft und durch Perspiratio insensibilis abgegeben werden. Die restlichen 1000—1500 ml Wasser sowie die Elektrolyte werden durch die Niere, zum kleinen Teil auch über Faeces und Schweiß ausgeschieden. Bei Fieber ist pro Grad Temperaturerhöhung ein zusätzlicher Wasserverlust von 500 ml durch Perspiration in Rechnung zu setzen. Zusätzliche Sekretverluste nach außen durch Magensonde oder Drainagen, nach innen in dilatierte Darmschlingen bei Ileus und Peritonitis oder ins Interstitium bei Verbrennungen und bei traumatischem Ödem müssen über diesen Basisersatz hinaus sorgfältig substituiert werden. Dabei handelt es sich um Verluste von extracellulärer und damit plasmaisotoner Flüssigkeit, die also durch *Vollelektrolytlösungen* ersetzt werden müssen. Bei Verlust von Verdauungssekreten muß zusätzlich Kalium substituiert werden, da deren Kaliumkonzentration höher ist als die des Plasmas: Speichel enthält bis 20 mval/l K^+, Magensaft 4—20, Galle und Darmsekret 5—15 mval pro Liter. Dabei können Kaliumzusätze von 40—60 mval pro Liter Infusionslösung und damit tägliche Gesamtmengen von 120—160 mval und mehr erforderlich werden.

Reine Wasserverluste führen nur in Extremfällen, gleichzeitige Verluste von Wasser *und* Salzen (z. B. bei Ileus, Peritonitis, profusen Durchfällen, starkem Erbrechen) dagegen regelmäßig zu einer Verminderung des Blutvolumens. Anamnese und Elektrolytkonzentrationen im Plasma und Urin geben Aufschluß darüber, ob ein reiner Wassermangel oder ein kombinierter Salz- und Wasserverlust vorliegt. In letzterem Falle müssen vorwiegend blutisotone Salzlösungen infundiert werden, da die Infusion von Zuckerlösungen zur sogenannten „Wasserintoxikation" (s. S. 70) führen kann.

Ist die Verminderung der zirkulierenden Blutmenge durch Plasmaverluste bedingt (Verbrennungen, Crush-Verletzungen), so müssen Plasma, Plasmaderivate oder -ersatzmittel infundiert werden. Auch chronische Eiweißmangelzustände (bei kachektischen oder nierenkranken Patienten) können über eine Herabsetzung der Wasserbindungsfähigkeit des Blutes zum Volumenmangel führen.

Führt man diesen Patienten nur kristalloide Lösungen zu, so lagern sie die Flüssigkeit als Ödem im Gewebe ab. Der kolloidosmotische Druck wird besser als durch Bluttransfusionen durch Albumininfusionen wiederhergestellt, überdies ist die Albuminfraktion frei von Hepatitisvirus und die Gefahr einer Blutgruppenunverträglichkeit entfällt.

c) Säurebasenhaushalt

Da die meisten Enzymsysteme ihre Wirksamkeit nur in einem eng begrenzten pH-Bereich entfalten können, ist der Organismus auf eine konstante Wasserstoffionen-

konzentration angewiesen. Im Stoffwechsel fallen jedoch laufend saure Stoffwechsel-
endprodukte an: Zur Aufrechterhaltung der Ungleichgewichte zwischen Intra- und
Extracellulärraum (Kalium, Enzyme, Coenzyme) ist stets die Produktion von Energie
erforderlich, bei der als Endprodukt CO_2 oder bei nicht funktionierender Atmungs-
kettenphosphorylierung vermehrt Milchsäure und Pyruvate entstehen. Der Organismus bedient sich komplizierter Systeme, um durch Puffer und durch Elimination
saurer bzw. basischer Substanzen das pH-Optimum von 7,40 aufrecht zu erhalten.

Wird das Gleichgewicht zwischen Wasserstoff- und Bicarbonationen einerseits und undissozi-
ierter H_2CO_3 andererseits durch Zusatz von H-Ionen zugunsten der undissoziierten H_2CO_3 verschoben, so entsteht auch gleichzeitig mehr CO_2, da auch ein Gleichgewicht zwischen H_2CO_3
einerseits und H_2O und CO_2 andererseits besteht. Die Niere dagegen kann Wasserstoffionen direkt
(im Austausch gegen K^+ und Na^+) eliminieren oder auch im Bedarfsfalle zurückhalten, jedoch erfordert die Regulation des Säure-Basenhaushaltes durch die Niere sehr viel mehr Zeit als die durch
die Lunge.

In der Hasselbalch-Hendersonschen Gleichung ausgedrückt, lauten die Beziehungen:

$$pH = pK' + \log \frac{HCO_3^-}{pCO_2 \times 0,03}$$

wobei pK' dem Plasmalöslichkeitsfaktor, der über dem Bruchstrich stehende Wert der Nieren- und
der unter dem Bruchstrich stehende Wert der Lungenfunktion entspricht.

Abrauchen von CO_2 setzt eine ausreichende Lungenfunktion voraus. Die Ausscheidung fixer
Säuren ist nicht nur an eine normale Nierenfunktion gebunden, sondern auch mit der Ausscheidung
der Kationen (vor allem Kalium und Natrium) und Anionen verknüpft.

Beim chirurgisch Kranken spielen im wesentlichen folgende Störungen des Säure-
basengleichgewichts eine Rolle:

Eine *respiratorische Acidose* entsteht, wenn infolge Lungenfunktionsstörung nicht
genügend CO_2 abgeatmet werden kann. Zu behandeln ist in diesem Fall die Ateminsuffizienz, gegebenenfalls mit Respiratorbeatmung.

Eine *respiratorische Alkalose* entsteht spontan bei Hyperventilation wegen Schmerzen oder aus psychischen Gründen. Sie bedarf im allgemeinen außer Schmerzstillung
keiner weiteren Behandlung. Iatrogen kann sie durch zu starke Respiratorbeatmung
verursacht sein; hier kann ihr Ausmaß bedrohlich werden, weshalb eine sorgfältige
Respiratoreinstellung und Überwachung der Blutgaswerte erforderlich ist.

Eine *metabolische Alkalose* wird vor allem durch große Verluste von saurem Magen-
sekret verursacht. Nicht selten entwickelt sie sich auch iatrogen nach gedankenloser
Infusion von bicarbonat- oder lactathaltigen Lösungen bei ohnehin schon alkalischer
Stoffwechsellage. Um die metabolische Alkalose bei Magensaftverlusten nicht zu
verstärken, sind alle lactat- oder bicarbonathaltigen Infusionslösungen (also auch die
handelsüblichen Basislösungen) kontraindiziert. Statt dessen sind 1000 ml der erforderlichen Infusionsmenge als 5%ige Zuckerlösung und der Rest als 0,9%ige NaCl-
Lösung, jeweils mit entsprechenden Kaliumzusätzen, zu verabreichen. Schwere metabolische Alkalosen können mit 1/10 normaler HCl (100 ml normale HCl auf 1000 ml
Zuckerlösung) behandelt werden. Die Infusion darf jedoch nur in eine großlumige
Vene (V. cava superior oder inferior) erfolgen, damit rasch eine ausreichende Verdünnung erzielt wird. In weniger dringenden Fällen wird das Lysinchlorid, ebenfalls als 1/10-molare Lösung, bevorzugt.

Eine *metabolische Acidose* resultiert, wenn der Stoffwechsel in den Geweben wegen
ungenügendem Substrat- oder Sauerstoffangebot anaerob verläuft, das heißt, wenn

die energiereichen Verbindungen nicht bis zu den Endprodukten CO_2 und H_2O abgebaut werden, sondern nur zu Brenztraubensäure, Lactaten und anderen sauren Metaboliten, wodurch auch ohne Sauerstoff noch eine Energiefreisetzung möglich ist.

Ursache eines ungenügenden Sauerstoffangebotes in den Geweben können sein: Verminderung des Herzzeitvolumens infolge Verminderung des zirkulierenden Blutvolumens oder infolge Verminderung der Herzkraft, Verminderung der Sauerstofftransportkapazität des Blutes (Anämie) oder verminderte O_2-Sättigung des arteriellen Blutes infolge Störung der Atmung; Mikrozirkulationsstörungen. Die Therapie der metabolischen Acidose hat zunächst die Ursache zu beseitigen (Volumensubstitution, Steigerung der Herzkraft, Bluttransfusion oder Beseitigung der Ventilationsstörung), darüber hinaus müssen zur Normalisierung des Blut-pH Natriumbicarbonat oder THAM verabreicht werden.

d) Calorien- und Eiweißzufuhr

Während Flüssigkeits- und Elektrolythaushalt bei ungenügender oraler Nahrungsaufnahme rasch entgleisen, kann der Energiebedarf des Organismus über längere Zeit aus den Eiweiß- und Fettdepots gedeckt werden. Der Organismus gerät nach jedem Stress (Operation, Trauma, Infekt usw.) in eine „katabole" Phase, d. h., es findet ein gesteigerter Eiweißabbau statt. Je höher der Energiebedarf (Fieber, motorische Unruhe, Sepsis) und je geringer die Calorienzufuhr in dieser Phase ist, desto größer ist auch die Eiweißeinschmelzung. Deshalb sind gleichzeitig mit der parenteralen Wasser- und Elektrolytsubstitution auch Calorien zuzuführen. Dies geschieht durch Zusatz von 5%iger Glucose oder Laevulose zur Infusionslösung. Bei einer Infusionsmenge von 3 Litern erreicht man so eine Calorienzufuhr von 600 Cal, womit noch nicht einmal der Bedarf unter Grundumsatzbedingungen, geschweige denn der tatsächliche Bedarf gedeckt ist. Höhere Zuckerkonzentrationen in der Infusionslösung können wegen der Thrombophlebitisgefahr nicht in periphere Venen, sondern nur in einen Cava-Katheter infundiert werden. Zusätze von absolutem Alkohol (50 ml/l) gestatten ein zusätzliches Calorienangebot, günstig ist gleichzeitig seine analgetische, spasmolytische und euphorisierende Wirkung, jedoch läßt sich auch mit Alkohol noch nicht der Grundumsatzbedarf decken. Lediglich die parenterale Zufuhr von Fett, kombiniert mit Zucker, Aminosäuren und Alkohol, gewährleistet eine ausreichende Calorienzufuhr.

Während Kohlenhydrate und Fette der Deckung des Energiebedarfs im Körper dienen, werden die Proteine auch als Bausteine verwendet. Bei *reiner* Eiweißernährung wird ein großer Teil des Eiweißes für den Energieumsatz verbraucht; insofern wirkt eine gleichlaufende Kohlenhydrat- und Fettnahrung eiweißsparend. Die Eiweißsynthese im Körper sistiert, wenn die optimale Calorienzufuhr (beim ruhenden Erwachsenen etwa 2000 Cal/Tag) um mehr als 30% unterschritten wird. Die lebenswichtigen Aminosäuren kann der Körper nicht synthetisieren, sie müssen daher unter allen Umständen von außen zugeführt werden.

Da der physiologische tägliche Eiweißabbau etwa 0,35 g/kg K.-Gew. ausmacht, beträgt der tägliche Bedarf an exogenen Aminosäuren 25—35 g. Beim wachsenden Organismus ist der tägliche Aminosäurebedarf mit 1 g/kg anzusetzen, auch in der Schwangerschaft ist der Bedarf stark erhöht. Zu berücksichtigen ist, daß wegen der unterschiedlichen biologischen Wertigkeit der Nahrungseiweiße für den Aufbau von 1 g Körpereiweiß die enterale Zufuhr von mindestens 2,5 g Nahrungseiweiß notwendig ist.

Im Mittelpunkt der Eiweißaustauschvorgänge im Körper (Transport vom Magen-Darm-Kanal zur Leber, von der Leber zu den Organen, Transport der Eiweißabbauprodukte zu den Nieren) steht das *Blutplasma* mit einem Eiweißgehalt von 6—7 g-% (4—5 g-% Albumine, 2—2,5 g-% Globuline). Neben der Transportfunktion schaffen die Plasmaeiweißkörper durch die Herstellung des kolloidosmotischen Druckes die Voraussetzung für die Konstanterhaltung des Blutvolumens und für die Austauschvorgänge zwischen intravasaler und interstitieller Flüssigkeit wie auch für die Pufferfähigkeit des Blutes. Die Rate des Eiweißumsatzes ist in den einzelnen Organen sehr unterschiedlich, so beträgt die mittlere Lebensdauer der Proteine in Organen des Gastrointestinaltrakts 2—5 Tage, in der Skeletmuskulatur dagegen bis 2 Monate.

Während die *Albumine* ausschließlich in der Leber aufgebaut, nicht gespeichert und direkt ins Blut abgegeben werden, findet eine Speicherung der *Globuline* in den Zellsystemen des RES, der Milz und der Lymphgewebe statt; sie werden bei Bedarf langsam ans Blut abgegeben. Aus diesen Gründen sinkt bei akuten Blutverlusten, nach Operationen usw. immer zuerst der Albuminspiegel rapide ab, während die Globulinfraktion zunächst unverändert bleibt. Da indessen die Albumine als feindisperse Proteine den kolloidosmotischen Druck mehr beeinflussen als die Globuline (1 g Albumin bindet 16, 1 g Globulin nur 6—7 g Wasser), ist hieraus die postoperative Schockbereitschaft, Ödemneigung und Resistenzschwäche teilweise erklärlich. Auch bei allen Eiweiß*mangel*zuständen ist in erster Linie das Albumin vermindert; bei chronischen Erkrankungen kann sich eine so hochgradige relative und absolute Vermehrung der Globuline, vor allem der γ-Fraktion, einstellen, daß sich die Albumin-Globulinrelation umkehren kann.

Postoperativ und posttraumatisch wird regelmäßig die Stickstoffbilanz negativ, d.h. die Stickstoffausscheidung übersteigt die Stickstoff- und Eiweißaufnahme. Nach kleineren Eingriffen wie Herniotomien oder Appendektomien ist mit einem täglichen Eiweißverlust von 30—40 g, nach Magenresektionen von 100—150 g zu rechnen. Im Tierexperiment kann eine derartige Negativierung der Stickstoffbilanz ebenso wie durch ein Operations- oder Frakturtrauma auch durch eine Cortisonimplantation oder -medikation erzeugt werden, während sie ausbleibt, wenn dem Tier vorher die Nebennieren exstirpiert wurden. So dürften die Nebennieren, speziell die Glucocorticoide der NNR, das Bindeglied zwischen Trauma und Eiweißstoffwechsel sein. Es ist anzunehmen, daß durch die Stress-Situation nach einer Verletzung eine vermehrte Ausschüttung von Glucocorticoiden zustandekommt, wobei besonders das Cortisol über die Gluconeogenese die katabole Phase im Eiweißstoffwechsel einleitet.

Während diese Vorgänge von einem vorher gesunden Körper kompensiert werden können, wirken sie deletär, wenn sie sich auf einen bereits bestehenden Eiweißmangel aufpfropfen.

Häufige Ursachen eines solchen bei *chirurgisch* Kranken sind:

1. Blutungen aller Art: Neben den äußeren Blutungen sind vor allem auch okkulte Blutungen, etwa bei Ulcera oder Tumoren des Magendarmtrakts oder bei urologischen Erkrankungen und die meist in ihrer Quantität unterschätzten Frakturhämatome zu bedenken. Mit 1 l Blut gehen 35 g Plasmaproteine verloren, daneben 150 g Hämoglobin und das ebenfalls schwer ersetzbare Eisen.

2. Plasmaverluste ins Körperinnere treten bei Crush- und Quetschverletzungen, bei Ileus durch Exsudation in das atonische Darmlumen, bei Ergüssen in Körperhöhlen (Peritonitis, Pleuritis, Ascites) auf.

3. Eiweißverluste nach außen: Hier ist neben den großen Plasmaverlusten durch flächenhafte Verbrennungen oder Verbrühungen und durch Diarrhöen vor allem die Colitis ulcerosa wegen der extrem großen Wundfläche zu nennen. Auch Eiterungen, etwa bei Osteomyelitis und Fisteln (z.B. Darmfisteln), bedingen ebenso wie große Auswurfmengen, z.B. bei Bronchiektasen oder Tuberkulose, enorme Eiweißverluste.

4. Infektionen verursachen einen Eiweißmangel, weil eine Erhöhung der Körpertemperatur um 1 °C den Grundumsatz um etwa 7% steigert. Hierdurch wird nicht nur der Eiweißumsatz erhöht, sondern vor allem auch die Eiweißausnützung verschlechtert, weil die Proteine verbrannt werden (s. o.).

5. Gleichzeitig bestehende anderweitige Erkrankungen, wie z.B. eine Nephrose, eine Hyperthyreose mit Steigerung aller Umsatzvorgänge, ein Plasmocytom mit pathologisch entgleistem Eiweißstoffwechsel oder Lebererkrankungen.

6. Trotz des hohen mitteleuropäischen Lebensstandards muß auch an *Unterernährung* gedacht werden, sowohl exogen (Hunger, Potatoren!) als auch infolge von Stenosen des Magen-Darmtrakts (Pylorusstenose, Tumoren).

7. Inaktivität größerer Muskelpartien (Bettruhe, immobilisierende Gipsverbände) führt zu einem Eiweißabbau und Muskelschwund, der *nicht* durch Zufuhr von Nahrungsmitteln allein ausgeglichen werden kann, sondern der nur durch Muskeltraining kompensiert wird.

Bei der parenteralen Eiweißsubstitution werden für die Normalisierung der Plasmaeiweißkörper Plasma oder Plasmaderivate verwendet, möglichst nur in hepatitisvirusfreien Zubereitungen (Humanalbumin; pasteurisiertes oder bestrahltes Vollplasma). Für den Aufbau von Organ- bzw. Gewebseiweiß eignen sich besser Aminosäurengemische, da auch die Plasmaeiweißkörper erst zu Aminosäuren abgebaut werden müssen, ehe sie für die Synthese von anderem Eiweiß zur Verfügung stehen. In derartigen Gemischen müssen aber die Aminosäuren nicht nur in einem optimalen Verhältnis zueinander vorliegen, sondern es müssen auch gleichzeitig genügend Calorien in Form von Kohlenhydraten zugeführt werden, da die Aminosäuren sonst zur Energiegewinnung verwendet und lediglich verbrannt werden.

Eine anabole Wirkung auf den Eiweißstoffwechsel mit Positivierung der Stickstoffbilanz besitzt das Testosteron. Durch Abwandlung der Struktur wurden Präparate entwickelt, bei denen die virilisierende Wirkung gegenüber der anabolen Wirkung zurücktritt, sogenannte „anabole Hormone". Durch die Gabe derartiger Präparate kann bei entsprechender Indikation die Proteinsynthese gefördert werden.

e) Blutersatz

Der beste Ersatz von Blut bei großen Blutverlusten ist die Bluttransfusion. Dabei handelt es sich keineswegs nur um die „Infusion von Blutflüssigkeit", sondern vielmehr um die homoioplastische Transplantation eines Organs mit allen möglichen Komplikationen und Gefahren. Im Gegensatz zu allen anderen Fremdtransplantationen ist es mit Hilfe serologischer Untersuchungen möglich, die Verträglichkeit von Fremdblut weitgehend vorauszusagen.

1. Serologische Verträglichkeit

Die Blutgruppen und Blutfaktoren sind genetisch determinierte Antigene der roten Blutkörperchen, die durch spezifische Antikörper nachgewiesen werden können. Während die AB0-Antikörper physiologischerweise und ohne vorherige Antigenstimulation vorhanden sind, entstehen andere Immuniso- und -heteroantikörper erst nach parenteraler Zufuhr der entsprechenden Antigene.

ABO-System. In den menschlichen Erythrocyten kommen zwei agglutinable Substanzen vor, die als A und B bezeichnet werden. Sie können einzeln (A oder B) oder gleichzeitig vorkommen (AB) oder beide fehlen (0). Daneben enthält das Blutserum Agglutinine und Hämolysine, die jeweils *nicht gegen die eigenen* Erythrocyten gerichtet sind; sie werden mit dem Zusatz „Anti-" oder mit griechischen Buchstaben (α, β) gekennzeichnet. Das praktische Vorgehen bei der Blutgruppenbestimmung erläutert die Abbildung.

Dementsprechend könnte ein Mensch mit der Blutgruppe AB von jedem beliebigen Spender Blut empfangen („Universalempfänger"); ein Mensch der Gruppe 0

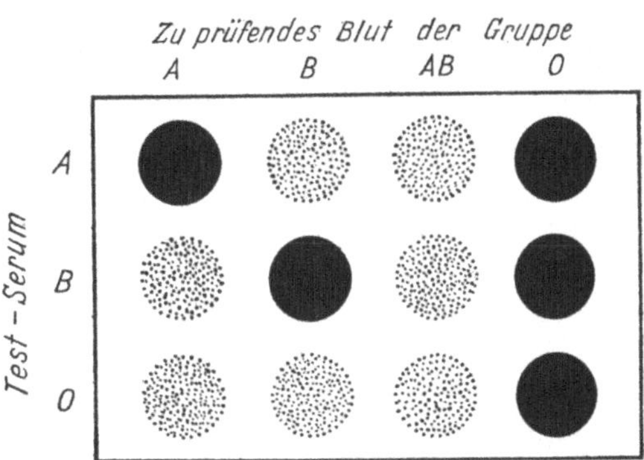

Blutgruppenbestimmung durch Zusammenbringen von Testseren bekannter Blutgruppen mit dem zu bestimmenden Blut. Schwarz: keine Agglutination; punktiert: Agglutination

könnte an jedermann spenden („Universalspender"). Der praktische Wert dieser Feststellung wird durch den vom ABO-System unabhängigen Rhesusfaktor eingeschränkt. Außerdem kommen aber auch irreguläre Antikörper vor. So darf auch unter den genannten „Universalbedingungen" nicht von den sonst notwendigen serologischen und biologischen Kontrollen, wie Kreuzprobe und Verträglichkeitsprüfung abgegangen werden. Lediglich die A-Untergruppen (A_1, A_2) haben sich für die Transfusion als unerheblich erwiesen, man braucht auf sie keine Rücksicht zu nehmen.

Bei Übertragung von gruppenunverträglichem Blut tritt eine massive intravasale Hämolyse und Agglutination auf. Als klinische Symptome manifestieren sich Hautrötung, Schüttelfrost, heftige Nierenschmerzen, Fieber, Übelkeit und Erbrechen, peripheres Kreislaufversagen mit Tachycardie und vor allem Hämoglobinurie mit Nierenversagen. Zu einer ähnlichen intravasalen Hämolyse kann es auch bei Infektionen („hämolytische" Streptokokken, Gasbrand), bei Vergiftungen (Benzolderivate, Schlangen- und Bienengift) oder durch Eindringen stark hypotoner Lösungen in die Blutbahn (z.B. bei Blasenspülung mit reinem Wasser statt mit Kochsalzlösung!) kommen.

Rh-System. Ein weiteres kompliziertes, nach heutiger Kenntnis aus 8 Faktoren bestehendes Blutcharakteristikum wird als Rh-System und der Faktor als Rhesusfaktor bezeichnet. Etwa 80% der Mitteleuropäer sind Rh-positiv, der Rest ist rh-negativ. Im Gegensatz zum ABO-System besitzt der Mensch keine natürlichen Agglutinine gegen die nicht in seiner Rhesusgruppe vorkommenden Faktoren; rh-negative Menschen können solche aber bei einer Sensibilisierung mit faktorfremdem Blut *bilden.* Praktisch kommt dies nach vorausgegangenen Blutübertragungen, aber auch nach Schwangerschaften rh-negativer Mütter mit Rh-positiven Feten vor. Es ergibt sich daher die zwingende Forderung, daß einem rh-negativen Menschen *niemals* Rh-positives Blut übertragen werden darf.

2. Die Durchführung der Transfusion

Die direkte Transfusion vom Spender zum Empfänger ist heute, außer bei manchen Blutgerinnungsstörungen, weitgehend zugunsten der Blutkonserve verlassen: Die organisatorischen Vorteile der Blutentnahme zum Zeitpunkt der Wahl und an einer zentralen Stelle und der Möglichkeit, stets Konserven aller Gruppen vorrätig zu halten, überwiegen bei weitem die Nachteile dieses Verfahrens. Das Blut wird durch Stabilisatoren (gerinnungshemmende Substanzen; Nährlösung für die Erythrocyten) haltbar gemacht und kann bei $+ 4°$ für 2—3 Wochen aufbewahrt werden. Zentralen (Blutbank) können auch kleinere Krankenhäuser rasch mit der nötigen Anzahl und Sorte von Blutkonserven beliefern.

Mehr als bei allen anderen ärztlichen Handlungen spielt bei der Bluttransfusion die *Organisation* eine Rolle. Schon die Herstellung von Stabilisatorbehältern und Transfusionsgeräten ist eine verantwortungsvolle Aufgabe, können doch bereits hier pyrogene Stoffe eingeschleust werden, die später zu Fieber oder Kreislaufreaktionen des Empfängers führen. Die Auswahl der Blutspender und die Voruntersuchungen müssen gewissenhaft durchgeführt werden, die Blutentnahme- und -konservenfüllung muß streng aseptisch gehandhabt werden. Bei der Lagerung muß die Kühlkette strikt eingehalten werden und Erschütterungsfreiheit garantiert sein. Blutgruppen und Rhesusfaktor werden mittels Testseren bestimmt, wobei nach Möglichkeit eine Doppelbestimmung vorgenommen werden sollte (die aber nur Sinn hat, wenn zwei getrennt entnommene Blutproben des Patienten untersucht werden!). Durch ein geeignetes Kontrollsystem ist unbedingt sicherzustellen, daß von der Blutentnahme bis zur Bluttransfusion Verwechslungen der Blutproben oder der Bestimmungsergebnisse, z.B. durch Hör- oder Schreibfehler, ausgeschlossen sind! Vor jeder Blutübertragung ist außerdem eine *Kreuzprobe* vorzunehmen; auch und gerade dann, wenn ein Empfänger dasselbe Spenderblut früher schon gut vertragen hatte: Nach unbemerkt inkompatiblen Bluttransfusionen steigt der Antikörpertiter schon innerhalb weniger Tage stark an! Deswegen darf auch nur *frisches* Nativserum des Empfängers für die Kreuzprobe verwendet werden; das Serum muß die aktuelle immunologische Situation des Empfängers widerspiegeln. Eine Kreuzprobe muß bei Transfusionen auch dann angesetzt werden, wenn ihr Ergebnis wegen der Dringlichkeit des Falles nicht abgewartet werden kann. Der transfundierende Arzt muß sich vom Ergebnis und von der richtigen Durchführung der Kreuzprobe überzeugen und ebenso von der Identität des Patienten (!) und des zu transfundierenden Blutes (!).

Nur im äußersten Notfall, d. h. bei schwersten, akut lebensbedrohlichen Blutungen, darf Universalspenderblut der Gruppe 0 verwendet werden, aber auch dann nur, wenn sichergestellt ist, daß dieses rh-negativ und frei von irregulären Antikörpern ist. Eine bis zwei derartige, serologisch sorgfältig geprüfte Blutkonserven sollten für dringende Notfälle bereitstehen.

Die Gefahr einer allgemeinen Immunisierung des Empfängers besteht auch bei gruppen- und Rh-faktorgleichem Blut und auch wenn die einzelnen Bluttransfusionen gut vertragen wurden; sie wird auch heute noch ganz allgemein unterschätzt. Die größte Gefahr der Bluttransfusion besteht heute aber in der Übertragung der homologen Virushepatitis. Während sich die Übertragung von Lues durch Kältelagerung, von Malaria und anderen Infektionskrankheiten durch entsprechende serologische und klinische Untersuchungen des Spenders auf ein Minimum reduzieren läßt, gibt es (außer der unsicheren Anamnese) keine Methode, einen Spender als Virusüberträger zu erkennen. Eine akute Hepatitis läßt sich durch Transaminasenbestimmung im Serum feststellen, nicht aber die abgelaufene, jedoch noch infektiös wirkende Hepatitis.

In großen Statistiken wird dieses Risiko bei Einmaltransfusionen mit 3 und mehr % angenommen, bei Mehrfachtransfusionen entsprechend höher. Der Verlauf der Inoculationshepatitis ist oft schwer. Alle Personen mit einer Hepatitis in der Anamnese sind unbefristet von jeder Blutspende auszuschließen, solange noch kein serologischer Test für den Nachweis von Hepatitisvirus in Konserven zur Verfügung steht.

Bei massiven Konserventransfusionen besteht außerdem die Gefahr der Übersäuerung des Organismus.

3. Indikationen zur Bluttransfusion

Aus all den genannten Gründen ist eine Blutübertragung nur unter *strenger Indikation* vertretbar, die im Bereich der Chirurgie gegeben ist:

1. Bei Blutverlusten von mehr als einem Viertel des gesamten Blutvolumens (also mehr als 1—1 1/2 l Blut) zur Auffüllung des Kreislaufs. Verluste von weniger als 10% bedürfen keiner Substitution; Verluste von 10—25% können mit Plasmaaufbereitungen oder mit Plasmaexpandern (s. S. 72) behandelt werden.

2. Präoperativ zur Verbesserung des Sauerstofftransports durch Erythrocytentransfusion, z.B. bei schwerer Anaemie oder bei CO-Vergiftung.

3. Beim extracorporalen Kreislauf und bei der extracorporalen Dialyse.

Demnach ist der Ersatz eines Blutverlustes von 500—1000 ml durch Vollblut weder sinnvoll noch zweckmäßig, er zeugt von einer falschen Indikationsstellung. Große Blutverluste und schwere Anämien bedürfen *immer* einer *größeren* Blutmenge. Alle Gefahren der Transfusion sind aber auch schon bei *einer* Konserve in vollem Umfang gegeben.

Für die extracorporale Zirkulation und Dialyse sollte Blut verwendet werden, das höchstens einige Stunden alt ist, weil die Freisetzung von Kalium und die Veränderungen der Gerinnbarkeit in Blutkonserven Störungen verursachen können.

8. Blutgerinnung, Thrombose und Embolie*

a) Allgemeines

Als Mechanismus der spontanen Blutstillung tritt neben die Retraktion der Gefäße gleichwertig die Blutgerinnung. Das Blut gerinnt, wenn es mit benetzbaren Oberflächen in Berührung kommt, im allgemeinen also nur, wenn es das Gefäßsystem verläßt. Der Gerinnungsvorgang verläuft in zwei Phasen: In der ersten Phase wird aus der Vorstufe des Gerinnungsfermentes, dem *Prothrombin* (Faktor II) unter dem Einfluß der Blut- (aus den Thrombocyten) bzw. Gewebsthrombokinase (Faktor III) und von Calcium (Faktor IV) das eigentliche Gerinnungsferment, das *Thrombin*, gebildet. Dabei muß die Blut- bzw. Gewebsthrombokinase ihrerseits erst durch weitere Faktoren (Faktor V—XII) aktiviert werden; diesen Vorgang bezeichnet man daher als *Vorphase* der Gerinnung.

---

* Unter Mitarbeit von Dr. M. GUENTHER

In der zweiten Phase wandelt das Thrombin das Fibrinogen des Plasmas (Faktor I) in *Fibrin* um. Dieser Gerinnungsvorgang läuft in gewissem Umfang ständig intravasal ab, wobei der gebildete Fibrinfilm die Gefäßwand abdichtet; in gleichem Umfang erfolgt die Zerstörung des gebildeten Fibrins durch intravasale Fibrinolyse. Normalerweise halten sich die beiden Vorgänge im Gleichgewicht. Störungen des Gleichgewichts führen entweder zu hämorrhagischer Diathese oder aber zur Thrombose, zur Blutgerinnung im Gefäß.

b) Hämorrhagische Diathesen

Von hämorrhagischer Diathese spricht man bei Störungen der Blutgerinnung. Sie äußern sich klinisch in Spontanblutungen der verschiedensten Lokalisationen und in unangemessen starken und langdauernden Verletzungs- und Operationsblutungen, die in keinem Verhältnis zu dem betreffenden Gewebsdefekt stehen. Für die chirurgische Praxis spielen folgende Formen der Blutungsneigung eine Rolle:

1. Die Hämophilie ist ein recessiv geschlechtsgebunden vererbtes und daher fast nur bei Männern klinisch manifest werdendes Leiden, das auf dem angeborenen Mangel eines Gerinnungsfaktors beruht: Bei der Hämophilie A fehlt das antihämophile Globulin (Faktor VIII), bei der selteneren Hämophilie B der sogenannte Christmas-Faktor (Faktor IX). Therapeutisch ist bei der Hämophilie A die parenterale Zufuhr von Faktor VIII-Konzentrat (Antihämophiles Globulin) oder der sogenannten Cohn-Fraktion I (Mischung der Faktoren I, II, V, VII und VIII) bei bestehenden Blutungen oder vor vital indizierten Operationen möglich. Auch für die Hämophilie B sind neuerdings Fraktionenkonzentrate hergestellt worden. Stehen solche nicht zur Verfügung, so ist eine Behandlung mit Frischbluttransfusionen in geringerem Umfang ebenfalls wirksam. Die hämophilen Patienten („Bluter") bieten chirurgische Probleme nicht nur bei Verletzungs- und intra- und postoperativen Blutungen (bei Blutung im Mundboden- und Kehlkopfbereich und benachbarten Gebieten kann es zur akuten Erstickungsgefahr kommen!), sondern auch durch die Ausbildung der sogenannten *Blutergelenke:* Infolge der immer wiederholten, durch kleine Traumen ausgelösten Blutergüsse in die Gelenke (vor allem ins Kniegelenk) kommt es zur bindegewebigen Organisation und schließlich zu schwersten Gelenkdeformitäten und -versteifungen.

2. Prothrombinmangelblutungen. Bei Störungen der Gallensekretion, insbesondere beim mechanischen Verschlußikterus, wird das fettlösliche Vit. K_1 im Darm nicht mehr resorbiert. Da dieses für die Prothrombinsynthese in der Leber benötigt wird, kommt es zum Prothrombinmangel und zur „cholämischen" Blutungsneigung, die früher sehr gefürchtet war und Operationen an ikterischen Patienten erschwerte. Heute genügt die parenterale Zufuhr von Vit. K_1 für ein bis zwei Tage, um die Prothrombinbildung wieder in Gang zu setzen und die Blutgerinnung zu normalisieren.

3. Thrombocytäre Blutungsübel. Während es sich bei der Hämophilie und bei der cholämischen Blutung um Veränderungen des Plasmas handelt, ist bei einer Thrombocytopenie oder Thrombocytopathie die Umwandlung von Prothrombin in Thrombin infolge Thrombokinasemangel gestört. Hier müssen frisch bereitete Thrombocytenanreicherungen (1—1,5 Mill./mm³) verabreicht werden, um eine normale Blutgerinnung wiederherzustellen. Derartige Thrombocytopenien sind meist Symptome schwerer Krankheiten mit verminderter oder aufgehobener Blutbildung (Osteomyelofibrosen oder -sklerosen, M. Werlhof) oder Folge einer toxischen Knochenmarksschädigung durch Gifte (Benzol) oder Medikamente, z.B. Cytostatica oder Schlafmittel. Sie können aber auch durch Milzvergrößerungen verschiedener Ursache hervorgerufen werden („splenomegale Markhemmung"): Die operative Entfernung der Milz kann in solchen Fällen die Verhältnisse oft schlagartig normalisieren. Dagegen können Erkrankungen des blutbildenden Systems selbst (z.B. Osteomyelofibrose und -sklerose) wegen schwerster Thrombopenie jede Operation unmöglich machen.

4. Gesteigerte Fibrinolyse. Durch Operationen und Traumen kann, ebenso wie durch andere unphysiologisch schwere Belastungen (Hochleistungssport!), die Fibrinolyse gesteigert werden. Der Gerinnungsvorgang läuft dann zwar normal ab, das gebildete Fibrin wird jedoch sofort wieder aufgelöst. Vor allem Uterus, Prostata, Lunge, Pankreas und Schilddrüse sind reich an Fermenten, die die Fibrinolyse aktivieren, so daß es im Operationsfall zur hämorrhagischen Diathese kommen kann. Therapeutisch sind hier Inhibitoren (Trasylol, ε-Aminocapronsäure, Paraaminomethylbenzoesäure) wirksam, welche die Umwandlung der Gewebs- und Blut-proaktivatoren in wirksame Aktivatoren verhindern. Wird eine gesteigerte Fibrinolyse nicht rechtzeitig behandelt, so werden die körpereigenen Fibrinogenreserven aufgebraucht, und es tritt eine Gerinnungsstörung infolge Fibrinogenmangel auf („Verbrauchscoagulopathie"). Hier müssen therapeutisch außer Fibrinolysehemmern noch Fibrinogenfraktionen verabreicht werden. Auch bei ausgedehnten kleinen Thromben, z.B. nach Prostatektomie oder multiplen Lungeninfarkten, kann es zur Verbrauchscoagulopathie kommen, die dann durch Heparingaben zu behandeln ist.

c) Intravasale Thrombose und Embolie

Praktisch wichtiger als Blutungsneigungen ist in der Chirurgie eine pathologisch *gesteigerte* Gerinnung des Blutes im Gefäßsystem. Sie hat im wesentlichen drei Ursachen (Virchowsche Trias): 1. gesteigerte Gerinnbarkeit, also eine Änderung des Blutchemismus, 2. verlangsamte Strömung des Blutes im Gefäßsystem (Stase) und 3. Schädigungen der Gefäßinnenwand.

Ein Operationstrauma kann ebenso wie Stress, Kachexie und andere Störungen durch Vermehrung der körpereigenen Aktivatoren das Gerinnungspotential steigern. Hinzu kommt die Immobilisierung des operierten oder traumatisierten Kranken im Bett, die der Stase des Blutes vor allem in den Beckenvenen Vorschub leistet. Gleichzeitig können der Auflagedruck in den untenliegenden Körperregionen und Gefäßabknickungen zu Gefäßwandschädigungen führen.

Nur bei peripheren lokalen Thrombosen, z.B. im Unterschenkel, läßt sich die Diagnose klinisch leicht stellen; bei den häufigen Beckenvenenthrombosen gelingt dies in mehr als der Hälfte der Fälle selbst bei klinischem Verdacht *nicht!* Während die lokale Thrombose nur eine geringe Emboliegefahr bedingt, sind Kranke mit sogenannten *Fernthrombosen* von Embolien bedroht: Löst sich ein Thrombus von der Gefäßwand ab und gelangt im strömenden Blut herzwärts, so bleibt er als Embolus [neben einem Thrombus kann es sich ausnahmsweise auch um abgerissene Tumorzellverbände („Tumorembolie") oder um Fremdkörper handeln] entweder im Hauptast oder in einer Aufzweigung der Art. pulmonalis stecken und ruft hier das Bild der Lungenembolie oder des Lungeninfarktes hervor. Selten kann der Embolus auch durch ein offenes Foramen ovale in den großen Kreislauf gelangen und hier zur arteriellen Embolie führen; meist sind die Art. carotis (Halbseitenlähmung), die Art. renalis (akute Anurie!), die Art. mesenterica cran. oder die Art. femoralis betroffen. Spontane, bei nicht bettlägerigen Kranken vorkommende arterielle Embolien stammen meist aus dem linken Herzen als Folge eines Mitralvitiums mit Thrombenbildung im flatternden oder flimmernden linken Vorhof; besonders gefährdet sind Kranke nach der Sprengung einer Mitralstenose, weil hier durch das erweiterte Mitralostium die Thromben nun ungehindert durchtreten können und, falls wieder ein Sinusrhythmus auftritt, die regelmäßigen Vorhofkontraktionen das Ablösen der Thromben begünstigen. Meist tritt eine Embolie fünf bis sechs Tage nach dem Beginn der Immobilisation im Bett und oft beim ersten Aufstehen oder beim Wiederbeginn der Mobilisation auf; präoperativ bereits bettlägerige Kranke können daher die Embolie schon sehr bald postoperativ bekommen.

Als *Thromboembolieprophylaxe* sind klinische *Maßnahmen allgemeiner Art* wie Frühaufstehen, Bettgymnastik schon vom ersten postoperativen Tag an, Wickeln der Beine mit elastischen Binden und häufiges Umlagern bei allen bettlägerigen Kranken durchzuführen. Diese Maßnahmen setzen Konsequenz und unermüdliche Zuwendung bei Ärzten und Pflegepersonal voraus; sie können jedoch bei folgerichtiger Durchführung die ursprüngliche Embolierate auf $^1/_5$ senken, wie durch große Statistiken bewiesen ist.

Demgegenüber ist eine routinemäßige *medikamentöse* Embolieprophylaxe nach wie vor problematisch: Gerade die Patientengruppen, bei denen am häufigsten Embolien auftreten, weisen auch die meisten Kontraindikationen gegen jede Anticoagulantienbehandlung auf. Außerdem versagt die Anticoagulantienbehandlung in einigen Prozent der Fälle; sie ist nicht ungefährlich und nur unter einer peinlich genauen, aufwendigen Laborüberwachung und in der Hand eines sehr erfahrenen Arztes verantwortbar.

Als Indikationen für eine Anticoagulantienprophylaxe an ausgewählten Patienten sind zu nennen: Bereits früher durchgemachte Thrombosen, eine Varicosis, erhebliche Adipositas, Kachexie, vor allem bei Carcinomträgern, und ein Lebensalter über 50 Jahre. Kontraindikationen sind Leberschäden, Nierenschädigungen, Ulcera des Magendarmtraktes, hämorrhagische Diathesen aller Art und eine Hypertonie mit diastolischem Druck über 120 mmHg.

Das Gerinnungspotential kann medikamentös herabgesetzt werden:

1. Durch Heparin und Heparinoide, die sofort wirken, indem sowohl die Umwandlung von Prothrombin in Thrombin als auch dessen Einfluß auf das Fibrinogen blockiert wird. Empfohlen werden alle 4 Std 12 500 E. Heparin; zur Kontrolle dient die Blutungszeit, die auf das Dreifache verlängert sein soll. Der allgemeinen Anwendung von Heparin steht heute vor allem der hohe Preis entgegen.

2. Durch Cumarine und Indandione, welche die Synthese des Prothrombin sowie der Faktoren VII, IX und X in der Leber blockieren; ihre Wirkung tritt erst nach einer Latenzzeit von etwa 12 Std ein. Man beginnt die Therapie mit 3—4 Tabletten Marcumar und richtet die weitere Dosierung nach dem Effekt, der durch den Quickwert kontrolliert wird; dieser soll 15—20% betragen.

Seltene Erden, die durch Eiweißfällung Prothrombin und andere Faktoren ausschalten, kommen für die Praxis nicht in Betracht, weil sie im RES gespeichert und nicht meßbar ausgeschieden werden.

Heparin ist durch Protaminsulfat sofort neutralisierbar, hierin liegt sein Vorteil für die Anwendung bei der extrakorporalen Zirkulation und Dialyse. Für Cumarine wirkt Vit. K (vor allem Vit. K_1) antagonistisch, jedoch erst mit $1/2$ bis 1 Tag Latenzzeit, da die unterbrochene Prothrombinsynthese erst wieder anlaufen muß.

d) Fettembolie

Die Neutralfette sind im Blut normalerweise nicht in gelöstem, sondern in emulgiertem Zustand vorhanden, d.h. in feinen Tröpfchen von konstanter Größe („Mikrochylome"), die durch Emulgatorensysteme (Phospholipoide) stabilisiert werden. Die Emulgierung findet bei der Passage des Fettes durch die Darmwand statt, das Fett wird von hier über den Lymphstrom unter Umgehung des Pfortaderkreislaufs und der Leber direkt in den großen Kreislauf geleitet.

Bei der Fettembolie finden sich in der Blutbahn nichtemulgierte Fetttröpfchen von ungleicher und weit größerer Dimension. Fettembolien treten am häufigsten nach Frakturen großer Röhrenknochen, aber auch nach Weichteilkontusionen und nach Operationen im fettreichen Gewebe auf.

Die Pathogenese der Fettembolie ist noch nicht völlig geklärt. Wahrscheinlich begünstigen geschlossene Frakturhämatome, die unter starkem Druck stehen, die Fetteinschwemmung in die venöse Blutbahn, während bei Osteosynthesen das Fett aus dem Markraum Abfluß hat, so daß hier Fettembolien selten sind. Neuerdings wird als besonders wichtiger Faktor für die Fetteinschwemmung in die Blutbahn der Schock angesehen: Hier versucht der Organismus, das Kreislaufvolumen durch Einstrom von interstitieller Flüssigkeit zu substituieren. Dabei wird neben der Flüssigkeit auch Fett, das traumatisch aus den leicht lädierbaren Fettzellen ins Interstitium ausgetreten ist, in den Kreislauf mit aufgenommen. Der vermehrte Einstrom von subcutan injizierten Farbstoffpartikeln in die Blutbahn beim Schock ist experimentell bewiesen. Auch die intravasale Lipaseaktivierung und die Acidose werden als begünstigende Faktoren genannt. Weiter können Veränderungen des Blutchemismus die Emulgierung oder die Elimination des eingeschwemmten Fetts erschweren, außerdem wirkt sich eine gleichgroße Fetteinschwemmung auf einen eingeengten Gefäßquerschnitt mit Stasen und Mikrozirkulationsstörungen hämodynamisch stärker aus als auf normale Blutströmungsverhältnisse.

Wahrscheinlich kommt es bei *allen* Frakturen und schweren Traumen zu pathologischer Fetteinschwemmung in die Blutbahn, die sich bei Obduktionen in den Lungencapillaren färberisch nachweisen läßt, ohne daß sie zu klinischen Erscheinungen führen würde. Unter welchen Bedingungen eine „Fettembolie" entsteht, ist noch weitgehend ungeklärt.

Die klinische Symptomatik ist durch Dyspnoe und Cyanose bei überwiegend *pulmonaler* Einschwemmung, durch Somnolenz, Unruhe und delirante Zustände bei Eindringen des Fetts in den *großen Kreislauf* (Hirn) gekennzeichnet. Oft läßt sich die Diagnose klinisch nicht sichern; das Auftreten von Fetttröpfchen im Urin oder der ophthalmologische Nachweis von Fetttröpfchen in den Retinagefäßen fehlt in vielen Fällen und ist nicht pathognomonisch.

Für Therapie wie für Prophylaxe ist die wichtigste Maßnahme die Schockbehandlung bzw. Kreislaufauffüllung. Daneben muß für eine ausreichende Lungenventilation gesorgt werden, da es sonst leicht zu einem Circulus vitiosus zwischen

Teilatelektasen der Lunge und einer Hypoxie des Gehirns kommt. Frühzeitige Tracheotomie mit Sauerstoffüberdruckbeatmung scheint die Prognose der Fettembolie zu verbessern. Versucht werden weiterhin hohe Dosen emulgierender Medikamente wie Lipostabil oder Decholin; außerdem wird Heparin empfohlen, das auch eine physiologische Lipämie in kürzester Zeit aufhebt. Als ultima ratio ist ferner eine tiefe, langdauernde Äthernarkose zu erwägen, weil der Äther die Oberflächenspannung der Fetttröpfchen verringert.

e) Luftembolie

Venöse Luftembolie. Wird eine herznahe Vene eröffnet, die unter Sog steht, so kann Luft eingesaugt werden; praktisch kommt dies vor allem bei Operationen und Verletzungen am Hals vor, weil der Hals oberhalb der Herzhöhe liegt. Luftmengen von mehr als 50—100 ml sammeln sich unter Schaumbildung im rechten Ventrikel unter der Pulmonalklappe, so daß diese leerschlägt. Gelangen große Mengen Schaum in die Lunge, so entwickelt sich das Bild eines akuten Cor pulmonale.

Klinisch äußert sich dies in raschem Kreislaufverfall, Bewußtlosigkeit und „Mühlengeräusch" über dem Herzen. In dieser Situation muß der Kranke sofort in linke Seitenlage und Kopftieflagerung verbracht werden, wobei die Pulmonalklappe zum tiefsten Punkt des rechten Ventrikels wird. Da die Luft ansteigt und sich nun in der Ventrikelspitze sammelt, wird der Blutstrom an der Klappe freigegeben. Weiter wird für die Behandlung die Punktion des rechten Ventrikels und das Absaugen der Luft empfohlen. Bei allen Formen der Embolie (Lungen-, Fett-, Luftembolie) ist eine energische und konsequente Schockbekämpfung (siehe nächstes Kapitel) für den Erfolg jeder Therapie entscheidend.

Arterielle Luftembolie. Arterielle Luftembolien können in der Chirurgie als Folge einer intraarteriellen, nicht genügend beaufsichtigten Trans- oder Infusion vorkommen, wobei Luft unter Druck in die arterielle Strombahn gelangt. Eine weitere Möglichkeit der arteriellen Luftembolie besteht, wenn bei Eingriffen der intracardialen Chirurgie, z.B. bei der Operation eines Septumdefektes, ein Lufteintritt ins linke Herz nicht strikte vermieden wird. Ganz ausnahmsweise kann eine arterielle Luftembolie auch bei venöser Luftembolie und offenem Foramen ovale („gekreuzte Luftembolie") vorkommen.

Vor allem in den Coronar- und Hirnarterien genügen bereits kleine Luftmengen, um den Blutdurchfluß lahmzulegen und irreversible Störungen hervorzurufen.

Therapeutisch wird die intra-arterielle Instillation kleiner Mengen Sauerstoff bei der Behandlung arterieller Durchblutungsstörungen an den Extremitäten angewendet.

9. Kreislauf*

a) Zur Pathophysiologie des Kreislaufs

Aufgaben des Kreislaufs sind die Verteilung des Blutes nach den lokalen Erfordernissen, der Sauerstoff- und Nährstoffantransport, der Schlackenabtransport und die Regulation des Wärmehaushalts. Der Kreislauf ist intakt, solange kein Organ unter Sauerstoffmangel leidet, vor allem nicht die lebenswichtigen Organe Gehirn, Herz,

---

* Lit. 8, 49

Leber und Niere, die eine auch nur kurzzeitige Mangeldurchblutung schlecht ertragen.

Von den *Grundgrößen des Kreislaufs* sind klinisch nur arterieller Blutdruck, Pulsfrequenz und -qualität und die Hautdurchblutung unmittelbar zugänglich. Die für Beurteilung und Therapie wichtigeren Größen, wie Schlag- und Minutenvolumen und zirkulierende Blutmenge, sind nur indirekt und mit komplizierten Methoden meßbar, deren Anwendung in Zukunft im Klinik- und Krankenhausbetrieb jedoch immer häufiger werden wird. So gestattet das Volemetron die Feststellung der zirkulierenden Blutmenge mittels Verdünnung von ^{131}J-markierten Proteinen.

Nur etwa 15% des Blutvolumens befinden sich im arteriellen System (Hochdrucksystem), 85% strömen im Bereich der Venen, des Lungen- und des Portalkreislaufs (Niederdrucksystem).

Die Durchströmung der verschiedenen Körpergebiete wird durch Regelsysteme beeinflußt, die in den Kreislauf eingeschaltet sind: Die Eigenschaften des Herzmuskels ermöglichen es diesem selbst, sich an das jeweilige venöse Blutangebot anzupassen und das Schlagvolumen zu regeln (Bezold-Jarisch- und Bainbridge-Reflex). Der arterielle Blutdruck wird über die peripheren Kreislaufreflexe beeinflußt, die über den Carotissinus und den N. depressor verlaufen. Axon-Reflexe in den peripheren Gefäßgebieten regeln die örtliche Blutverteilung; sie verlaufen teils über das Rückenmark, teils über periphere vegetative Ganglien.

Ein Versagen dieser — hier stark vereinfacht dargestellten — *orthostatischen Regulation* führt zu einem Zustand, der als *Kollaps* bezeichnet werden kann (weil der Kranke zusammenstürzt, „kollabiert") und dem hämodynamisch eine *Blutverteilungsstörung* zugrunde liegt: Es kommt zu einer Weitstellung der peripheren Gefäße, vor allem in der Haut und Muskulatur, zum Abfall des arteriellen Mitteldrucks und zu einer Mangeldurchblutung der lebenswichtigen Organe, die zuerst am Gehirn in Erscheinung tritt und sich als Ohnmacht äußert. Im angloamerikanischen Sprachraum wird der Zustand meist als „Vagale Synkope" bezeichnet. Diese orthostatische Regulationsstörung spielt in der Chirurgie keine sehr große Rolle, weil der chirurgisch Kranke *liegt.* Sofern die zirkulierende Blutmenge normal ist und keine Narkosemittelüberdosierung auftritt, bedingen Operation und Narkose an sich kaum eine Belastung für Herz und Kreislauf.

Ein orthostatischer Kollaps mit normaler Gesamtblutmenge und erweitertem Gefäßsystem korrigiert sich durch das Hinstürzen des Patienten von selbst. Flachbzw. Beinhochlagerung dienen der Verbesserung des venösen Rückstromes. Bleibt eine senkrechte Körperstellung erhalten (z.B. Kreuzigung!), so bedeutet das nun in den unteren Körperabschnitten versackte Blut praktisch einen *Blutverlust* für das Gefäßsystem, und die Situation geht in den für die Chirurgie viel bedeutsameren *Schock* über.

b) Zentralisation des Kreislaufs

Ursachen eines nicht durch eine Blutverteilungsstörung bedingten Kreislaufversagens können sein:

1. Ein Volumenmangel durch *Blutverlust* (nach außen oder innen; Blutverluste durch Hämatome oder innere Blutungen werden regelmäßig unterschätzt!), durch *Plasmaverluste* (Verbrennungen, Quetschungen, pathologische Gefäßpermeabilität, Eiweißmangel), durch *Wasser- und Elektrolytverluste* (Exsikkose, Erbrechen, Durchfall). Die beiden letzteren Punkte sind besonders ausgeprägt bei Ileus und Peritonitis.

2. Die Herzinsuffizienz (s. u.).

3. Eine *toxische Schädigung*, entweder durch Bakterientoxine (z. B. „Endotoxinschock") oder bei Vergiftungen (z. B. CO-Vergiftung).

4. Eine *Ateminsuffizienz* (z. B. mechanische Verdrängung der Lunge, Verlegung der Luftwege, Lungenembolie).

5. Eine *Fettembolie* (s. S. 83).

6. Allergische Vorgänge (z. B. ein anaphylaktischer Schock, s. S. 150) und, in ganz seltenen Fällen, eine Nebennierenrindeninsuffizienz.

Praktisch besonders wichtig, aber oft schwierig ist die Abgrenzung einer *Herzinsuffizienz* von einem *Volumenmangel*. Im Gegensatz zum Volumenmangel sind herzinsuffiziente Patienten mehr cyanotisch als blaß, die Hautvenen zeigen oft eine Stauung, vor allem am Hals. Zuverlässiger läßt sich die Herzinsuffizienz durch Messung des zentralen Venendruckes diagnostizieren. Ihre Behandlung besteht in Digitalisierung und notfalls kleinen Dosen von Sympathicomimetica, wobei nicht deren vasoconstrictorische, sondern ihre positiv inotrope Wirkung bedeutsam ist.

Bei Volumenmangel sucht der Organismus durch Vasokonstriction die Kapazität des Gefäßsystems dem verminderten Blutvolumen anzupassen und hierdurch den arteriellen Druck zu Gunsten der lebenswichtigen zentralen Organe hochzuhalten. Die periphere Durchblutung, vor allem der Hautgebiete, wird gedrosselt. Man nennt dies folgerichtig „Zentralisation des Kreislaufs".

Klinisch imponiert die kleine Blutdruckamplitude bei möglicherweise normalem arteriellem Mitteldruck (!), die schlechte Füllung des schnellen, harten, fadenförmigen Pulses und die Kälte, Blässe und Feuchtigkeit sowie Cyanose der Acren und der Haut. Die peripheren Venen sind leer und kontrahiert; sie treten auch nach Anlegen einer Staubinde nicht hervor und sind nur schwer zu punktieren. Die Kranken sind noch ante finem bei Bewußtsein, sie sind meist erregt und unruhig.

Die Engstellung der peripheren Gefäße bedingt eine Verschlechterung des Wärmeabtransports aus der Peripherie; die Wärmeabgabe durch die Haut ist vermindert und diese wirkt nun statt als Wärmestrahler als Isolierschicht. Die Kerntemperatur steigt an — gleichsinnig steigt aber auch der Sauerstoffbedarf im Körperkern bei gleichzeitig ungenügendem Sauerstoffantransport durch den insuffizienten Kreislauf. Ganz im Gegensatz dazu stehen die eiskalten, mit kaltem Schweiß bedeckten Acren und Extremitäten, erst die rectale Messung zeigt den Anstieg der Kerntemperatur. Was durch Vasoconstriction erreicht werden kann, hat der Organismus bereits vorweggenommen; die Gabe von sympathicomimetischen Medikamenten ist in dieser Situation nutzlos und auch wegen der Gefahr einer zusätzlichen Nierendurchblutungsstörung kontraindiziert! Die einzig sinnvolle Therapie besteht beim Volumenmangel in ausreichendem Ersatz des fehlenden Blutvolumens, wobei die zugrundeliegende Störung berücksichtigt werden muß. In den ersten Stadien ist bei entsprechender Substitutions- bzw. Infusionstherapie die Kreislaufzentralisation meist noch reversibel und der Spasmus des Gefäßsystems löst sich mit zunehmender Auffüllung.

c) Schock

Geht dagegen die Verminderung der Gesamtblutmenge weiter, so wird der periphere Kreislauf ohne Rücksicht auf die Organdurchblutung weiter gedrosselt. Abweichend vom früheren Sprachgebrauch versteht man heute unter „Schock" ein schweres Kreislaufversagen, das infolge ungenügender Blutversorgung bzw. ungenügendem Herzminutenvolumen zu einer *Hypoxie der lebenswichtigen Organe* und damit zu einer Störung der normalen Energiegewinnung ihrer Zellen, zu Entartung ihres Energiestoffwechsels und zur Entwicklung einer metabolischen Acidose führt. Der Konstriktion der Gefäßbahn folgen Mikrozirkulationsstörungen, wobei Thrombocyten- und in späteren Stadien auch Erythrocytenaggregate die Blutströmung in den Capillaren verlegen; es kommt zur Stase sowie zu Viscositätserhöhung des Blutes („Sludge").

Klinisch ist der Schock gekennzeichnet durch Dyspnoe, kalte, blasse oder graucyanotische, feuchte Haut, motorische Unruhe (unter Umständen Verwirrtheit) bei erhaltenem Bewußtsein und Tachykardie bei verkleinerter Blutdruckamplitude und in fortgeschrittenen Stadien absinkendem arteriellem Mitteldruck.

Man beginnt die *Behandlung* eines Volumenmangelschocks am besten mit einer Infusion von niedermolekularem Dextran, das die Viscosität des Blutes herabsetzt und die Auflösung der Zellaggregate beschleunigt. Bei längerem Bestehen eines Schocks führt die Minderdurchblutung der Niere zur funktionellen Nierenschädigung mit Oligurie und weiterhin zur Tubulusnekrose mit Anurie, die oft das Schicksal des Patienten besiegelt. Daher muß sofort ein Dauerkatheter eingelegt und die ausgeschiedene Urinmenge stündlich kontrolliert werden; sie ist gleichzeitig ein guter Gradmesser für den Erfolg einer Infusionsbehandlung.

	Synkope Kollaps	Schock
Erfolgsorgan:	Gefäßsystem	Blutvolumen
Hämodynamik:	Blutverteilungsstörung bei normalem Volumen	Volumenmangel
Ursache:	Hitze, Psyche, Narkose, orthostatische Regulationsstörung	Blut-, Plasma- oder Flüssigkeitsverlust, Toxine, allergische Vorgänge
Bewußtseinslage:	Ohnmacht	bei Bewußtsein, unruhig, erregt
Arterieller Blutdruck:	niedrig	Mitteldruck normal, systol. Druck meist erniedrigt, ausnahmsweise erhöht. *Kleine Amplitude!*
Pulsfrequenz:	oft verlangsamt	stark beschleunigt
Kerntemperatur:	normal	oft erhöht
Säurebasenhaushalt:	normal	Acidose
Therapie: 1. hämodynamisch:	Flachlagern, Beinhochlagern	Volumensubstitution
2. medikamentös:	Sympathicomimetica	keine, evtl. Vasodilatation

Mehr als die Veränderungen des arteriellen Blutdrucks zeigt die Schwere der *Acidose* das Ausmaß des Schocks an: Der Ausdruck „Schock" beinhaltet ein *Versagen von Kreislauf und Energiestoffwechsel.* Die Korrektur des Säurebasenhaushalts, etwa durch intravenöse Gaben von Natriumbicarbonat oder organischen Puffern wie THAM, ist ein wichtiger Teil der Schockbehandlung.

Bei fortgeschrittenen Schockzuständen kann es notwendig sein, die Auffüllung des Kreislaufvolumens mit gefäß*erweiternden* Mitteln zu kombinieren, weil die Vasokonstriktion zuweilen so hochgradig ist, daß sie die rasche Normalisierung des Kreislaufvolumens durch Infusion verhindert.

Die Tabelle zeigt Klinik, Pathogenese und Therapie von Kollaps und Schock nochmals einander gegenübergestellt.

d) Erkrankungen des Gefäßsystems*

Arterielles System

Während bis jetzt von Störungen des Gefäß*inhalts* die Rede war, sind auch Erkrankungen der Gefäße selbst häufig Gegenstand einer chirurgischen Behandlung. Nur bei ausreichendem arteriellem Blutzufluß ist eine normale Organfunktion möglich; Drosselungen („arterielle Durchblutungsstörungen") führen zur lokalen Minderdurchblutung mit starken Schmerzen (s. S. 13), zur Funktionseinschränkung und schließlich zur Gewebsnekrose und zum Organtod. Durchblutungsstörungen können funktionell-spastisch ausgelöst sein, wie beim Mb. Raynaud. Meist beruhen sie jedoch auf pathologischen Verengerungen der arteriellen Strombahn, etwa infolge einer Endangitis obliterans, einer diabetischen Angiopathie (s. S. 59) oder einer Arteriosklerose.

Ein *akuter* Gefäßverschluß, z. B. durch eine arterielle Embolie (s. S. 82) muß so rasch wie möglich durch Entfernung des Hindernisses und Wiederherstellung der Strombahn behoben werden („Embolektomie"). *Chronische* Arterienverschlüsse werden durch Ausräumung und Rekanalisierung des Gefäßlumens („Endarteriektomie") behandelt. Ausgedehnte Verschlußprozesse können mit Hilfe parallel geschalteter Gefäßprothesen (Umgehungs- = „Bypass"-Operationen) umgangen werden. Wo

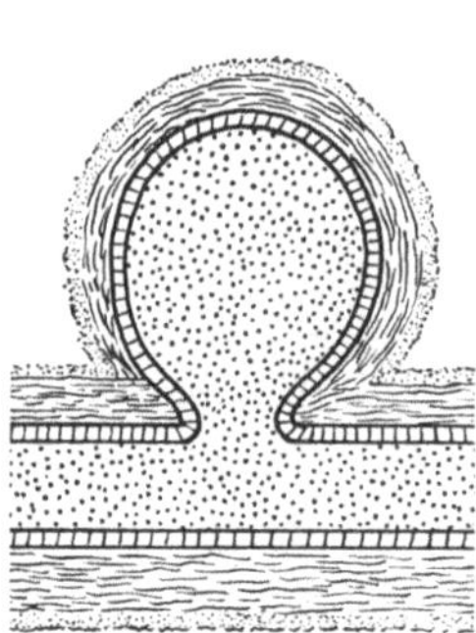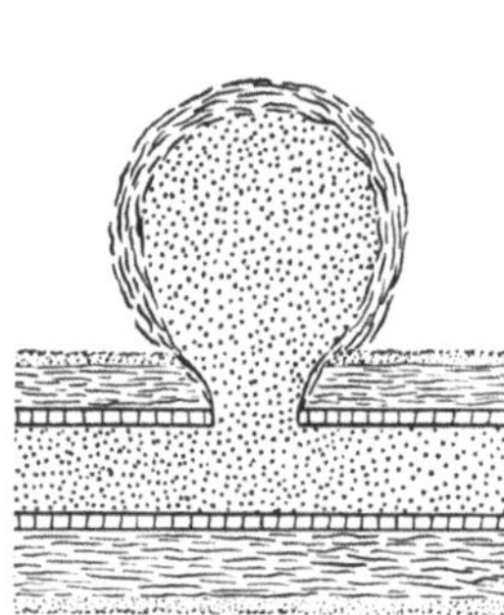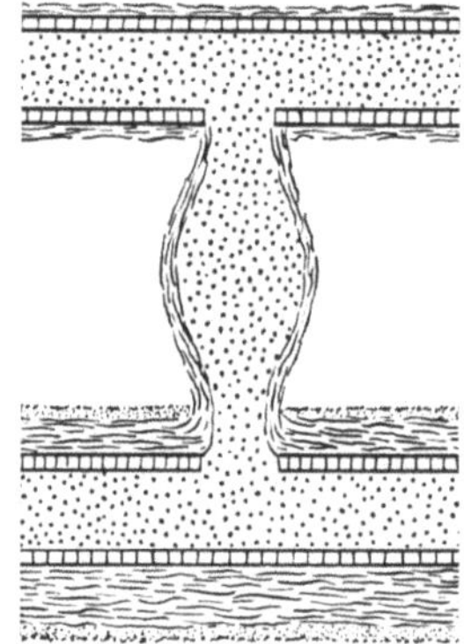

Links Aneurysma verum: Ausstülpung der Arterienwand mit allen Wandschichten; Mitte Aneurysma spurium: Einriß der Arterienwand mit Ausbildung eines Aneurysmasackes, der die Wandschichten der Arterie nicht mehr zeigt, und rechts arteriovenöses Aneurysma: Der Aneurysmasack hat Anschluß an ein benachbartes venöses Gefäß gefunden, so daß nun ein arteriovenöser Kurzschluß besteht

früher nur verstümmelnde Operationen möglich waren, z. B. bei durchblutungsgestörten Extremitäten die Amputation oder bei Nierengefäßstenosen die Nephrektomie, weist heute die Gefäßchirurgie neue Wege zur Organerhaltung. Voraussetzung

---

* Lit. 20, 43, 54

für jeden derartigen Eingriff ist die röntgenologische (s. S. 198, Aorto- bzw. Arterio-graphie) genaue Lokalisation und Feststellung der Ausdehnung des Gefäßver-schlusses.

Eine Aussackung der Arterienwand, meist arteriosklerotischen oder traumatischen, aber auch luischen Ursprungs, wird *Aneurysma* genannt. Man unterscheidet das echte (A. verum), bei dem sich alle Wandschichten mit vorwölben, vom falschen (A. spurium), bei dem sich nach einer arteriellen Blutung die Blutungshöhle organi-siert hat und mit dem Arterienlumen noch in Verbindung steht. Beim A. dissecans hat sich der Blutstrom einen Weg *zwischen* den Wandschichten der Arterie gebahnt, so daß diese Wandschichten auseinandergedrängt sind. Auch bei der Behandlung der Aneurysmen finden gefäßplastische Eingriffe mit allo- oder autoplastischen Gefäß-prothesen Anwendung.

Ein besonderes Problem bieten die „arteriovenösen Fisteln", Shuntverbindungen zwischen arteriellem und venösem Gefäßsystem. Nicht so sehr die *Menge* des aus dem Hochdruck- ins Niederdrucksystem übertretenden Blutes als vielmehr der arterielle *Druck*, der nun auf dem venösen System lastet, bewirkt schwere hämo-dynamische Veränderungen, vor allem eine excessive Steigerung des Herzminuten-volumens und Belastung des Herzens. Derartige Shunts können zwischen dem

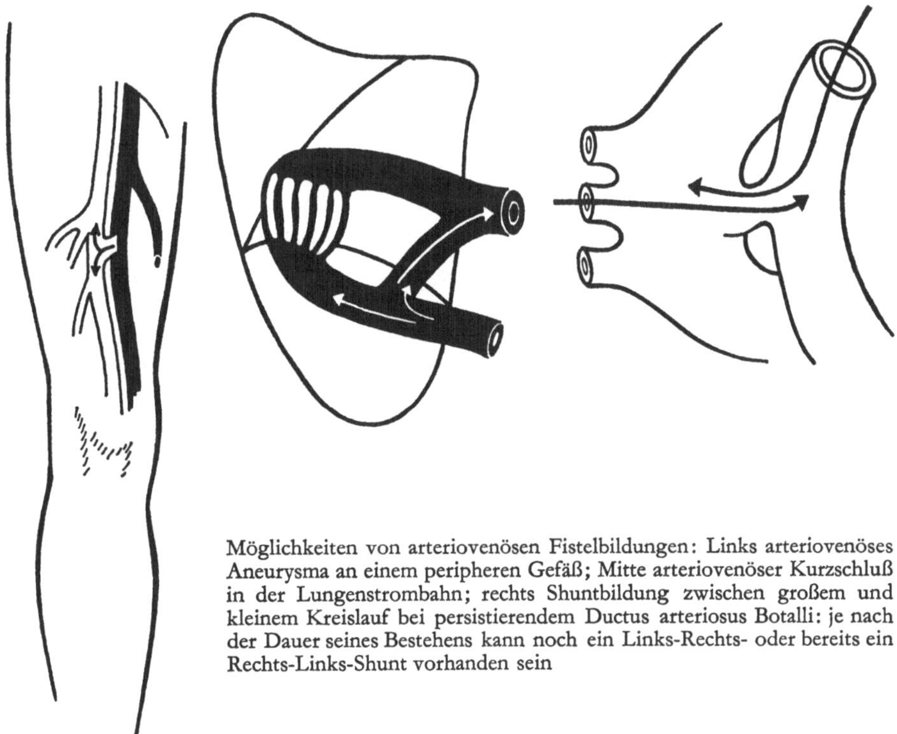

Möglichkeiten von arteriovenösen Fistelbildungen: Links arteriovenöses Aneurysma an einem peripheren Gefäß; Mitte arteriovenöser Kurzschluß in der Lungenstrombahn; rechts Shuntbildung zwischen großem und kleinem Kreislauf bei persistierendem Ductus arteriosus Botalli: je nach der Dauer seines Bestehens kann noch ein Links-Rechts- oder bereits ein Rechts-Links-Shunt vorhanden sein

kleinen und dem großen Kreislauf (Ductus Botalli persistens), aber ebenso isoliert im kleinen (arteriovenöse Fisteln der Lungengefäße) oder im großen Kreislauf (Kurz-schlüsse zwischen Arterien und Venen) auftreten. Eine operative Beseitigung des Kurzschlusses ist in jedem Fall so rasch wie möglich anzustreben.

Venensystem

Verschlüsse von *Venen* sind meist thrombophlebitisch entstanden und führen zu venösen Abflußstörungen der betreffenden Körperregion. In geeigneten Fällen sind auch hier heute gefäßplastische Eingriffe möglich.

Häufig sind *Varicen*, pathologische Erweiterungen der Venen der unteren Extremität. Der Transport des Venenblutes in der unteren Körperhälfte erfolgt passiv durch die Muskelkontraktionen der Umgebung; die Venenklappen verhindern normalerweise das Wiederabsacken des emporgehobenen Blutes. Sind die Venenklappen insuffizient, z. B. infolge einer abgelaufenen Thrombophlebitis, so stagniert das Blut in den abhängigen Körperpartien, auf denen der gesamte hydrostatische Druck der Blutsäule lastet, was normalerweise durch die Venenklappen verhindert wird. Damit sind die auf S. 69 beschriebenen Diffusionsvorgänge unmöglich gemacht, es kommt zu Ödemen, zu Stauungserscheinungen und zu Ernährungsstörungen der Gewebe. Das stagnierende Venenblut hat einen extrem niedrigen Sauerstoffgehalt.

Für die Behandlung ist es entscheidend, ob die *tiefen* Beinvenen intakt sind; dies läßt sich durch klinische Tests feststellen. Eine Phlebographie läßt die Störung weiter differenzieren. Nur bei durchgängigen tiefen Venen ist eine chirurgische Therapie möglich und sinnvoll, z. B. in Form einer Unterbindung der Vena saphena magna und Verödung oder Exstirpation der Varicen. In den Spätstadien der Varicenerkrankung trotzt das *Ulcus cruris* (große Geschwüre im ernährungsgestörten Gebiet) oft jeder Therapie.

Pfortaderkreislauf

Das venöse Blut der Abdominalorgane passiert das Filtersystem der Leber, ehe es dem rechten Herzen und dem Lungenkreislauf zufließt. Dies bedingt Besonderheiten der Metastasierung dieser Organe (s. S. 184), aber auch isolierte Drucksteigerungen im Portalkreislauf, wenn im Bereich der Leber ein Strömungshindernis auftritt. Am häufigsten liegt letzteres in der Leber selbst, wenn eine Lebercirrhose besteht („*intrahepatischer Block*"). Doch kann der Blutstrom auch *vor* der Leber gestaut sein, etwa bei einer Pfortader- oder Milzvenenthrombose („*prähepatischer Block*"), oder *hinter* der Leber, z. B. bei Thrombosierung der Lebervenen beim Budd-Chiari-Syndrom oder bei einer Pericarditis adhaesiva („*posthepatischer Block*").

Die Diagnostik geschieht durch Blindpunktion der Milz und Druckmessung, vor allem aber Instillation von Kontrastmittel und röntgenologische Darstellung des Pfortadersystems (Splenoportographie, s. auch S. 64).

Infolge der Druckstauung bilden sich Umgehungskreisläufe zwischen dem Pfortadergebiet und den Venen des großen Kreislaufs, vor allem am Magenfundus und Oesophagus, aber auch im Nabelbereich zwischen Vena umbilicalis und Vena epigastrica, wobei die stark sichtbare Venenzeichnung als „Caput Medusae" imponiert, und an den Hämorrhoidalgefäßen. Hämorrhoiden sind daher auf eine portale Hypertension verdächtig. Blutungen aus Oesophagusvaricen können rasch lebensbedrohliche Ausmaße annehmen, und viele Kranke erliegen schon der *ersten* derartigen Blutung. Die stauungsbedingte Vergrößerung der Milz kann durch Verdrängung der Nachbarorgane Beschwerden verursachen, sie kann aber auch in Form der „*splenomegalen Markhemmung*" (s. S. 63) klinische Symptome bedingen.

Durch die operative Herstellung von Anastomosen zwischen Portal- und großem Kreislauf (Shuntbildung zwischen Pfortader und Vena cava inferior oder Vena renalis sinistra) läßt sich das Hindernis umgehen und der Druck im Pfortadergebiet senken, die Blutungsgefahr wird dadurch verringert. Nun strömen aber Eiweißabbauprodukte aus den Darmvenen direkt und unter Umgehung der Leberentgiftung in den großen Kreislauf ein. Dies führt nicht selten zu schweren cerebralen Störungen, zur *postoperativen Encephalopathie*, die das Operationsergebnis zunichte macht. Große Statistiken zeigen, daß die Lebenserwartung der Kranken durch Operationen nicht erhöht wird.

10. Das Lymphgefäßsystem

Der Stoffaustausch erfolgt nicht direkt vom Blutgefäß zur Zelle und umgekehrt, sondern nur unter Vermittlung der interstitiellen Flüssigkeit. In diese hinein diffundieren vom arteriellen Capillarsystem her auch ständig Plasmaproteine, um hier ihre

Vehikelfunktion auszuüben, in 24 Std mehr als die Hälfte des gesamten Plasmaeiweißbestandes. Als Abfuhrsystem nehmen aus der Körpergrundflüssigkeit die Venencapillaren Kristalloide und kleinmolekulare Stoffe sowie den Hauptteil der Flüssigkeit wieder auf. Dagegen können großmolekulare und corpusculäre Elemente nicht in die Venen diffundieren; sie werden ausschließlich auf dem Lymphweg abtransportiert. Hierin liegt ein Schutzmechanismus, indem z. B. Infektionserreger nicht direkt in die Blutbahn eintreten können, sondern zuerst Filterstationen passieren müssen.

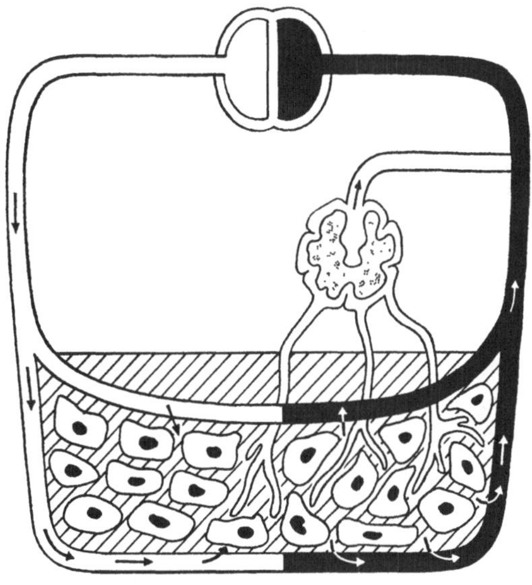

Während der Blutkreislauf ein in sich geschlossenes System mit zentripetalem und zentrifugalem Fluß ist, besteht das Lymphgefäßsystem aus in der Peripherie blind beginnenden Röhrchen, die nur zentripetal leiten. Dabei sind die Anfänge der Lymphgefäße, die Lymphcapillaren, wie die Blutcapillaren durch eine Endothelschicht von der Intercellularflüssigkeit getrennt, sie gehen nicht etwa

Aus dem arteriellen Schenkel des Capillarnetzes (linke Hälfte der Zeichnung) treten Flüssigkeit und Elektrolyte in die interstitielle Flüssigkeit aus, die im venösen Schenkel wieder eintreten (vgl. auch Abb. S. 69). Ausgetretene Plasmaeiweißkörper dagegen können nur über die Lymphwege abfließen, die im interstitiellen Raum blind beginnen. Die Lymphe wird vor dem Übertritt ins venöse Blut in den Lymphknoten gefiltert. Vgl. auch Abb. S. 184

kontinuierlich in diese über. Lymphe und Zwischenzellflüssigkeit sind daher nicht identisch! Die Lymphcapillaren vereinigen sich zu größeren Lymphgefäßen mit Trichterklappen, die jeden Strom in zentrifugaler Richtung verhindern. Aus diesem Grund gelang bis vor relativ kurzer Zeit eine Darstellung des Lymphgefäßsystems weder in vivo noch an der Leiche. Heute läßt sich das Lymphsystem einmal radiographisch darstellen: In der Peripherie einer Extremität wird ein Depot von radioaktivem Gold gesetzt, das auf dem Lymphweg abtransportiert wird und szintigraphisch nachgewiesen werden kann. Eine zweite Möglichkeit besteht darin, daß ein Farbstoffdepot in der Peripherie, z.B. in den Interdigitalfalten zwischen zwei Zehen, gesetzt wird, durch dessen Abstrom sich die regionären Lymphgefäße anfärben und sichtbar werden. Damit ist es möglich, ein solches Gefäß freizulegen, eine feine Kanüle einzubinden und mittels Spezialapparaturen langsam ein Kontrastmittel zu instillieren. Auf diese Weise ist eine exakte röntgenologische Darstellung des gesamten Lymphsystems einschließlich des Ductus thoracicus möglich. Nachteilig ist, daß das Kontrastmittel lange in den Lymphwegen verweilt und diese blockiert.

Während die Lymphcapillaren nur aus einem einschichtigen Endothel bestehen, besitzen die größeren Lymphgefäße eine Wand mit drei Schichten: Eine Endothelintima, eine Media mit muskulären Elementen und eine Adventitia aus kollagenen Fasern. An großen Lymphgefäßen lassen sich auch Kontraktionswellen nachweisen, die etwa sechsmal pro Minute ablaufen. Der Transport der Lymphe erfolgt jedoch überwiegend passiv durch extravasale Kräfte, wie Kontraktion von Muskeln, Darmperistaltik, Pulsschlag benachbarter Gefäße, Atemmechanik in Brust- und Bauchraum. Während in 24 Std rund 6000 l Blut das Gefäßsystem durchströmen, werden nur 2—3 l Lymphe gefördert. In ihr erfolgt aber der Rückstrom der wichtigen Plasmaproteine sowie der Transport des im Darm resorbierten Fettes, das unter Umgehung des Pfortaderkreislaufs und der Leber direkt in den großen Kreislauf überführt wird. Der hohe Lipoidgehalt der Ductus-thoracicus-Lymphe entstammt den mesenterialen Lymphgefäßen; die Lymphe der übrigen Körpergebiete ist wasserklar und nicht milchig getrübt. Die Hauptaufgabe der Lymphe besteht aber im Abtransport corpusculärer Elemente, die in das Gewebe gelangt sind; die Lymphe enthält zahlreiche bactericide Fermente (Proteinasen, Amylase, Lipasen), die bei Verletzungen mit Lymphaustritt die Wundheilung begünstigen. Aus Hautverletzungen werden Fremdkörper und Gewebspartikel über die Lymphwege rasch resorbiert, auch solange die Wunde noch blutet. Diese Resorption wird vermißt, wenn die Wunde mit dem elektrischen Messer gesetzt wird, weil hier die Lymphgefäße im Operationsfeld verkocht werden. Dies kann bei der Operation bösartiger Tumoren genutzt werden, um eine Tumorzellverschleppung zu vermeiden.

In den Verlauf der Lymphgefäße sind regionäre *Lymphknoten* als Filterstation eingeschaltet. Dabei erreichen die zuführenden Lymphgefäße den Knoten von vielen Seiten her; im Innern bilden zahlreiche „Keimzentren" eine Abwehrfront gegen die zuführenden Lymphgefäße hin. Dagegen treten die abführenden Lymphgefäße hilusartig gemeinsam mit den Blutgefäßen aus dem Lymphknoten aus, dessen Abwehrfunktion schon aus dem anatomischen Bau abzulesen ist. Die Zahl der Lymphknoten beträgt beim Menschen etwa 400 und ist beim Neugeborenen am größten. Ob die Lymphocyten in den Lymphknoten gebildet oder ihnen auf dem Blutweg zugeführt werden, ist umstritten, jedenfalls werden sie in großem Umfang in den Lymphknoten der Lymphe zugemischt. Bei plötzlichem Verschluß des Ductus thoracicus sinkt die Lymphocytenzahl im peripheren Kreislauf auf rund ein Viertel ab.

Der *Ductus thoracicus* drainiert mehr als $^3/_4$ des Körpers, und zwar alle Gebiete mit Ausnahme des rechten Armes, der rechten Hals- und Kopfhälfte und eines Teiles des rechten Brustkorbes; diese Regionen werden von dem nur wenige Zentimeter langen Truncus lymphaticus dexter drainiert. Verletzungen des Ductus thoracicus ereignen sich bei Verkehrs- und Sportunfällen mit starkem Aufprall und brüsker Überstreckung der unteren BWS sowie durch intrathorakale Operationen; sie bewirken den Austritt der Ductus-thoracicus-Lymphe, des „Chylus", in die Pleurahöhle. Das klinische Bild ist durch einen massiven, rasch zunehmenden Pleuraerguß gekennzeichnet; die Punktion ergibt ein steriles, milchig getrübtes Exsudat, womit die Diagnose des Chylothorax gestellt ist. Die Therapie besteht in der Unterbindung des

Ductus thoracicus distal der Verletzungsstelle; geschieht oder gelingt dies nicht, so geraten die Patienten wegen der excessiven Eiweiß- und Fettverluste rasch in Lebensgefahr. Die distale Unterbindung des Ductus thoracicus dagegen wird meist ohne Schwierigkeiten vertragen, weil sich unter dem peripheren Druck der Lymphe rasch Kollateralgefäße bilden. Muß der Ductus thoracicus operativ aufgesucht werden, so erleichtern vorherige Farbstoffinjektionen sein Auffinden.

Eine *Insuffizienz des Lymphgefäßsystems* kann bedingt sein

1. mechanisch: durch narbige Schrumpfung oder Exstirpation aller regionalen Lymphknoten, durch Verlegung bei Tumormetastasierung, durch Fremdkörper (Silikose, Anthrakose) oder Parasiten (z. B. Filarien);

2. funktionell: Ein erhöhter Venendruck, z. B. bei chronischer Herzinsuffizienz, kann die Entleerung des Ductus thoracicus in die Blutbahn verhindern. Bei schlaffer Lähmung der Muskulatur einer Extremität kommt es ebenfalls zur Lymphstauung, weil die Lymphbewegung fehlt („akinetisches Ödem“).

3. Von einer *relativen Insuffizienz* spricht man, wenn die maximale Transportkapazität des Lymphapparates für den Abfluß nicht mehr ausreicht. Dies kann z. B. bei Nierenkrankheiten vorkommen, aber auch beim Ascites: Hier ist der Lymphfluß im Ductus thoracicus auf 10—12 l pro Tag erhöht. Ein Ascites kommt erst zustande, wenn der Lymphabfluß zu seiner Beseitigung nicht mehr ausreicht. Heute werden für solche Zustände Shuntoperationen zwischen Ductus thoracicus und dem Venensystem diskutiert, um die Lymphabflußleistung zu erhöhen.

Wandern Erreger in die Lymphbahnen ein, so kommt es zur Entzündung, zur *Lymphangitis und Lymphadenitis.* Jede Muskelbewegung fördert ebenso wie äußere Massage oder Einreibung den Lymphstrom zentralwärts und begünstigt so die Ausbreitung der Infektion. Daher ist die absolute Ruhigstellung eines infizierten und entzündeten Gebietes auch im Hinblick auf das Lymphsystem notwendig. Manche Erreger, wie die Streptokokken, haben eine besondere Affinität zum Lymphgefäßsystem, woraus sich der klinische Verlauf solcher Infektionen, z. B. des Erysipels, erklärt. Bei rezidivierenden Entzündungen dieser Art kann es zur Verödung des gesamten Lymphgefäßsystems einer Extremität kommen, damit zum völligen Sistieren des Lymphabstroms und zum bleibenden Ödem: Die aus der Blutbahn diffun-

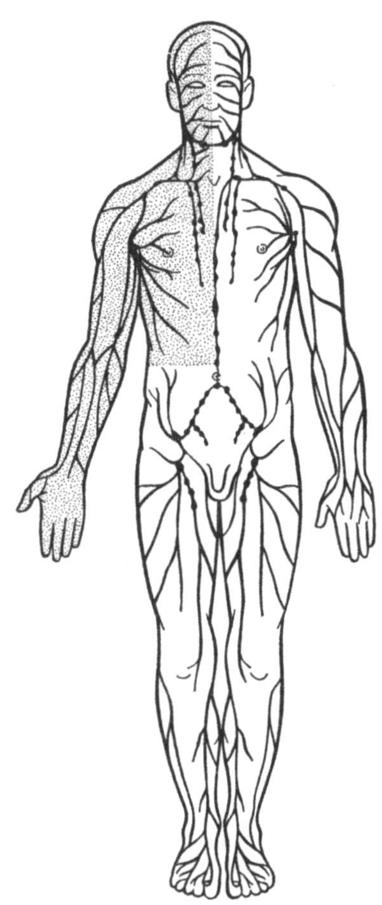

Abfluß der Lymphbahnen: Nur die rechte obere Körper- und Kopfhälfte wird vom Truncus lymphaticus dexter drainiert, die Lymphe des gesamten übrigen Körpers fließt in den Ductus thoracicus

dierten Eiweißkörper verbleiben nun in der interstitiellen Flüssigkeit, in die durch die Erhöhung des kolloidosmotischen Druckes ständig weitere Flüssigkeit nachströmt. Stagniert diese eiweißhaltige Flüssigkeit längere Zeit im Intercellularraum, so kommt es zu einer Bindegewebsvermehrung und schließlich zur narbigen Schrumpfung. In dieser Weise scheint das Lymphsystem auch am Zustandekommen mancher Organfibrosen beteiligt zu sein.

Zur *Behandlung* dieses chronischen, an den Extremitäten Elephantiasis genannten Lymphödems sind nur radikale chirurgische Methoden mit Wegnahme der Epidermis, Ausräumung des gesamten Subcutangewebes bis auf die Fascie und Wiederauflegen der entnommenen Haut erfolgversprechend. Hier bilden sich nachweislich neue Lymphbahnen aus. Indessen sind derartige Operationen für schwere Fälle vorzubehalten; in leichteren Fällen gelingt es meist, durch Kompressionsverbände (z. B. Gummistrümpfe), Hochlagerung, Massage und Muskeltraining einen erträglichen Zustand herbeizuführen.

Von den *Tumoren der Lymphgefäße* ist vor allem das Lymphangiom zu nennen, das immer angeboren und meist sofort nach der Geburt nachweisbar ist, zuweilen bilden große Lymphangiome im Halsbereich Geburtshindernisse. Da diese Tumoren zwar nicht maligne entarten, jedoch unaufhaltsam weiterwachsen, ist die baldige radikale chirurgische Entfernung ratsam; auch hier können bei nicht ganz radikaler Ausräumung lästige und auf die Dauer durch den Eiweißverlust gefährliche Lymphfisteln entstehen.

Von größter praktischer Bedeutung sind *Schwellungen der Lymphknoten:* Sie müssen stets Anlaß sein, sich nicht auf eine lokale Behandlung zu beschränken, sondern die Ursache zu erforschen, handelt es sich doch fast immer um die Folge eines anderweitigen krankhaften Geschehens. Demgemäß sind die sekundären Erkrankungen der Lymphknoten sehr häufig, die primären relativ selten. Bei der Untersuchung und für die Differentialdiagnose von Lymphknotenschwellungen ist folgende Einteilung nützlich:

1. Primäre Lymphknotenschwellungen:
Leukämische Lymphome, Lymphogranulomatose, Lympho- und Retothelsarkom.

2. Sekundäre Lymphknotenschwellungen
Unspezifisch:
a) entzündlich (durch unspezifische Erreger, am Hals z. B. durch Zahngranulome),
b) durch Fremdkörper (Anthrakose, Silikose, Filarien).

Spezifisch:
c) durch spezifische Erreger: Tuberkulose, Lues (nicht selten auch extragenital!), Lepra, Aktinomykose,
d) Viruserkrankungen: Lymphogranulom inguinale, Katzenkratzkrankheit, Scharlach, Masern, Röteln, Pfeiffersches Drüsenfieber u. a.

Neoplastisch:
Metastasen regionärer Carcinome oder Sarkome.

Neben Anamnese, Inspektion und Palpation ist in unklaren Fällen die baldige Probeexcision vorzunehmen; nur sie läßt histologisch eine eindeutige Diagnose stellen und oft überrascht der Befund, indem er die erste Manifestation einer noch nicht bemerkten Erkrankung darstellt. Eine Lymphknotenschwellung darf bis zum Nachweis ihrer Ursache niemals bagatellisiert werden.

11. Die Temperaturregulation*

Die Stoffwechselreaktionen im Warmblüterorganismus sind auf eine konstante Temperatur von 37° eingestellt. Bei einer Temperaturerhöhung von 1° wird der Stoffwechsel je nach den Ursachen bis zu 20% gesteigert. Je nach der Außentemperatur muß der Warmblüterorganismus seine Körpertemperatur durch vermehrte Wärmeabgabe oder vermehrte Wärmeproduktion konstant halten.

Beim Menschen entstehen bei völliger Körperruhe („Grundumsatzbedingungen") durch die Stoffwechselvorgänge zwangsläufig etwa 70—100 Cal pro Stunde. Bei gesteigertem Stoffwechsel, z. B. bei Muskelarbeit, werden sehr viel mehr Calorien erzeugt. Die Wärmeabgabe erfolgt über die Lunge, vorwiegend aber über die Haut. Dabei wird die Wärme konvektiv vom Kreislauf in die Peripherie verbracht. Die Wärmeabgabe durch die Haut ist um so größer, je weitergestellt die peripheren bzw. Hautgefäße sind; durch Schweißsekretion und die dabei entstehende Verdunstungskälte kann die Wärmeabgabe zusätzlich gesteigert werden.

Die Regulation der Temperatur wird durch das Wärmezentrum gesteuert. Wirklich konstant gehalten wird dabei nur die Temperatur im Körper*kern*, während die Körper*schale* je nach Außentemperatur Temperaturen wesentlich unter 37° aufweisen kann. Eine morphologische Grenze zwischen Körperkern und Körperschale besteht nicht; die Höhlen des Körpers und die inneren Organe gehören zum Kern, die Extremitäten und die gesamte Haut gehören zur Schale.

Veränderungen der Körpertemperatur können zustande kommen,

1. wenn die Regulations*mechanismen versagen*, z. B. bei zu großer Temperaturdifferenz zur Außenwelt (vor allem beim Säugling mit seiner relativ großen Körperoberfläche), bei längerem Aufenthalt in kaltem Wasser oder bei Versagen des Kreislaufs, z. B. im Schock, nach schweren Traumen wie Crush-Verletzungen und nach Verbrennungen,

2. wenn das Regulations*zentrum* gelähmt oder gedämpft ist, etwa durch Narkose, und

3. wenn das Wärmezentrum auf einen anderen „*Sollwert*" eingestellt ist; dies führt zum Fieber. Das neu eingestellte Temperaturniveau versucht der Körper zunächst durch Drosselung der Wärmeabgabe (periphere Vasokonstriktion) aufzubauen; genügt dies nicht, so muß vermehrt Wärme produziert werden, was durch Muskelarbeit (Muskelzittern, im Extremfall Schüttelfrost) geschieht.

Fieber behandelt man pharmakologisch mit Mitteln, die am Wärmezentrum angreifen oder das Wärmezentrum durch eine allgemeine Dämpfung des ZNS mitlähmen. Gleichzeitig kann man durch physikalischen Wärmeentzug (feuchte Wickel, Eisbeutel) für einen rascheren Abtransport der Wärme sorgen. Physikalische Küh-

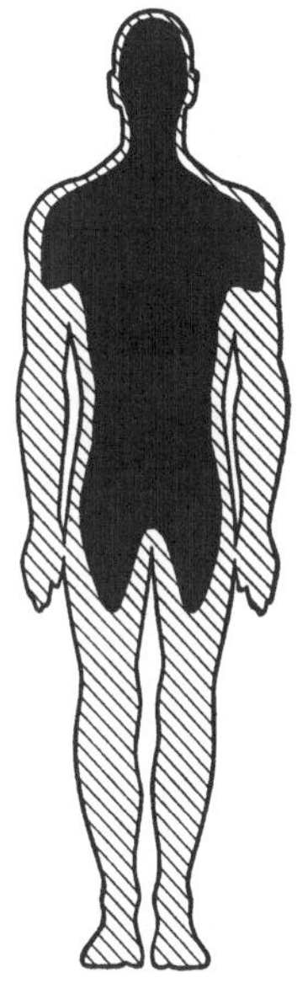

Schematische Darstellung von Körperkern und -schale: Nur der Körperkern ist homoiotherm, die Körperschale ist in weiten Grenzen poikilotherm und in ihrer Ausdehnung sehr stark von der Außentemperatur abhängig

---

* Lit. 27

lung wirkt jedoch nur, wenn die peripheren Gefäße weitgestellt sind. Notfalls muß dies erzwungen werden, etwa durch Hydergin, Alkohol oder Narkotica.

Die Therapie der Hyperthermie im Schock erfolgt durch Auffüllung des zirkulierenden Blutvolumens und damit Aufhebung der Kreislaufzentralisation bzw. Wiederherstellung der Hautdurchblutung. Besteht eine allgemeine Unterkühlung, etwa infolge langen Verweilens in sehr kalter Außentemperatur, so muß unter gleichzeitigem Volumenersatz eine rasche Wiederaufwärmung durch Wärmezufuhr von außen erfolgen (z. B. Verbringung in ein warmes Bad). Auch hierbei werden medikamentös die peripheren Gefäße erweitert.

Eine gezielte Hypothermie wird bei solchen Operationen angewandt, bei denen eine vorübergehende Minderdurchblutung lebenswichtiger Organe wie Herz, Gehirn oder Niere zu erwarten ist; bei Senkung der Temperatur wird diese länger ertragen. Die heute angewandten Temperaturen liegen meist nicht wesentlich unter 30 °C; sie gestatten jedoch eine totale Unterbrechung der Blutzirkulation von etwa 10 Minuten Dauer und damit kurzdauernde Eingriffe am offenen Herzen (S. 37).

Im Gegensatz zur Unterkühlung und Überwärmung entstehen Erfrierungen und Verbrennungen durch lokale Einwirkung von Temperaturen, die sich nach oben oder unten erheblich von der Körpertemperatur unterscheiden. Dabei kommt es nicht zu einer Störung des allgemeinen Wärmegleichgewichts, sondern die Zellverbände am Ort der Einwirkung werden reversibel oder irreversibel geschädigt (s. S. 130 ff.).

Verletzungen und ihre Folgen für den Organismus

Die traumatische Durchtrennung von Gewebsverbänden bezeichnet man als *Wunde*, wenn Haut oder Schleimhäute eröffnet sind (Vulneratio aperta). Sind Haut und Schleimhäute unversehrt, so spricht man von einer „geschlossenen" oder „stumpfen" Verletzung (Vulneratio occlusa).

1. Die Wunde *

Eine mechanische Durchtrennung von Haut oder Schleimhaut kommt unfallbedingt durch gewaltsame äußere Einwirkung oder planmäßig im Rahmen eines operativen Eingriffs zustande. In beiden Fällen gilt die ärztliche Bemühung dem gleichen Ziel: Die Wund*heilung* soll möglichst störungsfrei verlaufen. Auf der Fähigkeit des Körpers zur Wundheilung basiert die operativ-chirurgische Arbeit, wobei der Heilungsvorgang nicht induziert oder beschleunigt, sondern nur vor Störungen jeder Art geschützt werden kann. So besteht der Unterschied zwischen einer unfallbedingten und einer iatrogen gesetzten Wunde hauptsächlich darin, daß im ersten Fall die Therapie erst *nach* Entstehung der Wunde einsetzt, während im zweiten Fall schon eine *Vorsorge* gegen Störfaktoren getroffen werden kann.

Im einzelnen sind, wichtig für Behandlung wie Prognose, folgende Formen zu unterscheiden:

1. Die *Excoriation* ist eine Abschürfung der Epidermis ohne Mitverletzung des Unterhautgewebes.

2. Die *Schnittwunde* entsteht durch Einwirkung scharfer Gegenstände. Sie zeigt glatte, gerade Wundränder mit geringer Gewebszerstörung und eine starke Blutung, weil alle im Schnittgebiet liegenden Blutgefäße scharf durchtrennt sind. Ihre Heilungstendenz ist gut. Hat die schneidende Gewalt das Gewebe schräg getroffen, so resultiert eine Lappenwunde; wird auch die letzte Gewebsbrücke noch durchtrennt, so kommt es zum *Defekt*.

3. *Platz-, Riß- oder Quetschwunden* infolge stumpfer Gewalteinwirkung entstehen, wenn Haut, Schleimhaut oder Serosa über ihre Elastizitätsgrenze hinaus beansprucht werden. Derartige Verletzungen zeigen gezackte, unregelmäßige Ränder mit Beteiligung des umliegenden Gewebes und bluten relativ wenig, weil die Blutgefäße dehnbarer sind und daher besser erhalten bleiben als die übrigen Gewebe, außerdem werden sie durch die Quetschung verschlossen. Platzwunden über Knochengewebe,

---

* Lit. 21, 42, 52

das nicht nachgeben und ausweichen kann (Tibiakante, Schädelkalotte), ähneln Schnittwunden.

4. Eine *Stichwunde* entsteht, wenn ein spitzer Gegenstand mehr oder weniger tief ins Gewebe eindringt. Äußerlich entspricht die Wundgröße nur dem Durchmesser des Instruments, die Tiefe kann nicht abgeschätzt werden. Daher besteht hier immer die Gefahr der unbemerkten Mitverletzung von Gefäßen, Nerven und inneren Organen sowie der Eröffnung von Körperhöhlen und Gelenken.

Biß- und Schußwunden sind prognostisch ungünstig, weil sie oft eine Kombination von primärer Infektion und ausgedehnter Devitalisierung von Gewebe und damit anaerobe Nährbodenbedingungen für die Infektion bieten.

Bei den Körperhöhlen (Bauch-, Brust-, Schädelhöhle, Gelenke) spricht man von *stumpfer* Verletzung, wenn die Höhle geschlossen blieb, von *Penetration*, wenn der verletzende Gegenstand die Haut durchdrungen und die Höhle eröffnet, und von *perforierender* Verletzung, wenn er ihn an anderer Stelle wieder verlassen hat, z. B. ein Geschoß.

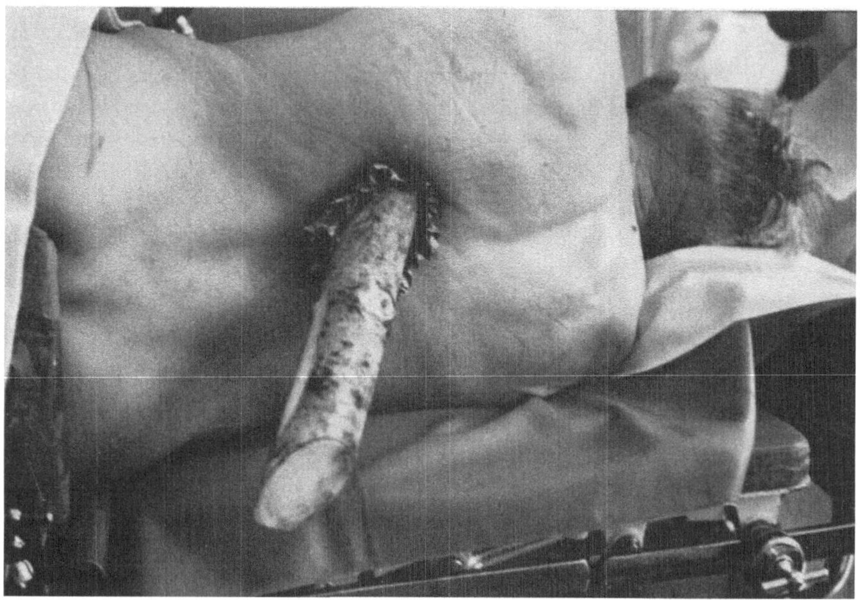

Pfählungsverletzung: Beim Holzfällen war einem 63jähr. Waldarbeiter ein Baumstamm von hinten durch den Thorax gedrungen und hatte ihn auf der Erde festgespießt. Man sieht die Kleidungsstücke des Verletzten, die mit in die Wunde gedrungen waren! Nach operativer Entfernung des Pfahles und Versorgung der Lungenverletzung erholte sich der Patient, er konnte nach 3 Wochen nach Hause entlassen werden (Chirurg. Univ.-Klinik Freiburg)

Ein Sonderfall ist die „Pfählungsverletzung", wenn ein (meist stumpfer) Gegenstand tief in den Körper eindringt und hier in situ steckenbleibt.

Die *Form der Wunde* ist nicht nur von der Art der einwirkenden Gewalt, sondern auch von der Beschaffenheit der betroffenen Hautregionen abhängig, vor allem von ihren Spaltlinien: Liegt die Verletzung quer zu den Spaltlinien, so klafft die Wunde weit, liegt sie parallel zu ihnen, so bleiben die Wundränder aneinander gelagert. Dies beeinflußt auch die Prognose, denn ein Klaffen der Wunde öffnet der Besiedlung mit

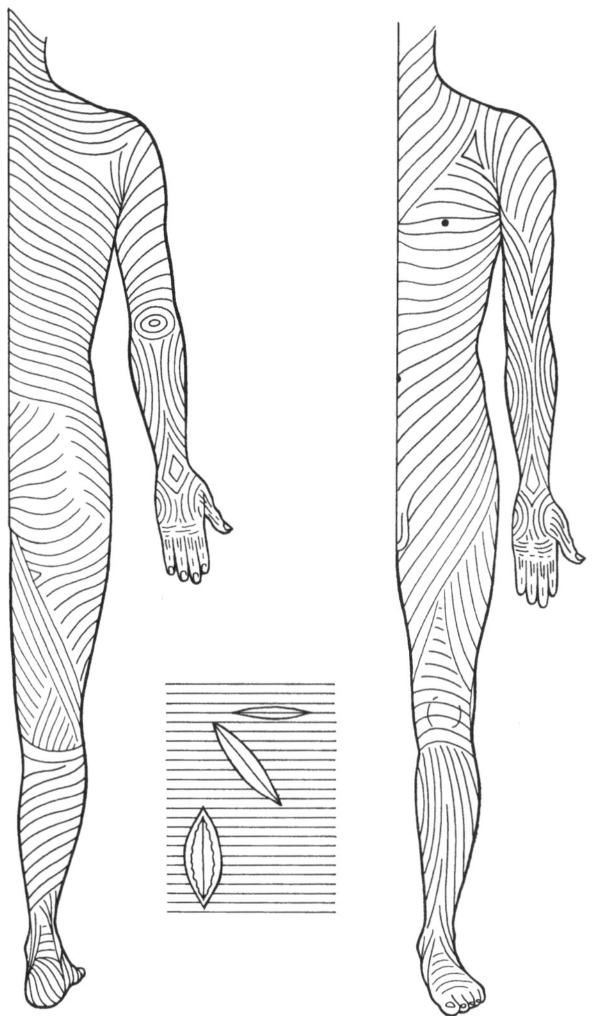

Die Spaltlinien der Haut, links hintere, rechts vordere Körperhälfte. Bei Hautschnitten in der Querrichtung zu den Spaltlinien (Mitte unten) steht die Wunde unter Zug und klafft, bei schrägem Verlauf zu den Spaltlinien ist dies weniger der Fall (Mitte). Liegt die Schnittführung parallel zu den Spaltlinien (Mitte oben), so adaptieren sich die Wundränder von selbst aneinander

Keimen den Weg; außerdem entwickeln sich breite, unschöne Narben und über Gelenken Kontrakturen.

2. Wundheilung

Nach dem Setzen einer Wunde findet man als erstes im Wundspalt Gewebstrümmer und Blut. Durch die aus den Zelltrümmern und dem Blut freiwerdende Thrombokinase wird Fibrin ausgefällt, aus den Lymphspalten tritt Lymphe und aus den Capillaren treten Leukocyten in die Wunde aus. Der Fibrinniederschlag verklebt die Wundränder mechanisch wie Leim zwei Holzstücke, so daß rasch ein Schutz gegen Infektionen von außen vorhanden ist, falls die Wunde nicht zu weit klafft. Nach Abräumung der Gewebstrümmer durch die zelligen Elemente wachsen Capillaren in die

Fibrinschicht ein, durchsetzen sie und vereinigen sich mit den Capillaren, die von der anderen Seite her einsprossen. An der Oberfläche der Wunde wachsen die Epithelschichten unter Zellneubildung zusammen und schließen diese „*primäre*" Wundheilung (sanatio „per primam" intentionem) innerhalb von 6—8 Tagen ab.

Die *sekundäre* Heilung (sanatio „per secundam" intentionem) von Wunden, deren Ränder aus irgendwelchen Gründen klaffen, ist von der primären Heilung dadurch unterschieden, daß die Capillarsprossen keinen Anschluß an die andere Seite gewinnen können. Sie werden als feinkörnige Wärzchen („Granulationen") in der Tiefe der Wunde sichtbar und bilden in ihrer Gesamtheit einen Schutzwall der Wundoberfläche, den Bakterien in der Regel nicht durchdringen können. Reicht die zellige und fermentative Trümmerbeseitigung nicht aus, z. B. bei Vorhandensein größerer Gewebsnekrosen, so wird das abgestorbene Gewebe am Übergang zum durchbluteten und gesunden durch Leukocytenwälle demarkiert und sequestriert. Erst wenn die ganze Wunde frei von Nekrosen und überall von frischem Granulationsgewebe ausgekleidet ist, bezeichnet man sie als „sauber", und der Weg für die Epithelüberkleidung vom Rande her ist frei.

Gesunde Granulationen sind derbkörnig, prall mit Blut gefüllt und tiefrot, ihre Oberfläche ist feucht und glänzend. Sie resorbieren nicht, im Gegenteil sezernieren sie eine lymphähnliche, gelbliche, ferment- und leukocytenreiche Flüssigkeit („pus bonum et laudabile"), die bactericid wirkt und auch mechanisch die neugebildeten Gewebsflächen reinigt und Gewebsnekrosen fermentativ abbaut. Kranke Granulationen wirken blaß, speckig, glasig-geschwollen, oft bläulich, was auf eine venöse Abflußstörung hinweist, das Wundsekret ist dünn und spärlich. Überschießende Granulationen („Caro luxurians") kommen durch lokale Reizung zustande.

Im übrigen ist für alle diese Vorgänge die Kenntnis der Entzündung wichtig.

3. Die Entzündung

Entzündung nennt man eine Gewebsreaktion auf äußere Reize. Sie kann durch mechanische (Schlag, Quetschung), physikalische (Hitze, Kälte, energiereiche Strahlen) oder chemische Einwirkungen, durch Mikroorganismen (Viren, Bakterien, Pilze), aber auch durch das Zusammentreffen eines Antigens mit einem Antikörper im Rahmen einer allergisch-hyperergischen Reaktion ausgelöst werden. Der Entzündungsvorgang läuft fast unabhängig vom auslösenden Reiz gleichförmig ab: Mindestens in den Anfangsstadien ist weder vom klinischen noch vom histologischen Bild her ein sicherer Schluß auf die Natur des auslösenden Agens möglich. Die Fähigkeit zur entzündlichen Reaktion hat *nur das Bindegewebe*.

Die *klinischen Symptome der Entzündung* sind subjektiv wie objektiv faßbar: Das entzündete Gebiet wird heiß *(Calor)* und rötet sich *(Rubor)*, es schwillt infolge des Gewebsödems an *(Tumor)*, es schmerzt *(Dolor)* und wird daher reflektorisch ruhiggestellt *(Functio laesa)*, um weitere Schmerzen zu vermeiden. Diese fünf Kardinalsymptome der Entzündung waren schon der antiken Medizin (Celsus, Galen) geläufig und bilden noch heute das Fundament jeder chirurgischen Diagnostik.

Im *Ablauf der Entzündung* ist noch vor sichtbaren morphologischen Veränderungen eine lokale Senkung des pH nachweisbar. In den ersten Stunden sind die Entmischung der Grundsubstanz, Schwellung und Basophilie der Fibrocyten und Gefäßendothelien als Zeichen einer gesteigerten Zellaktivität, die Aufquellung der kollagenen Fasern, beginnende Phagocytose und vor allem die Enzymaktivierung kennzeichnend, ferner lokale Durchblutungsstörungen (Hyperämie, Stase und Thrombose). Die Hyperämie entspricht einer Erweiterung des Capillarnetzes, gleichzeitig verlangsamt sich aber die Stromgeschwindigkeit und es kommt zur Stase des Blutes. Neben der Hyperämie spielt für die Erwärmung des Entzündungsgebietes auch die Beschleunigung der Stoffwechselvorgänge eine Rolle. Sauerstoffmangel wirkt sich auf den Entzündungsablauf ungünstig aus; ein durchblutungsgestörtes Gebiet zeigt eine schlechte Heilungstendenz.

Weiterhin tritt Blutflüssigkeit in das Interstitium aus (Liquor- und Plasmadiapedese); es bildet sich ein Netzwerk von Fibrin, das die Lymphbahnen blockiert und die Ausbreitung von Infektionserregern verhindert. In den entzündlichen Exsudaten sind Stoffe enthalten, die nach Injektion in gesundes Gewebe Entzündungsreaktionen hervorrufen (MENKIN). Die chemische Identifizierung dieser Stoffe ist noch nicht abgeschlossen; sicher spielen proteo- und autolytische Vorgänge eine wichtige Rolle: MENKIN wollte die *Proteolyse* den fünf klassischen Kardinalsymptomen als sechstes hinzufügen.

Möglicherweise liegt der Startplatz der Entzündungsreaktion in den Lysosomen, enzymbeladenen Einschlüssen von Extracellulärflüssigkeit in den Zellen, aus denen durch Schädigungen Hydrolasen (z. B. Kininogenasen) und basische Polypeptide freigesetzt werden. Waren die Lysosomen bei Eintritt des Entzündungsreizes bereits entspeichert, so gibt es keine oder nur eine stark abgeschwächte Entzündungsreaktion. Wichtige Depots entzündungsaktiver Substanzen sind die vorwiegend entlang den Gefäßen lokalisierten *Mastzellen,* aus ihnen wird Histamin und Serotonin sowie Heparin (Heparin macht $^1/_3$ ihres Trockengewichtes aus!) freigesetzt. Sind keine Mastzellen vorhanden oder, z. B. durch die Einwirkung von Histaminliberatoren, entleert, so verläuft die Entzündung anders. Die biologisch aktiven Stoffe wirken im ganzen im Entzündungsgebiet so, daß die kurzwirkenden (z. B. Histamin) die Entzündung einleiten, die langwirkenden (z. B. basische Polypeptide) sie unterhalten.

Die Struktur der beiden wichtigsten Peptide, des Kallidins und des Bradykinins, ist heute bekannt: Beim Bradykinin handelt es sich um ein Nonapeptid, das an seinen beiden Enden die basische Aminosäure Arginin trägt. Das Kallidin ist ein Decapeptid, das ein um die basische Aminosäure Lysin verlängertes Bradykinin darstellt. Der Entzündungsschmerz wird wohl zum Teil durch die Kinine verursacht, die nächst dem Serotonin zu den stärkst wirksamen Schmerzsubstanzen des Organismus gehoren.

Histamin steigert die Durchlässigkeit der Endstrombahn, indem es die Arteriolen erweitert und die Venolen verengt, so daß Capillardruck und Capillarfiltration ansteigen und ein lokales Ödem entsteht. Ähnliche, nur längerdauernde Wirkungen auf die Gefäßpermeabilität zeigen die aus Vorstufen freigesetzten *Kinine* (z. B. Bradykinin). Sie entstehen nach heutigen Kenntnissen durch Einwirkung von proteolytischen Enzymen, wie sie beispielsweise das Trypsin und das bereits physiologischerweise im Plasma vorkommende Plasma-Kallikreinogen darstellen, auf im Blut und Interstitium normalerweise bereits vorhandene Eiweißkörper der α_2-Globulinfraktion. Es gibt verschiedene Hinweise dafür, daß besonders das Plasma-Kallikreinogen bei der Entzündung aktiv wird und die permeabilitätserhöhenden Substanzen Kallidin und Bradykinin freisetzt. Die entzündeten Gewebspartien erleiden somit Veranderungen ihres physikalisch-chemischen Milieus: Anstieg des osmotischen Drucks, Gewebsödem, Proteolyse (die nur bei saurem pH meßbar ist!) und Acidose sind kennzeichnend.

Weiter spielen für die Entzündung Faktoren eine Rolle, welche die Emigration von Leukocyten aus der Blutbahn („Leukotaxine") fördern. Im Blutstrom werden die

Leukocyten zuerst randständig, die basischen Polypeptide induzieren eine „Anheftung" der Leukocyten an der Gefäßwand. Granulocyten und Monocyten schieben Pseudopodien zwischen die Endothelzellen und ziehen den Zelleib nach; diese *Leukodiapedese* ist im Mikroskop direkt verfolgbar. Die Leukocyten besitzen unter den Entzündungszellen das größte Spektrum proteolytischer Enzyme und vermögen große Eiweißmoleküle, wie sie im Fibrin vorliegen oder beim Abbau zerstörter Zellen entstehen, in Bruchstücke zu zerlegen; daneben enthalten sie auch Nucleasen, die den Abbau von Polynucleotiden bewirken. Im Rahmen dieser leukocytären Infiltration des Entzündungsgebietes werden eingedrungene Mikroben von den Zellen aufgenommen, vor allem in Gegenwart von Antikörpern (Opsoninen), welche die Oberfläche der Bakterien bedecken, „griffiger" machen und so die *Phagocytose* beschleunigen. In der Euglobulinfraktion des Serums findet sich bereits im Ruhezustand ein Eiweißkörper, das Properdin, das wie ein Antikörper wirkt. Es soll in Verbindung mit dem Komplement und Magnesium an der Zerstörung und Ausschaltung von Bakterien und Viren beteiligt sein. Durch Mechanismen, über die weiter unten berichtet wird, können manche Bakterien entgegen diesen körpereigenen Abwehrmechanismen sich ins Gewebe ausbreiten. Bei starker Gefäßwandschädigung wandern auch Erythrocyten ins Gewebe aus (Erythrodiapedese) und es kommt zur extra- und intravasalen Hämolyse, wodurch schwere Infektionen wie Pest, Milzbrand und Gasbrand charakterisiert sind.

Größere Leukocytenansammlungen, vermischt mit nekrotischen Gewebstrümmern, manifestieren sich als „*Eiter*". Eine Eiteransammlung in vorgebildeten Hohlräumen des Körpers, z.B. in Gelenken, in der Pleurahöhle, in Hohlorganen wie Appendix oder Gallenblase, nennt man *Empyem*, an nicht präformierten Stellen im Gewebe *Absceß*. Eine Eiteransammlung beweist keineswegs, daß eine Infektion vorausgegangen sein muß: Die lokale Entzündung, Gewebsreaktion und Eiteransammlung kann z.B. durch chemische Reize, wie Injektion stark reizender Medikamente ins Gewebe, verursacht sein („Spritzenabsceß"), der Eiter ist dann *steril*.

Sobald die örtliche Entzündung eine gewisse Dauer und Ausdehnung überschreitet, vor allem aber, wenn die lokale Abdichtung des Entzündungsherdes mangelhaft ist und die durch Proteolyse im Entzündungsgebiet freigesetzten Stoffe in die Blutbahn gelangen, treten *Allgemeinsymptome* auf, es kommt zur „allgemeinen Entzündungsreaktion". Sie ist durch Fieber, Beschleunigung der Blutsenkungsgeschwindigkeit, Leukocytose und Linksverschiebung der Granulocyten, Kreislaufsymptome und vegetative Umschaltungen im Sinne des „allgemeinen Adaptationssyndroms" (SELYE) charakterisiert. Ferner treten Bluteiweißverschiebungen (Globulinvermehrung) und Veränderungen der Kupfer-Eisen-Relation im Blutserum (Vermehrung des Kupfers, Verminderung des Eisens) auf.

Da die Injektion pyrogener Stoffe erst nach einer Latenzzeit von 30—60 min Fieber erzeugt, die Injektion von Leukocytenextrakten dagegen sofort, ist zu schließen, daß exogene Pyrogene erst sekundär aus den Leukocyten ein endogenes Pyrogen freisetzen und erst dieses die thermoregulatorischen Zentren im ZNS beeinflußt.

Hemmend wirken auf alle Entzündungsvorgänge die Glucocorticoide der Nebennierenrinde; ihre antiphlogistische Wirkung besteht vor allem in der Permeabilitätsherabsetzung und Hyaluronidasehemmung, wodurch auch die Leukocytenemigration gehemmt wird. Unter Cortisonmedikation kann eine allgemeine Abwehrschwäche gegen Infektionen resultieren, die gerade bei chirurgischen Krankheitsbildern den Kranken schwer gefährden kann. Aber auch andere hormonelle und nervöse Faktoren zeigen Auswirkungen, z.B. das Schilddrüsenhormon (Myxödemkranke zeigen eine stark verzögerte und verminderte, hyperthyreote Kranke eine gesteigerte Entzündungs- und Allergiebereitschaft). Derartige unspezifische Veränderungen der Entzündungsbereitschaft bezeichnet man als *Allophlogistie* (HEILMEYER). So dauern bei gleichzeitigen chronischen Infektionskrankheiten (z.B. Tuberkulose) Entzündungsabläufe länger, bei gleichzeitigen akuten Infektionen kürzer. Ebenso gibt es das Aufflackern latenter Entzündungen unter akuten Infekten (Appendicitis bei Angina tonsillaris).

Da die Entzündung eine uniform ablaufende Reaktion auf Reizwirkungen vielfältigster Art darstellt, ist keine lokale oder allgemeine „entzündungshemmende" Therapie eine echte Behandlung der zugrunde liegenden Erkrankung oder deren Ursache: Sie kann stets nur eine symptomatische Behandlung *eines Symptoms einer Erkrankung*, eben der Entzündung, sein.

4. Die Vernarbung

Bis etwa zum Ende des zweiten Tages nehmen im Entzündungs- bzw. Wundgebiet die katabolen Vorgänge (Proteolyse), die Acidose und die Kollagendenaturierung weiter zu. Allmählich kommt es aber auch zur Zellproliferation und vom dritten bis sechsten Tag zur Fasersynthese und zum Einsprossen neuer Blutgefäße ins Entzündungsgebiet, parallel dazu nehmen Mastzellen und Fibroblasten zu. Diese Vorgänge sind sehr stoffwechselaktiv, was die Wundheilungsstörungen bei Eiweißmangel verständlich macht. Im weiteren Verlauf nimmt der Wassergehalt des Gewebes wieder ab, was sich klinisch als Abschwellung manifestiert. Je nach Art des zugrunde liegenden Prozesses kommt es schließlich zur Restitutio ad integrum oder zur narbigen Ausheilung.

Die Dauer vom Beginn bis zum Endstadium und die Art des Ausgangs hängen von der Art der Erkrankung, aber auch von der Behandlung ab. War die Wunde adaptiert bzw. vernäht worden und hatte sich keine Infektion ausgebildet, so kommt es zur primären Wundheilung. Auch in diesem Fall hat die Wunde bis zum vierten Tag keinerlei Festigkeit, am achten Tag jedoch schon in beträchtlichem Ausmaß. Nach dem 14. Tag kann eine Wunde bzw. Narbe nahezu voll durch Zug belastet werden.

Bei Sekundärheilung bewirkt den endgültigen Wundschluß neben der beschriebenen Gewebsneubildung die Gewebskontraktion. Sie kommt dadurch zustande, daß die Eiweißkörper unter Flüssigkeitsabgabe dichter zusammentreten. Bei Wunden mit beweglichen Rändern (z.B. an der Bauchhaut) können sich große Lücken auf diese Weise schließen. Nur zum viel geringeren Teil erfolgt im Verlauf der Gewebsneubildung eine Epithelisation von den Rändern des Defektes her oder von erhalten gebliebenen Hautanhangsgebilden aus. Wunden mit starren Rändern und an Körperstellen, an denen eine wesentliche Kontraktion nicht möglich ist, z.B. an den Extremitäten, schließen sich daher sehr viel langsamer.

Eine schlechte Heilung von Wunden kann allgemeine oder lokale Ursachen haben. Es ist falsch, ohne eine genaue Diagnosestellung mit Salben, Bestrahlungen oder gar Chemotherapie zu experimentieren. Als Allgemeinursachen kommen in

erster Linie Eiweißmangel, Anämie und Vitaminmangelzustände in Betracht. Viel
häufiger sind jedoch lokale Störungen, etwa seltenere Infektionen wie die Wunddiphtherie, oder aber, am häufigsten, nicht erkannte Fremdkörper in der Tiefe der
Wunde (Holz- oder Metallsplitter, zurückgebliebene Operationstupfer) oder Weich-
teilnekrosen in tiefen Wundtaschen. Auch eine Osteomyelitis mit einer in der Tiefe
der Wunde liegenden, nicht sichtbaren Fistel und ebenso ein maligner Tumor ist

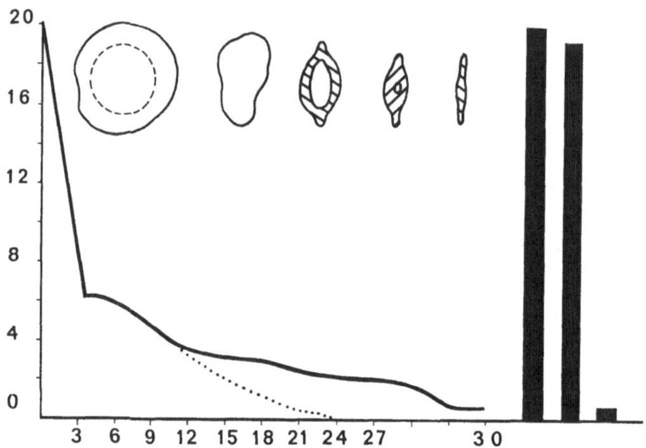

Ein Hautdefekt vergrößert sich zunächst (links oben) durch den Zug der Wundumgebung in Richtung der Spaltlinien. Anschließend verkleinert er sich durch Wundkontraktion (ausgezogene Kurve)
und Epithelialisierung (gestrichelte Kurve und schraffierte Flächen). Nach endgültiger Abheilung
ist vom ursprünglichen Defekt (linke Säule) der größte Teil durch Kontraktion (mittlere Säule),
und nur ein minimaler Teil durch Epithelisation (rechte Säule) geschlossen. Diese Verhältnisse
gelten nur für Wunden mit beweglichen Rändern! (nach HEGEMANN)

stets zu erwägen. Eine frühzeitige Probeexcision ist anzuraten, sie liefert oft wichtige
Hinweise und schadet bei negativem Befund nicht. Bildet sich am Wundrand aus-
gedehntes Narbengewebe, so ist eine Epithelisierung im weiteren Verlauf praktisch
unmöglich, man spricht nun vom „Narbenulcus". Hier hilft nur eine chirurgische
Behandlung, etwa in Form einer Excision mit Deckung des Defektes durch freie oder
gestielte Hautplastik.

Hat sich das zell- und gefäßreiche, faserarme Bindegewebe in ein zell- und gefäß-
armes, an kollagenen Fasern reiches Bindegewebe umgewandelt, so spricht man von
einer „Narbe". Der Hautnarbe fehlt die Pigmentierung, sie ist von fester, oft fast
knorpeliger Konsistenz, frei von Hautanhangsgebilden und ohne Sensibilität. Die
frische Narbe erscheint wegen ihres Reichtums an Gefäßen zunächst rot. Durch
Abbau von Gefäßen und Rückgang der zelligen Proliferation kommt es langsam zur
blaß-weißen Verfärbung. Im Lauf von Wochen und Monaten sprossen in die frische
Narbe auch Nervenendigungen ein und die zunächst anaesthetische Narbe wird
allmählich berührungs- und schmerzempfindlich, zuweilen sogar hyperaesthetisch.
Mit der Austrocknung und Zellverarmung des zunächst noch lockeren Granulationsgewebes geht eine Schrumpfung von mehr als $1/_3$ seines Volumens einher. Überschießende Narbenbildung wird als Keloid bezeichnet und kann kosmetisch sehr
störend wirken. Die starke Schrumpfungstendenz der Narben kann, vor allem im
Bereich von Gelenken oder anderen beweglichen Körperteilen, z.B. am Hals, zu

Funktionseinschränkungen, sogenannte „Narbenkontrakturen" führen. Hier sind oft plastische Eingriffe, wie Z-förmige Verlängerungen, oder Excision des Narbengewebes mit nachfolgender autoplastischer Hautdeckung notwendig, um die Funktion zu verbessern oder wieder herzustellen.

5. Die Wundbehandlung

a) Versorgung von Gelegenheitswunden

Ziel jeder Wundbehandlung ist die Verhütung einer Infektion, die Wiederherstellung der Funktion und ein gutes kosmetisches Ergebnis. Diese Forderungen lassen sich nur verwirklichen, wenn ein spannungsloser, exakter Verschluß der Haut erreicht wird, der allein eine primäre Wundheilung ermöglicht. Dabei muß aber vermieden werden, daß unter der nunmehr verschlossenen Haut Schmutzpartikel und Infektionserreger im Gewebe verbleiben, wo sie einen günstigen Nährboden, u.U. sogar anaerobe Verhältnisse, vorfinden und zu Komplikationen (Abszeß, Phlegmone, Sepsis, bei anaerobem Wachstum Tetanus und Gasbrand) führen können.

Jede frische Gelegenheitswunde ist als infiziert zu betrachten. Das Ziel, diese infizierte (septische) in eine nichtinfizierte (aseptische) Wunde zu verwandeln und damit den primären Wundverschluß zu ermöglichen, verfolgt die Friedrichsche Wundausschneidung: Nach Möglichkeit werden die Wundränder so im Gesunden ausgeschnitten, daß kein primär geschädigtes Gewebe mehr verbleibt und die Wunde wie eine aseptisch gesetzte Operationswunde weiterbehandelt werden kann; dies ist jedoch nur innerhalb der ersten 6—8 Std nach der Verletzung möglich.

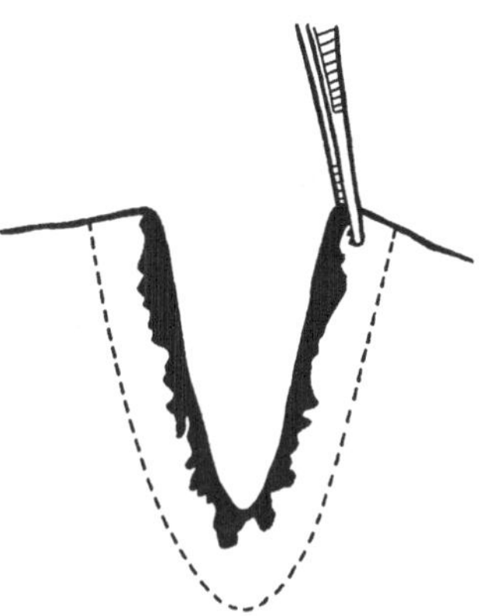

Wundausschneidung nach FRIEDRICH: Das gesamte infizierte Gewebe wird im Gesunden excidiert

In praxi scheitert dieses Vorgehen sehr oft an der Größe, Tiefe oder Verschmutzung der Wunden, am Zeitfaktor oder am Freiliegen von Organen (Nerven, Gefäße, Knochen, Sehnen), die nicht mitexcidiert werden können. Sparsam muß die Excision aus kosmetischen Gründen im Gesicht (Gefahr der narbigen Verziehung von Mund- und Augenöffnungen!) und aus funktionellen Gründen an der Hand geschehen. Bei glattrandigen Verletzungen an gut durchbluteten Körperstellen (Gesicht, Kopfschwarte) kann zuweilen auf die Excision verzichtet werden. *Unbedingt primär verschlossen werden müssen* perforierende Verletzungen der Schädel-, Brust- und Bauchhöhle sowie aller Gelenke, ferner Wunden, in deren Tiefe Gefäße, Nerven, Sehnen oder Knochen (besonders offene Frakturen) freiliegen. *Unbedingt offenzulassen* sind auch *nach* sorgfältiger Wundausschneidung (!) viele Stich- und Schuß-, vor allem aber Bißwunden, weil hier eine erhöhte Erregervirulenz angenommen werden muß (s. S. 148).

Es gibt daher kein absolut gültiges Schema der Wundversorgung. Im Zweifelsfall (vor allem unter Katastrophen- und Kriegsbedingungen) ist es besser, eine Wunde offen zu behandeln oder eine verzögerte Naht vorzubereiten, als den primären Verschluß zu erzwingen, was unter Umständen das Leben des Kranken kosten kann. Kann eine Wunde nicht offengelassen werden, z.B. aus kosmetischen Gründen im Gesicht, so wird bis an die tiefste Stelle der Wunde *ein Drain* (Gummirohr, Handschuhlasche oder dergleichen) eingelegt und die Wunde darüber verschlossen. Entwickelt sich nun eine Infektion, so hat der Eiter Abfluß nach außen und der Prozeß greift nicht auf die Umgebung über.

Keinesfalls darf unter Spannung genäht werden: Hautnekrosen, die bei starkem Zug oder starker Spannung der Naht fast unvermeidlich sind, begünstigen nicht nur eine Infektion, sondern verderben auch das kosmetische Resultat. Besteht ein

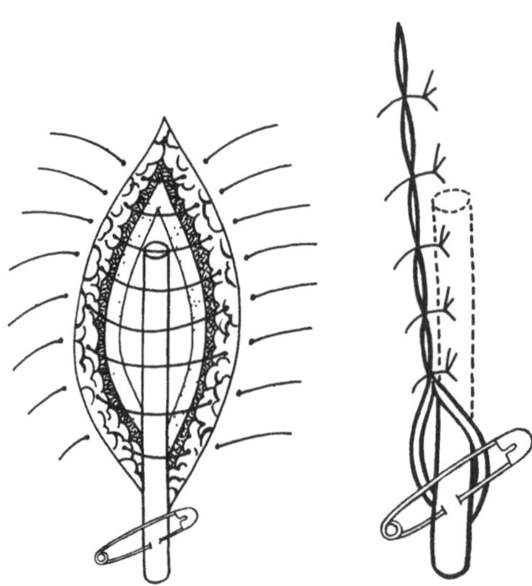

Drainage einer infizierten Wunde, die genäht werden muß: Ein Gummirohr wird in die Tiefe der Wunde eingelegt (links) und die Gewebsschichten über ihm verschlossen. Das in der Wunde liegende Rohr muß mit einer Sicherheitsnadel armiert sein (rechts), damit es nicht in der Wunde verschwinden kann

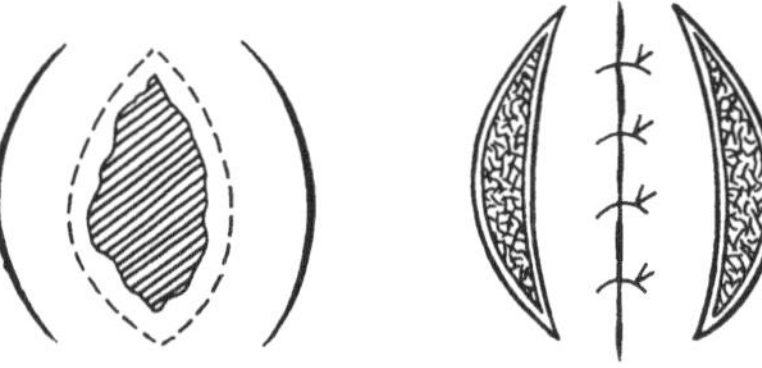

Wunden dürfen nicht unter starker Spannung (z. B. nach ausgiebiger Wundrandexcision, oder bei Hautdefekten) vernäht werden (links). Es werden seitliche Entlastungsschnitte angelegt (rechts), die nach spannungsfreiem Wundverschluß entweder primär mit freien Hauttransplantaten gedeckt oder sekundär plastisch versorgt werden

größerer Hautdefekt, so muß entweder durch Entlastungsschnitte an anderen Stellen die Spannung verringert oder die Lücke durch freie oder gestielte Hauttransplantationen geschlossen werden (s. S. 141).

Zum Wundverschluß können an Körperregionen mit dünner, nicht unter Spannung stehender Haut *Klammern* verwendet werden (z.B. an Hals oder Unterbauch). Im übrigen werden *Nähte* gelegt, die im Gesicht am 5. Tag, an allen anderen Regionen nicht vor dem 8. Tag entfernt werden. Bei älteren Patienten und an den Extremitäten, vor allem aber, wenn auch nur die geringste Spannung besteht, entfernt man die Nähte erst später (10.—12.—14. Tag).

b) Nahttechnik an verschiedenen Geweben

Als Nahtmaterial kommen die *resorbierbaren* Catgutfäden vor allem für das Subcutangewebe und für Schleimhautnähte, die nicht resorbierbaren Fäden aus Seide, Zwirn oder Kunststoffen (z.B. Nylon) für Haut, Sehnen oder Fascien zur Anwendung. Alle derartigen Fäden werden für verschiedene Zwecke in unterschiedlichen Stärken geliefert. Neben den gewöhnlichen Nadeln mit Öhr empfehlen sich für die Naht empfindlicher Gebilde die sogenannten atraumatischen Nadeln, deren Ende stufenlos in den Faden übergeht, so daß die Stichöffnung der Na-

-del nicht größer ist als der nachfolgende Faden. Müssen Nähte unter starkem Zug gesetzt werden, so empfiehlt sich die Verwendung von Draht als Nahtmaterial.

Knoten müssen zwar fest angezogen werden, jedoch nicht so fest, daß Nekrosen entstehen. Sicherer als der gewöhnliche (Weiber-)Knoten sitzt der Schifferknoten, der in der Chirurgie bevorzugt werden sollte, und der chirurgische Knoten; die Abb. zeigt ihre Führung.

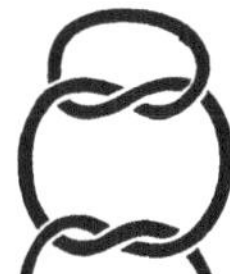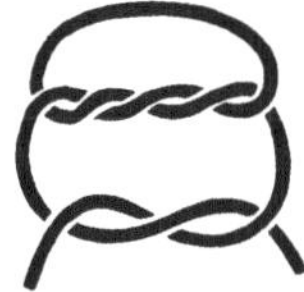

Links: Gewöhnlicher (Weiber-) Knoten, Mitte Schifferknoten, rechts chirurgischer Knoten

Spezielle Nahttechniken sind an Sehnen und Nerven anzuwenden: Nerven dürfen nur ganz zart im Bereich des Perineuriums gefaßt und vereinigt werden, während bei Sehnen berücksichtigt werden muß, daß die Nähte durch den Muskelzug

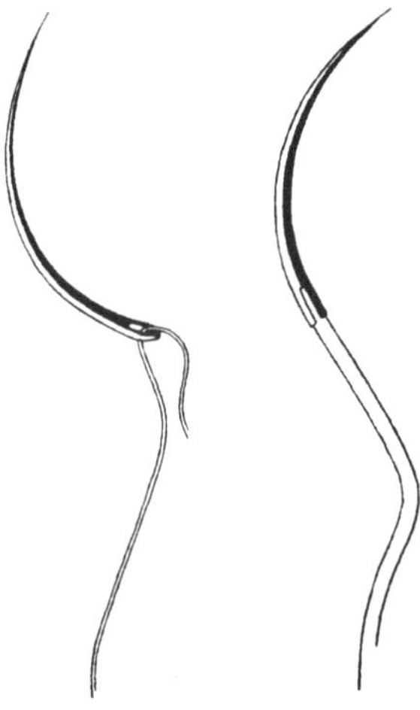

Chirurgische Nadel mit eingefädeltem Faden links; atraumatische Naht rechts, wobei der Faden den Umfang der Nadel nicht überragt

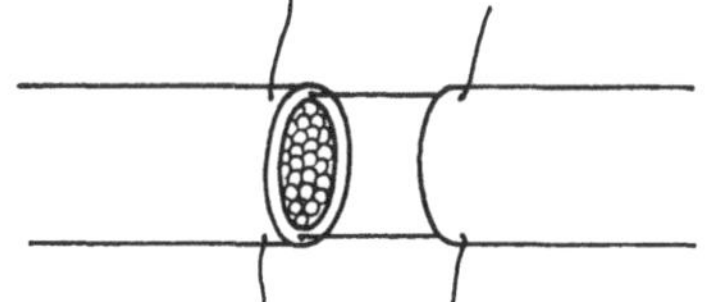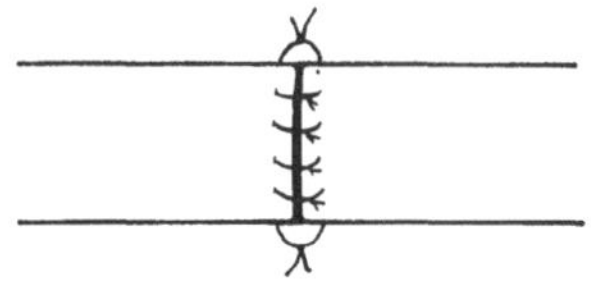

Nervennaht: Es darf nur das Perineurium mit feinen Nähten gefaßt werden, der Querschnitt des Nervenstammes muß von der Naht unberuhrt bleiben

Sehnennaht nach BUNNEL mit Ausziehdraht: Nach Heilung kann der zur Sehnennaht verwendete Draht durch den proximal liegenden Ausziehdraht ohne erneute Eröffnung der Wunde herausgezogen werden

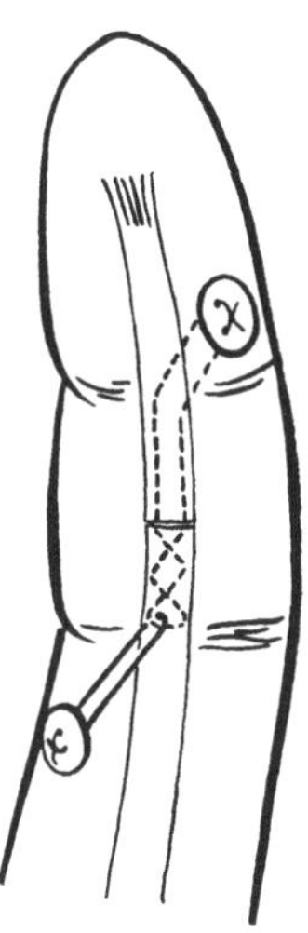

leicht unter Spannung geraten und dann im Längsgewebe der Sehnen durchschneiden, wenn nicht durch Achtertouren eine feste Verankerung erzielt ist. Dabei werden heute oft Drahtnähte verwendet, die durch sogenannte Ausziehdrähte nach Abschluß der Heilungsvorgänge transcutan wieder entfernt werden können.

c) Nachsorge nach Wundversorgungen

Für die Wundbehandlung ist eine ausreichende und genügend langdauernde *Ruhigstellung* wichtiger als eine chemotherapeutische Infektionsprophylaxe, durch die erfahrungsgemäß die Rate von Wundheilungsstörungen nicht herabgesetzt wird. Keinesfalls darf im Vertrauen auf die Chemotherapie die Sorgfalt des chirurgischen Vorgehens vernachlässigt werden.

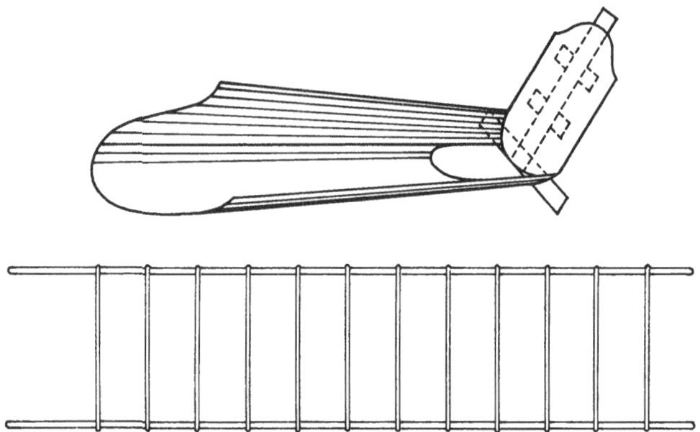

Schienen zur Extremitätenfixation: Oben Volkmannschiene zur Strecklagerung der unteren Extremität; unten Drahtleiterschiene (Cramerschiene), die nach Belieben gebogen und gepolstert für Schienenverbände verwendet werden kann

Die Ruhigstellung erfolgt an den Extremitäten durch Schienen aus Gips, Metall oder Holz, wobei eine mittlere Beugestellung der Gelenke günstig ist. Die Fixierung der Finger in Streckstellung ist ein *schwerer Fehler*; Holzspatel oder gerade Schienen

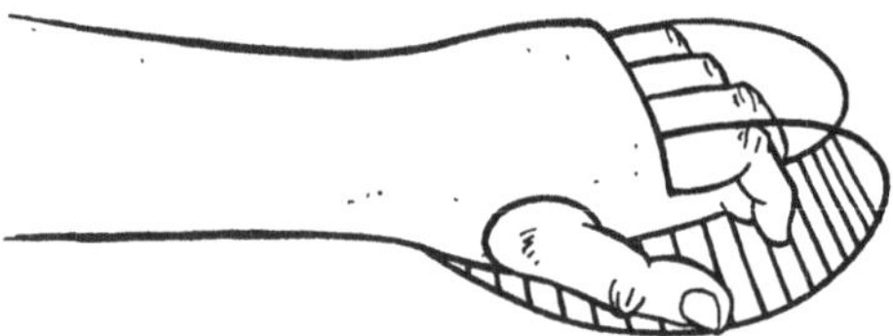

Fixation bei Hand- und Fingerverletzungen: Die Finger müssen in *Beugestellung* ruhiggestellt werden! Ein Drahtbügel (Kramer-Schiene) schutzt die Hand vor Läsionen und gestattet das Bewegen der Finger

dürfen bei Finger- und Handverletzungen nicht verwendet werden. Elastische Binden sind zwar teuer, aber haltbarer und fixieren besser als gewöhnliche Mullbinden. Heftpflasterverbände dürfen nie luftdicht abgeschlossen sein, da sonst eine feuchte Kammer entsteht, und wegen der Ischämiegefahr nie zirkulär angewickelt werden.

Die Verbandstechnik bei frischen Verletzungen hat gegen früher einige Änderungen erfahren. Das Grundprinzip lautet „offen und trocken". Wunden an der behaarten Kopfhaut und im Gesicht werden nur für 1—2 Tage mit sterilem Mull verbunden, wobei eine Schlauchgaze wie eine Haube über den Kopf gezogen werden kann. Sobald die Wundränder verklebt sind, wird der Verband entfernt und offen weiterbehandelt.

Bei flachen Schürfwunden und kleineren Brandwunden wird ein sulfonamidhaltiges Gel aufgetragen, dessen Verwendung bei vernähten Wunden nicht vorteilhaft ist, weil beim Ablösen des erhärteten Gels die Wunden leicht wieder aufreißen und die Entfernung der Fäden erschwert wird.

Am Stamm und an den Extremitäten werden versorgte Wunden mit sterilem Mull belegt und entweder durch Heftpflaster oder durch schulgerechte Bindentouren, am Kopf durch Schlauchgazeverbände gesichert. Blattsilber, auf die Wunde aufgelegt, verhütet das lästige Ankleben der Verbände.

Absolut kontraindiziert ist die Verwendung von Salben bei frischen Wunden, da sie feuchte Kammern bilden, unter denen die Haut maceriert und die Infektion begünstigt wird.

6. Verletzungen ohne äußere Wunde

Während bis jetzt von *Wunden* gesprochen wurde, bei denen Haut oder Schleimhäute mechanisch durchtrennt sind, können *stumpfe* oder *geschlossene Verletzungen* der Gewebe und Organe des Körpers durch mechanische (Schlag, Quetschung), und sonstige Läsionen durch anderweitige physikalische (Hitze, Kälte, Strahlungsschäden) oder durch chemische Einwirkungen zustandekommen.

a) Commotio

Die Erschütterung (Commotio) von Geweben führt nicht zu anatomisch sichtbaren Läsionen, sondern nur zu einem Funktionsausfall. Sie spielt hauptsächlich am Zentralnervensystem (Commotio cerebri, C. medullae spinalis) eine Rolle. Die funktionellen Störungen äußern sich hier in kurzzeitiger Bewußtlosigkeit, retrograder Amnesie, Kopfschmerzen, Übelkeit und Erbrechen als Ausdruck der vagalen Reizung. Bei entsprechender Behandlung (Ruhe, Sedativa) sind sie voll reversibel. Die Symptome anderer Erschütterungen des Körpers, z.B. einer Commotio thoracis, die keine morphologisch faßbaren Veränderungen setzen, sind letztlich wohl auch als entsprechende zentral- und spinalnervöse Funktionsstörungen aufzufassen.

b) Contusio

Gegenüber der Commotio ist die *Gewebsquetschung* (Contusio) durch mehr oder weniger ausgedehnte Gewebsläsionen, durch disseminierte Blutungsherde und durch entsprechende Funktionseinschränkungen gekennzeichnet. Wird ohne Verletzung der Hautdecke nur das Unterhautzellgewebe verletzt, so entstehen infolge Blut- und Lymphgefäßzerreißungen subcutane Ergüsse. Bei weitgehender Ablederung der Haut von ihrer Unterlage spricht man vom „Décollement", wobei sich ein schwappender Lymph-Bluterguß ausbilden kann. Eine große Rolle spielt die Kontusion von Gelenken. Auch hier bestehen mehr oder weniger ausgedehnte Blutungen und Zerrungen von Kapseln und Bändern.

Zwei Sonderfälle bedürfen einer eingehenderen Besprechung:

1. Contusio cerebri

In vielen Fällen einer stumpfen Schädelhirnverletzung kommt es nicht nur zu Erschütterung und Funktionsausfall, sondern auch zu morphologisch faßbaren Veränderungen des Hirnparenchyms, zur Contusio cerebri.

Die physikalischen Besonderheiten einer Schädelhirnverletzung liegen darin, daß der Schädel eine geschlossene starre Höhle darstellt, in der die weiche Gehirnmasse nicht ausweichen kann. Bei Sturz auf den Schädel kann für den Bremsweg, d. h. für die Strecke, innerhalb derer die Fallgeschwindigkeit auf Null abgebremst wird, nur die Kopfschwarte mit etwa 0,5 cm Dicke wirksam werden. Schon beim Auffallen aus dem Stand auf den Hinterkopf errechnet sich bei Annahme einer Höhe von nur 1,30 m eine Fallgeschwindigkeit von etwa 5 m/sec ($2g \times h = 2 \times 981 \times 130$). Innerhalb dieses Bremsweges kommt es zu einer negativen Beschleunigung, die sich aus

$$\frac{\text{Erdbeschleunigung mal Fallhöhe}}{\text{Bremshöhe}}, \text{im angenommenen Fall} \frac{981 \times 130}{0,5}, \text{also etwa entsprechend der}$$

200fachen Erdbeschleunigung errechnen läßt.

Im Schädelinneren wirkt der Liquor druckausgleichend: Das Gehirn hat ein spezifisches Gewicht von 1,032—1,048, der Liquor ein solches von 1,006—1,008; das Gesamtgehirn hat also rund 50 g spezifisches Gewicht, wenn es im Liquor schwimmt. Es benötigt für die Aufrechterhaltung seiner Eigenstruktur in der Schädelkapsel daher nur geringe elastische Kräfte. Dagegen „zerfließt" es bei der Herausnahme aus der Schädelkapsel. Für den Füllungszustand der Hirngefäße ist nicht nur der arterielle Blutdruck, sondern auch die Differenz zwischen Blut- und Liquordruck maßgeblich. Sinkt der Blutdruck nur ganz wenig unter den Liquordruck, so kollabieren sämtliche Gehirngefäße schlagartig, und es kommt zum Bewußtseinsverlust. Andererseits genügt ein Druck, der nur ganz wenig höher ist als der Liquordruck, daß alle Gehirngefäße voll durchströmt werden.

Eine Wassersäule, auf der ein Luftdruck von 1 Atm. lastet, reißt ab, wenn ihre Länge 9,81 m überschreitet, mit anderen Worten, wenn die Erdbeschleunigung innerhalb der Wassersäule überschritten wird. Bei größerer Beschleunigung tritt die Cavitation schon bei entsprechend geringerer Höhe der Wassersäule ein. Bei einer Bremsbeschleunigung von der 200fachen Erdbeschleunigung tritt sie demgemäß schon auf, wenn die Wassersäule eine Länge von 981/200 = 5 cm hat. Da der Kopfdurchmesser rund 20 cm beträgt, würde schon 1/4 der im besprochenen Fall auftretenden Kräfte ausreichen, um Cavitation in den Hirngefäßen hervorzurufen! Dieser Vorgang tritt beim Schädel auf der dem Aufprallen entgegengesetzten Seite auf: Eine Kugel verformt sich beim Aufprall ovalär. Das Gehirn wird wegen seiner größeren Masse langsamer abgebremst als der knöcherne Schädel, die mit der Masse zunehmende Kraft wirkt an der Aufschlagstelle als Druck (so daß hier keine Cavitationen auftreten), am Gegenpol als Sog (indem eine Niveaubildung und Verformung auftritt und Gasbläschen entstehen). Hier entstehen nun Blutungsherde und Gewebszerreißungen, der sogenannte

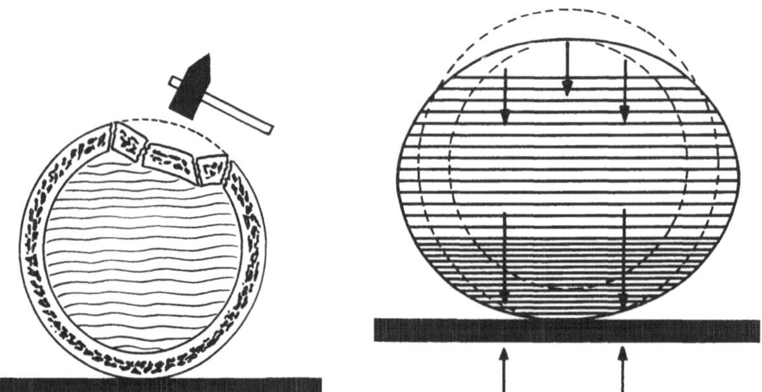

Eine direkte Gewalteinwirkung auf die Schädelkalotte (links) führt zu einem Einbruch des Knochens, aber nicht ohne weiteres zu Druckverschiebungen in der Schädelhöhle selbst. Ein Aufprall des Schädels auf eine feste Unterlage dagegen (rechts) bewirkt einen starken Druckanstieg an der Aufprallstelle und eine starke Sogwirkung an der dem Aufschlag gegenuberliegenden Seite, und damit unter Umständen Cavitation in den Blutgefäßen und die Entstehung eines „Contre-coup"

„Contrecoup". Dieser Mechanismus erklärt auch, weshalb Schädelhirnverletzungen *mit Schädelfraktur* oft mit geringerer Gehirnverletzung einhergehen und eine günstigere Prognose aufweisen als geschlossene Verletzungen *ohne* Fraktur: Im ersteren Falle wird die Energie im Schädelknochen aufgenommen und vernichtet, so daß es zur Fraktur kommt. Im zweiten Fall wird die ganze Energie im Gehirn selbst „abgebremst". Über die morphologische Schädigung des Gehirns entscheidet die kurze Zeit des Aufpralls, nach Messungen etwa 2/1000 sec. Da eine Therapie der zerstörten Zellen nicht mehr möglich ist, liegt die einzige Chance einer Schädelhirnverletzung in der Prophylaxe: Nur eine Verlängerung des Bremsweges kann das Gehirn schützen. Dies ist die Grundlage jeder Sturzhelmkonstruktion und zeigt die Notwendigkeit einer Sturzhelmpflicht für die besonders gefährdeten Motorradfahrer. Die Richtigkeit dieser Überlegungen geht auch daraus hervor, daß *intracerebrale* Blutungen als Unfallfolge selten, bei krankhaften *Gefäß*veränderungen, wie beim apoplektischen Insult, dagegen die Regel sind. Blutungsherde nach Unfällen sind fast immer in den Rindenzonen des Gehirns lokalisiert.

Morphologisch ließe sich die Frage, ob eine reine Funktionsstörung (Commotio) oder eine morphologische Parenchymschädigung (Contusio) des Hirns vorliegt, nur bei einer Obduktion entscheiden. Am Kranken lassen sich Commotio und Contusio klinisch durch das Vorhandensein bzw. Fehlen von *neurologischen Ausfallserscheinungen* gegeneinander abgrenzen, wobei vor allem die *Seitendifferenzen* der Muskeleigenreflexe, wie Patellar- und Achillessehnenreflex (Schädigung auf der kontralateralen Seite!) und das Auftreten *pathologischer Reflexe* (z.B. BABINSKI) zu nennen sind.

Daß nicht jedes Schädelhirntrauma tödlich ausgeht, liegt daran, daß die genannten Bedingungen nur bei direktem Aufprall auf eine feste Auflage gegeben sind; fast immer dreht sich der Kopf während des Aufpralls, oder die Aufprallfläche ist verformbar. Daß Stürze auf Glatteis, also auf eine sehr harte Unterlage, schwere Folgen haben, ist eine ärztliche Erfahrung.

2. Crush-Verletzungen

Während bei der *Hirn*quetschung die zentralnervösen Funktionsausfälle das klinische Bild bestimmen, ohne daß es zu ausgedehnteren Zerstörungen von Hirnzellen kommen müßte, gehen bei Quetschung größerer Körperabschnitte (Verschüttung, Überfahrenwerden, mehrstündige Abschnürung von Gliedmaßen oder elektrische Stromunfälle, s. S. 134) große Zellmassen, vor allem Muskelzellen zugrunde. Kurz nach Lösen der Kompression kommt es zu einer hochgradigen Schwellung der betroffenen Körperregionen und zu einem schweren peripheren Kreislaufversagen; im Urin wird reichlich Myoglobin ausgeschieden. Wenn nicht sofort eine intensive und gezielte Schockbehandlung einsetzt, nimmt die Urinproduktion rasch ab und sistiert bald völlig („Crushniere"). Bei Fortbestehen der Anurie tritt unter rapidem Rest-N- und Kalium-Anstieg im Blut innerhalb spätestens einer Woche der Tod im urämischen Koma ein. Der wichtigste Faktor bei der Entstehung eines solchen „Crush-Syndroms" ist der Untergang großer Gewebsbezirke, die aber in Zusammenhang mit dem gesunden Gewebe bleiben und mit diesem in Wechselwirkung treten. Autolytische Prozesse setzen Eiweißspaltprodukte und Milchsäure frei, die lokale und allgemeine Capillarwandschädigungen hervorrufen. Es kommt zu einem massiven Plasmaaustritt in die geschädigten Bezirke, dessen Ausmaß fast immer unterschätzt wird, und damit zum Volumenmangel, zur Bluteindickung und zu Mikrozirkulationsstörungen. Daneben leisten die lokale und die allgemeine Acidose dem Schock Vorschub.

Die klinisch sichtbare Chromoproteinurie (Myoglobin aus den geschädigten Muskelgebieten, Hämoglobin durch traumatische wie durch toxische Hämolyse) wurde früher für die Ursache des häufig beobachteten Nierenversagens (s. o.) gehalten. Verantwortlich hierfür sind jedoch vor allem die Minderdurchblutung der Niere infolge der Vasokonstriktion und die Acidose. Die Chromoproteine können eine derart vorgeschädigte Niere zusätzlich belasten, während eine gesunde Niere unter normalen Kreislaufverhältnissen auch sehr große Chromoproteinmengen ohne Schädigung ausscheidet. Ein ähnlicher Mechanismus liegt auch bei der Anurie infolge Transfusionszwischenfällen (s. S. 77) vor. Durch eine sofort eingeleitete und konsequent durchgeführte Behandlung des Schocks und der Acidose lassen sich die deletären Folgen von Quetsch- und Hochspannungsverletzungen heute in vielen Fällen vermeiden.

Ein weiterer Sonderfall sind die Quetschungen des Abdominalraumes, die „stumpfen Bauchverletzungen", weil es hier sehr oft nicht nur zur Kontusion, sondern zur *Ruptur* innerer Organe mit allen Begleiterscheinungen kommt (s. unter d).

c) Compressio

In den beiden knöchern geschlossenen Höhlen des Körpers, in der Schädelkapsel und im Thorax, kann es bei Einwirkung entsprechender Kräfte zur Druckstauung (Compressio cerebri bzw. thoracis) kommen. Wird der Brustkorb zusammengepreßt (Überfahrenwerden, Einklemmung, Verschüttung), so sind vor allem rechter Vorhof und Hohlvenen betroffen und das venöse Blut wird gewaltsam in der Peripherie zurückgestaut. Das Gesicht ist gedunsen und cyanotisch, Lider und Augen schwellen an. An Kopf und Hals kommt es infolge Platzens der Blutgefäße zu punkt- und fleck-förmigen („petechialen") Blutungen, wobei die Stellen, auf denen ein Außendruck auf den Weichteilen lastet (z.B. Hosenträger, Hemdkragen) aus den Blutungen ausgespart sind, weil der Außendruck dem Gefäßinnendruck Widerstand leistete.

Die *Compressio cerebri*, ein zunehmender unphysiologisch hoher Druck in der Schädelkapsel, kommt beim posttraumatischen Hirnödem als Kontusionsfolge, gewöhnlich am 3.—5. posttraumatischen Tag, vor allem aber bei intrakraniellen Hämatomen zustande. Sie ist durch die „Hirndrucksymptome" charakterisiert: Übelkeit, Erbrechen und Bradykardie infolge Vagusreizung, häufig aber auch Tachykardie, Fieber, zunehmende Somnolenz und Bewußtlosigkeit, Tonus- und Reflexsteigerung, Stauungspapille. Nach vorausgegangenem Unfall besteht nicht selten ein „freies Intervall" ohne klinische Symptome, diese werden durch die zunehmende Blutung und Verdrängung erst hervorgerufen.

Klinisch liegt die Hauptgefahr jeder Schädelhirnverletzung im Ausfall der körpereigenen Schutzreflexe (Husten-, Würg- und Schluckreflex) und der damit gegebenen Aspirations- und Erstickungsgefahr. Freimachen und Freihalten der Luftwege ist damit die erste und wichtigste Maßnahme. Bei Hirndruckerscheinungen kommt neben der (nur beim Hämatom sinnvollen) Entlastungstrepanation eine Steigerung des osmotischen Druckes im Gefäßsystem durch Gabe osmotisch aktiver Substanzen (Dextran, Mannit, Sorbit, Harnstoff) und dadurch Ausschwemmung des Hirnödems in Betracht.

d) Ruptur

Wird die Elastizität von Geweben übermäßig beansprucht, so kommt es zu Gewebseinrissen bis zur vollständigen Zerreißung (Ruptur), hauptsächlich an Organen oder Organteilen, die nur wenig elastische Faseranteile enthalten, wie Leber, Milz und Niere. Die traumatische Pankreasruptur zeigt den Vorgang besonders deutlich. Oft zerreißt bei Quetschung nur das Parenchym, während die elastischere Kapsel noch hält (subcapsuläre Ruptur), oder aber es reißen Parenchym und Kapsel, aber der sehr elastische und mit glatter Muskulatur ausgestattete Pankreasgang bleibt erhalten (partielle Ruptur). Nur bei schwerer Traumatisierung, wenn der Drüsenkörper auf

der dahinterliegenden Wirbelsäule abgequetscht wird, kommt es zur kompletten Ruptur. „Zweizeitige" Rupturen entstehen, wenn zunächst subcapsuläre Hämatome entstehen, die zunehmend größer werden und schließlich, meist am 3.—5. Tag, die Kapsel sprengen. Vor allem bei Milzkontusionen muß diese Möglichkeit berücksichtigt werden.

Ähnliche Verhältnisse liegen bei der Thoraxquetschung vor, wo Abrisse vor allem an wenig deformierbaren Organstellen, z.B. am knorpeligen Bronchus, vorkommen, während die elastischen Lungengefäße meist unverletzt bleiben. Bei einer Mitbeteiligung des Herzens können neben Myokardverletzungen traumatische Klappenabrisse und offene Herzrupturen entstehen. Verletzungen wie die Aortenruptur (häufig bei Auffahrunfällen unter hoher Geschwindigkeit und Flugzeugabstürzen) lassen sich durch die unterschiedliche Bremsbeschleunigung der massenverschiedenen auseinanderweichenden Organsysteme erklären.

Am Gelenk treten bei der *Distorsion* (Verstauchung) Einrisse an Kapsel- oder Bandapparat oder kleine Knochenausrisse auf. Oft kommt es zum Bluterguß in das Gelenk (Hämarthros). Wegen der geringen Durchblutung dieser Gewebe ist die Heilungsdauer regelmäßig länger als die vergleichbarer Frakturen. Zerrissene Bänder benötigen 10—12 Wochen bis zur Wiederherstellung ihrer vorherigen Festigkeit.

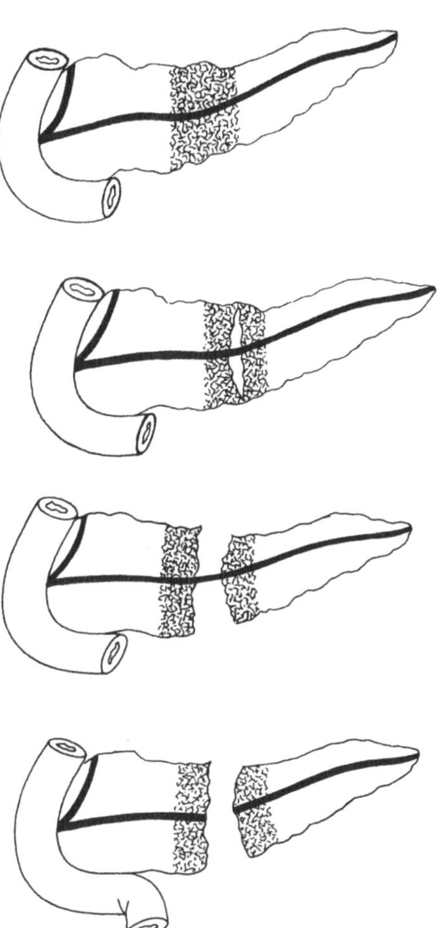

Die verschiedenen Schweregrade einer Pankreasverletzung: Oben Gewebskontusion, 2. von oben subcapsuläre Ruptur mit noch intakter Kapsel und intaktem Gang. 3. von oben inkomplette Ruptur mit Durchriß auch der Kapsel, aber noch erhaltenem Gang, und unten komplette Ruptur

Bei kompletter Zerreißung der Gelenkkapsel ist eine bleibende Verschiebung der normalerweise artikulierenden Flächen, eine *Luxation (Verrenkung)*, die Folge. Sie ist klinisch durch die *federnde Fixation* charakterisiert, die Gelenkpfanne ist leer, der Gelenkkopf ist an abnormer Stelle tastbar. Den letzten Beweis für Bestehen und Art einer Luxation liefert die Röntgenaufnahme. Sehr häufig sind Luxationen mit Brüchen der benachbarten Knochen vergesellschaftet („Luxationsfraktur"), was die Reposition erschwert und die Behandlung beeinflußt. Luxationen von Gelenken betreffen überwiegend *Erwachsene;* bei Kindern kommt es bei gleichartigen Traumen eher zu Epiphysenlösungen, bei älteren Menschen zu Frakturen (s. dort).

Bei traumatischer Verletzung von Fascien und Muskeln kann ein *Muskelriß* entstehen, der nur partiell, aber auch total sein kann, in letzterem Fall pflegen die Fragmente weit auseinanderzuweichen. Ist nur die den Muskel einhüllende Fascie rupturiert, so kann der Muskel aus dieser Fascienlücke vorquellen („Muskelhernie"), während er sich bei der Muskelkontraktion wieder zurückzieht. Gelegentlich kommt es zu schmerzhaften Einklemmungen. Plötzliche übermäßige Muskelkontraktionen oder äußere Zerrungen verursachen meist nicht Muskelrisse, sondern eine traumatische *Sehnenruptur*, beispielsweise Abrisse der Achillessehne, der langen Bizepssehne oder von Fingerstrecksehnen am Endglied. Das proximale Sehnenfragment zieht sich infolge des Muskelzuges meist weit zurück.

Auch stumpfe *Nerven*verletzungen kommen vor, so der komplette Plexusabriß bei Motorradauffahrunfällen. Nerven werden besonders leicht bei größeren Gelenkfrakturen mitverletzt. Bei kompletter Nervendurchtrennung sollte frühzeitig eine Nervennaht versucht werden.

Dagegen sind *stumpfe Gefäßverletzungen selten*, sie kommen fast nur vor, wenn Frakturfragmente Gefäße aufspießen oder abreißen (s. S. 138).

e) Frakturlehre*

α) Allgemeines über Frakturen

Häufige Folge eines Traumas ist der Knochenbruch, die *Fraktur*. Dabei wird in der Regel infolge einer entsprechend schweren äußeren Gewalteinwirkung *gesunder* Knochen zerbrochen, nur ausnahmsweise entsteht eine Fraktur „spontan", d. h. ohne wesentliche äußere Gewalteinwirkung. Da in diesem Fall der Knochen schon vorher krankhaft verändert war (z. B. durch Krebsmetastasen oder durch Knochencysten), spricht man hier von einer „pathologischen Fraktur".

Die Kräfte, die zur Fraktur führen, können direkt oder indirekt angreifen. Direkte Gewalteinwirkungen sind: Schlag, Stoß oder Aufprall, während indirekte Kräfte in Form von Torsionen (z. B. beim Schifahren) oder einer Hebelung angreifen. Die Rekonstruktion des jeweiligen Frakturmechanismus hat nicht nur für die Therapie Bedeutung, sondern vor allem auch für die Erkennung von Nebenverletzungen: So sind z. B. Knieverletzungen, etwa bei Auffahrunfällen im Pkw, nicht selten mit Schenkelhalsfrakturen, bei Explosionen oder Fall aus großer Höhe oft mit Wirbel- und Calcaneusfrakturen kombiniert.

Ist der Knochen in seinem ganzen Durchmesser durchtrennt, so handelt es sich um eine *vollständige* Fraktur; die Bruchstücke werden *Fragmente*, der zwischen ihnen entstandene Raum *Frakturspalt* genannt. Bei *unvollständigen* Frakturen ist der Zusammenhang des Knochens noch teilweise erhalten; hier unterscheidet man:

die Fissur; ein Sprung, der den Knochen nur eine Strecke weit durchsetzt,

die Infraktion; an langen Röhrenknochen ist die Corticalis nur auf einer Seite eingebrochen,

die Impression an platten Knochen (Schädelkalotte, Darmbeinschaufel, Sternum, Scapula); dabei ist ein Teil des Knochens ausgestanzt und unter das Niveau des übrigen Knochens eingebrochen,

---

* Lit. 7, 37, 57

die Kompression oder Einstauchung, wobei am spongiösen Knochen das Gerüstwerk der Spongiosa in Längsrichtung zusammengepreßt ist, z. B. am Oberarmhals; der Knochen ist dabei im ganzen verkürzt und es fehlen die Symptome einer vollständigen Fraktur,

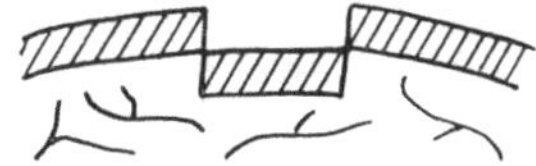

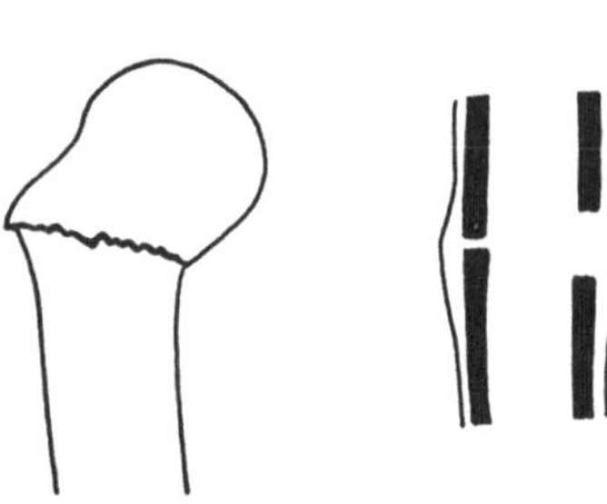

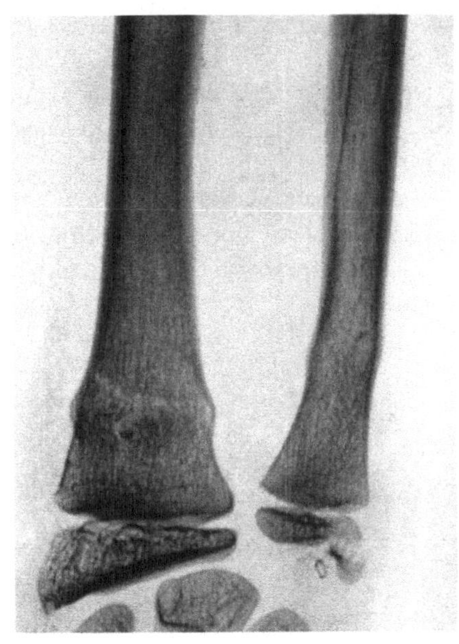

Eindringen eines Knochenfragmentes unter das Niveau eines platten Knochens, z. B. der Schädelkalotte („Impressionsfraktur"), oben, Einstauchung eines spongiösen Knochens, z. B. des Oberarmhalses („Kompressionsfraktur"), links, und Fraktur bei intaktem Periostschlauch, vorwiegend bei Kindern („Grunholzfraktur"), rechts

Röntgenaufnahme einer Grünholzfraktur am Unterarm bei einem Jugendlichen

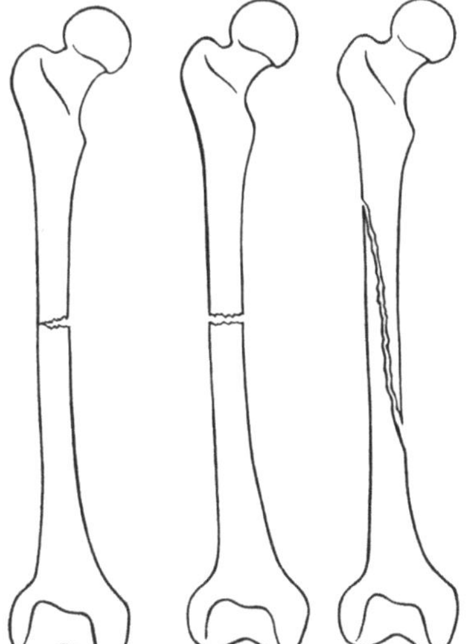

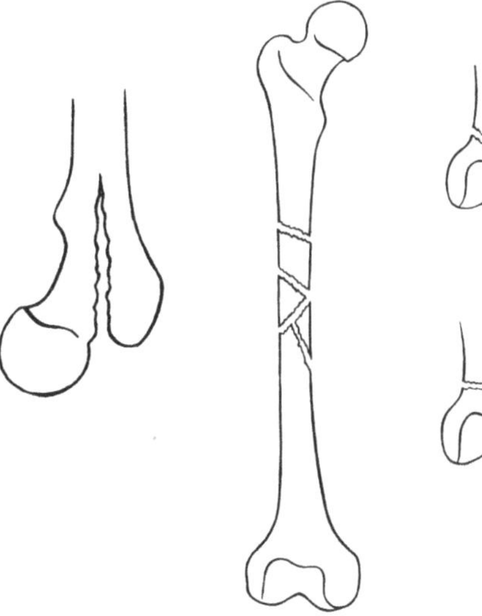

Verschiedene Frakturformen: Von links nach rechts: Infraktion; Querfraktur; Schräg- bzw. Spiralfraktur; Längsfraktur; Trümmer- oder Splitterbruch; Y- und T-Fraktur

die Grünholzfraktur am kindlichen Knochen; hier ist der elastische Periostschlauch erhalten geblieben und hält den gebrochenen Knochen wie eine Bandage zusammen.

Nach dem *Verlauf* der Frakturlinien unterscheidet man Quer-, Schräg- und Längsbrüche, außerdem, vor allem am Unterschenkel und nach Schiunfällen, Torsions- oder Spiralfrakturen; T- und Y-Frakturen beziehen fast immer das benachbarte Gelenk ein. Zeigt der gleiche Knochen mehrere Brüche oder sind Einzelfragmente ausgesprengt, so spricht man von *Splitter-, Stück-* oder *Trümmer*brüchen, dagegen von *Mehrfach*frakturen, wenn am *gleichen* Patienten *mehrere* verschiedene Knochen gebrochen sind.

Die Fragmente können gegeneinander verschoben („disloziert") sein:

in der Längsachse (Dislocatio ad axim),

seitlich (Dislocatio ad latus),

in der Längsrichtung, wobei eine Verkürzung (Dislocatio ad longitudinem cum contractione) oder eine Verlängerung (cum distractione) eintreten kann, und

in der Drehrichtung (Dislocatio ad peripheriam).

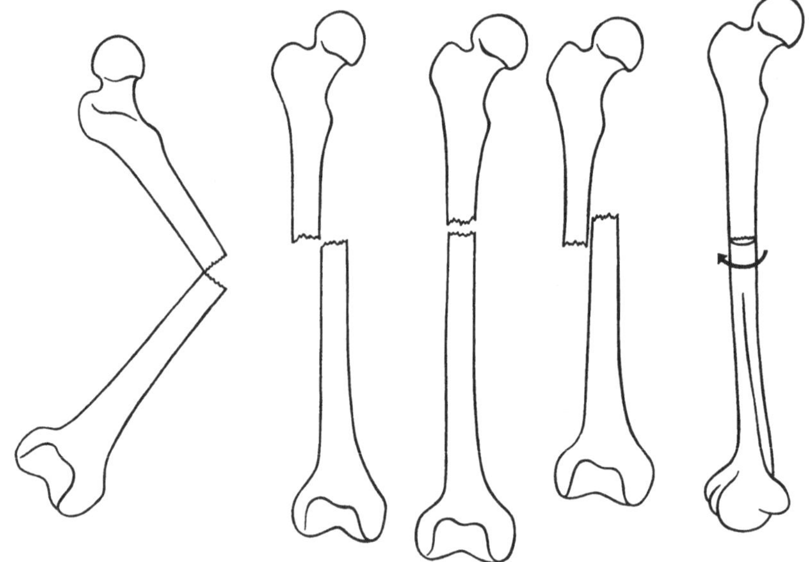

Mögliche Dislokationen bei Frakturen. Von links nach rechts: Dislocatio ad axim; dislocatio ad latus cum distractione; dislocatio ad longitudinem; dislocatio ad latus cum contractione; dislocatio ad peripheriam

Dabei ist es für die Therapie bedeutsam, daß eine Dislocatio ad axim und ad latus auch noch im Erwachsenenalter, eine Dislocatio ad longitudinem am kindlichen, wachsenden Knochen, eine Dislocatio ad peripheriam aber *in keinem Fall* vom Organismus selbst noch ausgeglichen werden kann! Fehler bei der Reposition und Fixation einer Fraktur sind dementsprechend zu bewerten.

Bedeutsam für die Behandlung und Prognose ist, ob eine Fraktur *geschlossen* (d.h. ohne Eröffnung der bedeckenden Weichteile) oder *offen* (mit Haut- und Weichteilverletzungen) ist. Die früher gebrauchte Bezeichnung „kompliziert" für derartige Frakturen sollte man aus psychologischen wie aus forensischen Gründen keinesfalls mehr verwenden. Eine offene Fraktur muß wegen der hohen Infektionsgefahr sofort und unter allen Umständen einer operativen Versorgung zugeführt werden. Dabei wird versucht, nach den Regeln der Wundversorgung (s. S. 105) die Weichteildeckung über der Fraktur wiederherzustellen und damit die offene in eine geschlossene Fraktur zu verwandeln.

Die *Diagnose* wird oft schon durch Anamnese und Inspektion ermöglicht. *Sichere Frakturzeichen* sind eine *pathologische Beweglichkeit* des Knochens und das *Knochenreiben*, die „Crepitation" bei Bewegen der frakturierten Stelle. Hinzu kommen als *unsichere* Frakturzeichen Schwellung, Bluterguß und Deformierung der verletzten Stelle sowie Schmerzen und eingeschränkte Funktion der betroffenen Region. Letztlich *beweisend* für Vorhandensein oder Fehlen einer Fraktur ist das *Röntgenbild*, das stets in zwei Ebenen (anterior-posterior und seitlich) angefertigt werden muß. Aufnahmen in nur einer Ebene können zu groben diagnostischen Irrtümern führen!

Stets ist bei Frakturen auch nach Nebenverletzungen zu fahnden, sowohl von Inneren Organen (Milzruptur? Harnwegsverletzungen?) als auch nach weiteren Frakturen, sodann nach Mitverletzungen von Nerven und Gefäßen (z.B. nach Querschnittslähmung bei Wirbelfrakturen, nach einer Radialislähmung bei einer Oberarmfraktur). Nur genaue Feststellungen bei der *Erst*untersuchung schützen vor späteren Schadenersatzansprüchen aus dem Vorwurf, eine Nervenverletzung habe sich erst infolge der Reposition entwickelt. Man prüfe daher bei *jeder* Fraktur die Sensibilität, die aktive Beweglichkeit und die Durchblutung, um *vor* Therapiebeginn Verletzungen von Nerven, Sehnen und Gefäßen zu erkennen.

β) Die Frakturheilung

Die Behandlungsprinzipien sind nur verständlich, wenn der Vorgang der Fraktur*heilung* bekannt ist; wie bei der Wunde, so spricht man auch am Knochen heute von

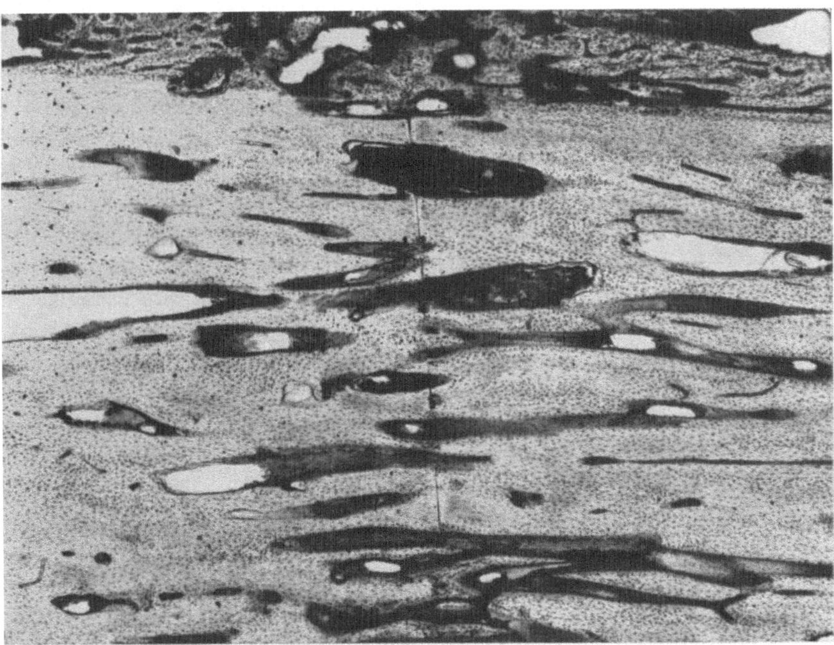

Nach optimaler Reposition und Druckanwendung sind Osteotomiestellen bereits 6 Wochen nach der Operation von zahlreichen, in Längsrichtung regenerierenden Osteonen durchsetzt (aus SCHENK u. WILLENEGGER)

primärer und sekundärer Heilung. Jedoch ist hier etwas anderes gemeint als bei der Wunde, bei der die „sekundäre" eine gestörte und meist infizierte Heilung bedeutet.

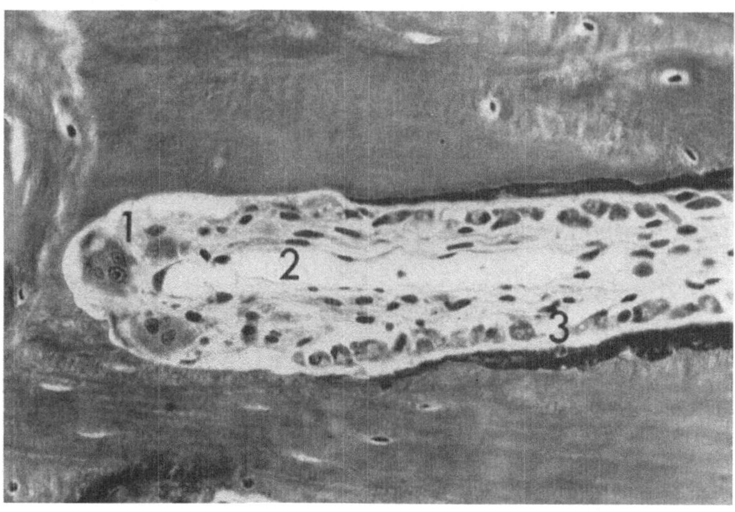

Dünnschnitt durch ein in der Längsrichtung regenerierendes Osteon. Am blinden Ende des Resorptionskanals liegen Osteoclasten (1), die den Kanal verlängern, um ein zentrales Blutgefäß (2) gruppieren sich Präosteoblasten und Osteoblasten (3), die auf die Wandung neue Knochenlamellen ablagern (aus SCHENK u. WILLENEGGER)

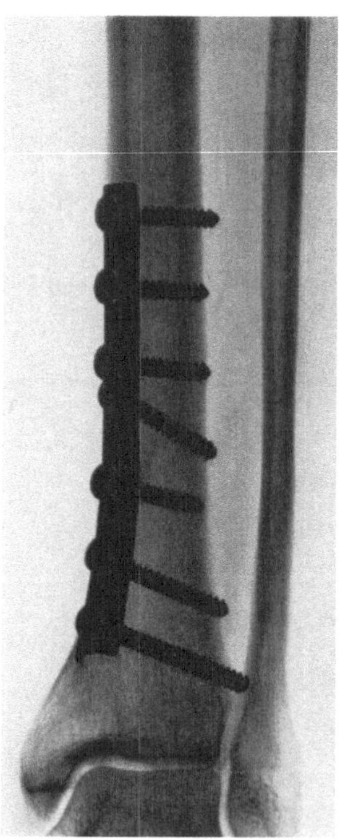

Bei der primären Knochenheilung geht die Vereinigung der Fragmentenden ohne Narbenbildung, d. h. also direkt durch hoch organisierten Lamellenknochen über die Haversschen Kanälchen vor sich. Dies ist nur möglich, wenn die Fragmentenden unverrückbar und stabil fixiert sind, im allgemeinen also nur nach einer operativen stabilen Osteosynthese. Die Realisierung der Forderung, auch feinste Verschiebungen im Frakturgebiet auszuschalten, ist technisch sehr schwierig: Die im Bruchspalt ansetzenden Muskelkräfte betragen bei den großen Röhrenknochen mehrere 100 kg/qcm. Diese *primäre Frakturheilung* erfolgt *ohne* Callusbildung und kann röntgenologisch lediglich an dem langsamen Verschwinden des Frakturspaltes erkannt werden. Das erste Zeichen einer gefährdeten Primärheilung ist das Persistieren bzw. das Breiterwerden des Frakturspaltes im Röntgenbild; das Wiederauftreten eines bereits verschwundenen Frakturspaltes ist ein ausgesprochenes Warnzeichen.

Nach Druckplattenosteosynthese kann es zur primären Knochenheilung ohne Callusbildung kommen. Röntgenbild etwa ein Jahr nach dem Unfall

Besteht dagegen auch nur die geringste Möglichkeit von Wackelbewegungen und Scherkräften im Frakturspalt, so kommt es zur stufenweisen Überbrückung des Defektes durch sich ablösende Binde- und Stützgewebe von unterschiedlichem Differenzierungsgrad, zur *sekundären* Frakturheilung. Bis vor kurzem hielt man dies für die *einzige* Form der Knochenheilung, weil die äußere Fixation im Gipsverband wie auch alle früheren Osteosyntheseverfahren nie eine absolute Stabilisierung ermöglichten. Diese Sekundärheilung durchläuft folgende Phasen:

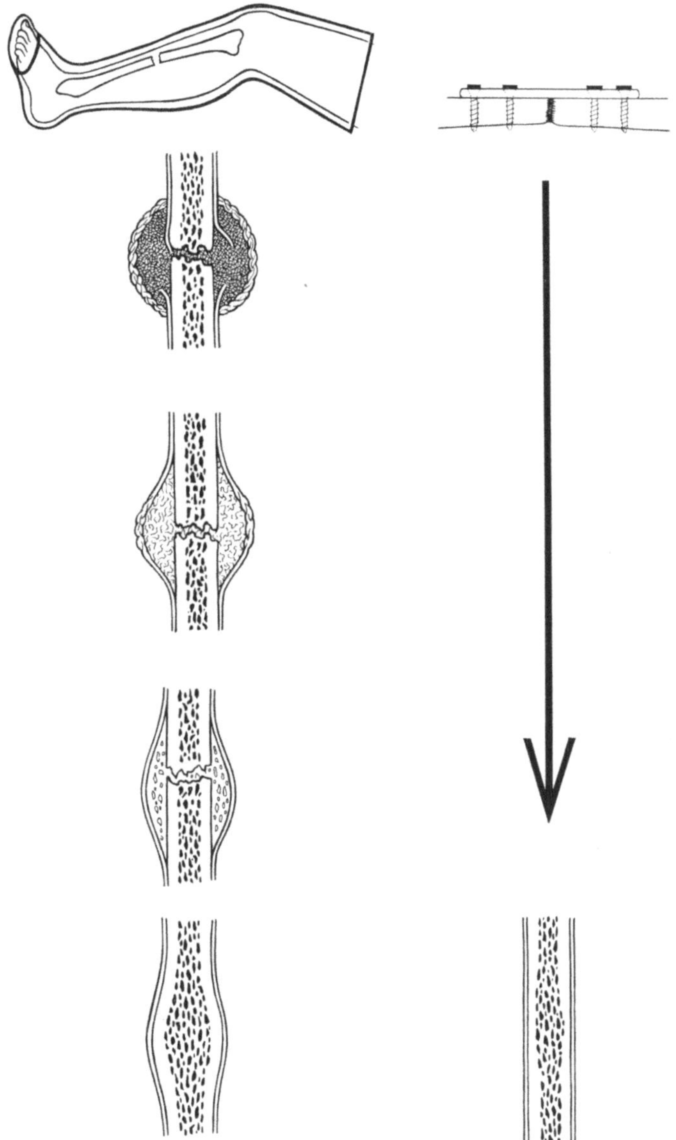

Bei *sekundärer Frakturheilung* (links) bildet sich aus dem Frakturhämatom Callus, der die Fraktur von außen schient und so den knöchernen Durchbau ermöglicht. Wird diese Schienung durch Osteosynthesematerial übernommen, so kommt es ohne Callusbildung zur *primären Frakturheilung* (rechts), falls die Fixation stabil ist

1. In den ersten Tagen beherrschen das noch zunehmende Frakturhämatom, bei Gelenkfrakturen der blutige Gelenkerguß und die ödematöse Schwellung der Weichteile das klinische Bild.

2. Sehr rasch kommt es zum Einsprossen von Blutgefäßen, von Fibroblasten und zur Hyperämie der Umgebung und damit zur Bildung eines wenig differenzierten Granulationsgewebes.

3. In der zweiten Woche werden in diesem Primär-„callus" knorpel- und knochenähnliche Strukturen nachweisbar, die vorwiegend vom Periost, teilweise auch vom Endost ausgehen („osteoider Callus"). Es kommt zu einer starken Verdickung der Bruchstelle, die klinisch als knorpelharte Schwellung imponiert. Sind erhebliche Bewegungen des Frakturgebietes bzw. der Fragmente in dieser Zeit möglich (ungenügende Fixation), so kommt es immer wieder zur Zerreißung dieses sich bildenden Gewebes und zur erneuten überschüssigen Callusbildung („Reizcallus", „Callus luxurians"). Dies ist vor allem an Frakturen der Fall, bei denen eine ausreichende Fixation nicht möglich ist, z.B. an der Clavicula oder bei Säuglingen.

4. Etwa vier Wochen nach der Fraktur ist die Dickenzunahme des Callus beendet und es kommt zur Verkalkung. Die Knochenstrukturen sind dabei im Callus regellos angeordnet; an den Frakturenden selbst spielen sich bis zu diesem Zeitpunkt außer einer Randnekrose mit Entkalkung keine Vorgänge ab. Je größer die Fläche des Periostschlauches ist, die von der Fraktur mitbetroffen war, um so ausgiebiger ist auch die den Knochen im allgemeinen mantelförmig umgreifende Callusbildung.

5. Ist dieser die Fraktur umgebende „Faserknochen" genügend verfestigt, was etwa nach 5—6 Wochen der Fall ist, so kommt es nun unter der Einwirkung der Osteoblasten und Osteoclasten zu einem Umbau der Callusmasse mit Ordnung der Knochenbälkchen und zur Bildung spongiöser und lamellärer Strukturen entsprechend der Belastung des Knochens. Die endgültige auch röntgenologische Überbrückung der Fraktur nimmt mehrere Monate bis ein Jahr in Anspruch.

Sieht man die primäre und sekundäre Frakturheilung im Zusammenhang, so zeigt sich, daß die knöcherne Überbrückung der Frakturstelle stets zuerst eine stabile, unverrückbare Fixation benötigt: Diese kann entweder durch die spontane Entwicklung einer festen Callusmuffe (die aber viele Wochen zu ihrer Ausbildung braucht), oder durch eine stabile operative Osteosynthese gewährleistet werden. Da im ersteren Fall die Frakturheilung nicht von den Bruchenden ausgeht, sondern vom umliegenden Gewebe, ist das Wesentliche bei der *konservativen* Behandlung nicht die im Röntgenbild sichtbare genaueste Adaptation der Bruchenden, die Arzt und Patienten fasziniert, sondern die *Ruhe*, die *dauernde Fixation* und die *gute Durchblutung*. Das Frakturhämatom liefert dabei die Matrix für die Entstehung des Callus und damit

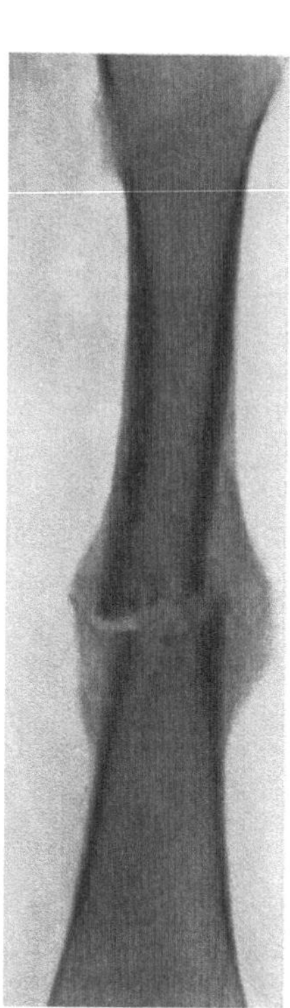

Reichliche Callusbildung bei einer Fraktur, die nicht völlig ruhiggestellt war

für die „äußere Schienung" der Fraktur, es ist daher bei konservativer Frakturbehandlung eine wichtige Voraussetzung für die Frakturheilung! Wegen des Verlustes des Frakturhämatoms heilen offene, konservativ behandelte Frakturen schlecht! Wurde dagegen eine operative stabile Osteosynthese vorgenommen, also eine iatrogene, künstliche „Schienung", so ist das Frakturhämatom nicht nur unnötig, sondern wegen der Infektionsgefahr sogar schädlich. Deswegen neigt man heute dazu, auch bei *geschlossenen* Nagelungen das Hämatom durch Stichincision zu entleeren und abzusaugen.

γ) Pseudarthrosen und andere Spätschäden

Wiederholte Repositionsmanöver in den ersten Wochen zur Erzielung einer anatomiegerechten Stellung können ebenso wie eine ungenügende Ruhigstellung eine verzögerte Bruchheilung bedingen und letztlich zur Bildung eines Falschgelenks, einer Pseudarthrose, führen. Disponiert hierzu sind einmal Querbrüche der großen Röhrenknochen, weil bei konservativer Behandlung hier eine Reaktion des Periosts und des umgebenden Gewebes nur auf einer sehr kleinen Fläche zustande kommt und die Callusbildung den großen mechanischen Kräften nicht genügend Widerstand entgegensetzen kann. Zum anderen sind Frakturen gefährdet, bei denen sich Weichteile („Interposition" von Muskeln, Sehnen, Fascien)

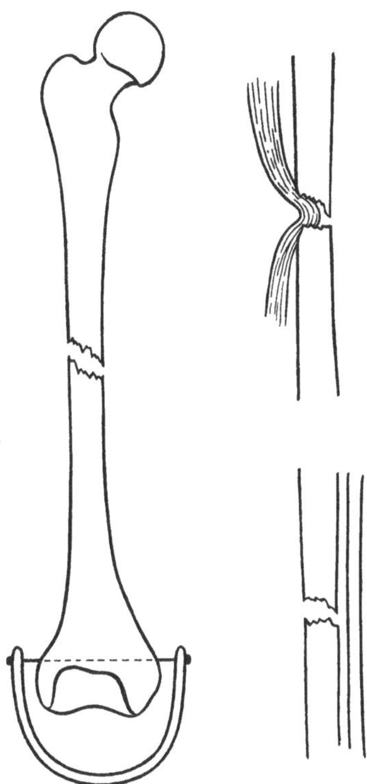

Mögliche Ursachen für eine verzögerte Knochenbruchheilung bzw. Pseudarthrose: Distraktion der Frakturenden, z. B. durch zu starke Extension (links), Interposition von Weichteilen zwischen die Fragmente (rechts oben), Distraktion der Fraktur durch einen Sperrknochen (rechts unten)

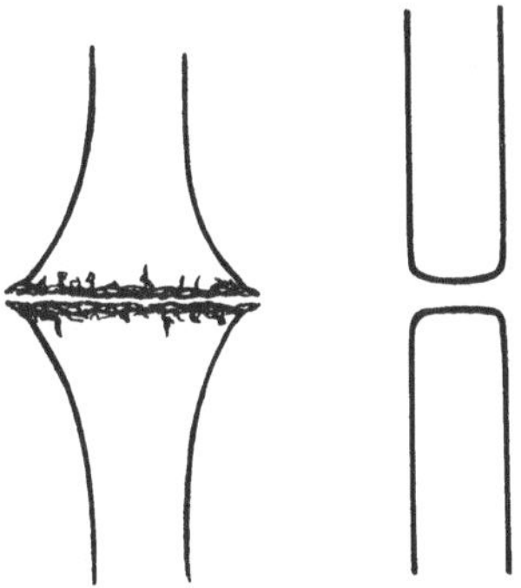

Hyperämische Form der Pseudarthrose („Elefantenfußpseudarthrose", links) und anämische, sklerosierte Form mit Abdeckelung der Fragmentenden und häufig größerer Defektbildung (rechts)

zwischen die Bruchenden schieben und deren Überbrückung verhindern. Eine zu hoch belastete Extension wirkt ebenso als Sperrmechanismus wie das Wadenbein bei einer queren Tibiafraktur und kann eine Pseudarthrose herbeiführen. Vor allem aber führt die ständige Bewegung im Frakturgebiet mit ihrer Störung der normalen Heilungsvorgänge zur Pseudarthrose, indem der Reizcallus die Fragmentenden verschließt und mit einem dichten Knochendeckel versieht, womit eine spontane Fragmentüberbrückung unmöglich ist. Am spongiösen Knochen kommen Pseudarthrosen fast nur dann zustande, wenn das benachbarte Gelenk versteift ist. Zu unterscheiden sind die sogenannte hyperämische und die anämische Pseudarthrose. Bei der ersteren, auch „Elefantenfußpseudarthrose" genannt, führen zwar die ständigen Bewegungen zu immer neuen Zerreißungen des Callus, gleichzeitig aber zu vermehrter Callusbildung, die Frakturzone ist nach wie vor gut durchblutet und die Ausdehnung des Reizcallus zeigt an, daß das Gebiet noch voll reaktionsfähig ist. Hier genügt oft eine nochmalige *exakte* Ruhigstellung, allenfalls eine stabile operative Fixation, um einen knöchernen Durchbau zu erzielen. Dagegen sind bei der „anämischen" Pseudarthrose keinerlei Reaktionen des Frakturgebietes mehr zu erkennen, es bildet sich kein Callus; häufig kommt dies nach offenen Frakturen oder nach Osteomyelitis zustande. Hier genügen Ruhigstellung bzw. operative Fixation *nicht*, vielmehr müssen hier durch Einbringen von Spongiosamaterial dem Pseudarthrosengebiet neue osteogene Potenzen zugeführt werden, um die Heilung zu erreichen.

Eine weitere Spätschädigung, die nach Knochenbrüchen, aber auch nach bloßen Weichteiltraumen auftreten kann, ist das Sudeck-Syndrom. Dabei handelt es sich um die entzündliche Durchblutungsstörung eines Extremitätenabschnitts, die eine degenerative Atrophie und narbige Schrumpfung der betroffenen Weichteile und eine fibröse Ankylose der benachbarten Gelenke zur Folge haben kann.

Man unterscheidet drei Stadien:

Im Stadium 1, in den ersten Wochen nach dem Trauma, zeigt das Verletzungsgebiet alle Zeichen der Entzündung, wobei besonders starke Schmerzen und das Weichteilödem auffallen. Im zweiten, „dystrophischen" Stadium steht die passive Hyperämie, die venöse Stase im Vordergrund der klinischen Symptome, gleichzeitig besteht eine deutliche Durchblutungsverminderung und Kühle der betroffenen Extremitätenabschnitte. Im Röntgenbild ist eine *fleckige Knochenatrophie* zu sehen, die von der „normalen" *diffusen* Knochenatrophie, wie sie nach jeder Extremitätenimmobilisation zu sehen ist (s. S. 50), sehr deutlich zu unterscheiden ist. Die Muskulatur wird atrophisch, die Gelenke beginnen zu versteifen. Das Stadium 3 entspricht der narbigen Defektheilung.

Das Sudeck-Syndrom ist eine fast immer vermeidbare Behandlungsfolge, die vor allem dann entsteht, wenn die Durchblutung der betreffenden Extremität gemindert ist, z. B. durch zu enge Gipsverbände, durch unzweckmäßige Stellung von Gelenken bei der Immobilisation, durch schmerzhafte Behandlungen, die zu neurovegetativen Reizzuständen führen. Sinngemäß dienen alle Maßnahmen, die zur Durchblutungsförderung und zur Schmerzfreiheit der betroffenen Extremitätenabschnitte führen (frühzeitige aktive Bewegung, Unterlassung wiederholter Repositionsmanöver), der Prophylaxe dieses Syndroms, dessen Behandlung bei voll ausgebildeter Symptomatik meist wenig erfolgreich ist. Nach operativen stabilen Osteosynthesen, bei denen die frakturierte Extremität sofort wieder aktiv bewegt werden kann, wird kaum je ein Sudeck-Syndrom beobachtet.

δ) Gelenkveränderungen

Gelenkschädigungen können nicht nur nach Frakturen zustandekommen, die das Gelenk mitbetreffen, sondern ebenso nach schlecht geheilten Frakturen, die eine

Fehlbelastung eines Gelenkes bedingen. Dabei handelt es sich um einen allmählichen, oft über viele Jahre ablaufenden Vorgang, der einmal in einem Gewebsverlust, zum anderen in Gewebsneubildung besteht: Der Gelenkknorpel ist normalerweise elastisch und verformbar; im ersten Beginn krankhafter Veränderungen zeigt er eine faserige und rauhe Oberfläche, oft auch gelbliche Verfärbung. Da das Gelenk bewegt wird, kommt es unter zunehmender Erweichung der Knorpelgrundsubstanz („Chondromalacie") zu Knorpelnekrosen und -defekten und damit zu einer Wucherung von Gefäßbindegewebe. Im weiteren Verlauf treten Ossifikationen, sogenannte Randwulstbildungen auf; das Endstadium ist die oft sehr schmerzhafte *Arthrosis deformans*. Bei Röntgenaufnahmen von Gelenken ist immer zu bedenken, daß es sich nur um die Momentaufnahme eines fortschreitenden Vorganges handelt und daß überdies wichtige Anteile des Gelenkes — Knorpel, Synovialmembran und umgebende Weichteile — im Röntgenbild nicht sichtbar und nicht beurteilbar sind. Bei schweren chronischen Gelenkveränderungen muß u. U. die operative Gelenkversteifung, die *Arthrodese*, durchgeführt werden, um Schmerzfreiheit zu erzielen.

ε) Knochenbruchbehandlung

Die *erste Hilfe* am Unfallort besteht darin, daß jeder größere frakturierte Knochen notfallmäßig geschient wird, ehe der Patient vom Unfallort abtransportiert wird. Dies kann durch Anwickeln (nach vorheriger Polsterung!) von Brettern, Stöcken oder des kranken an das gesunde Bein geschehen, besser aber durch Verwendung von Schaumgummischienen oder aufblasbaren Zellophanhüllen. Verletzte müs-

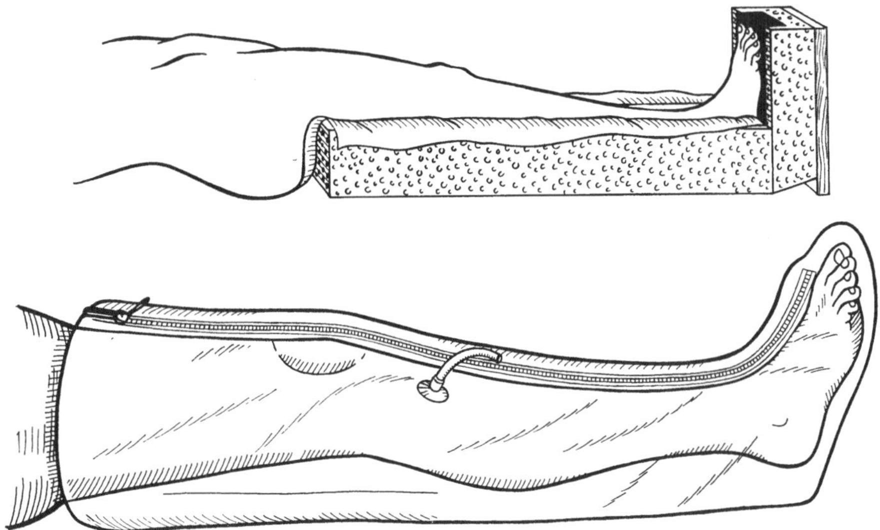

Lagerung verletzter Extremitäten: Oben Schaumstoffschiene, unten aufblasbare Hülle aus Kunststoff mit Reißverschluß

sen auf Bahren abtransportiert werden, keinesfalls in einer ungünstigen Stellung, z. B. in Rücksitzen von Autos! Hier drohen Komplikationen wie die Verwandlung von geschlossenen in offene Frakturen oder von zusätzlichen Nerven- oder Gefäßverletzungen. Offene Frakturen werden vor der Schienung steril verbunden.

Schienen und Verbände bleiben so lange belassen, bis im Krankenhaus *eine ausreichende Schmerzausschaltung* (Narkose oder Leitungsanaesthesie) *eingetreten ist*. Bei offenen Frakturen darf der Erstverband erst im Operationssaal vom Operateur selbst unter sterilen Bedingungen abgenommen werden! Jede Inspektion einer offenen Fraktur durch Ärzte oder Pflegepersonal vorher ist strikte verboten; es ist nachgewiesen, daß 90% aller Infektionen bei derartigen Patienten erst mit Krankenhauskeimen erfolgen!

Das Ziel jeder Frakturbehandlung liegt in der vollkommenen Wiederherstellung der Funktion. Als Grundprinzipien gelten, daß erstens die Fraktur in achsengerechter Stellung eingerichtet (reponiert) wird, daß zweitens eine ununterbrochene Ruhigstellung der eingerichteten Fraktur bis zur knöchernen Überbrückung des Frakturdefektes erfolgt, und daß drittens alle frei gebliebenen Gelenke unter Vermeidung von Schmerzen aktiv bewegt werden. Heilung bedeutet nicht einfach knöcherne Konsolidierung: Dauerschäden der Muskel- und Gelenkfunktionen sind oft schwerwiegender als Störungen der knöchernen Bruchheilung.

Prinzipiell kann eine Fraktur *konservativ, operativ* oder *funktionell* behandelt werden. Nur bei wenigen Frakturen *muß* die Behandlung operativ sein, z. B. bei Olecranon- oder Patellafrakturen, wo der Muskelzug die Fragmente soweit distrahiert, daß sie sich spontan nicht wieder vereinigen können. In vielen Fällen hat sich der Chirurg nach den Gegebenheiten des Einzelfalles zwischen konservativer und operativer Therapie zu entscheiden.

Jede Fraktur oder Luxation führt zu einem Muskelspasmus in dem betroffenen Bezirk; die Muskeln verkürzen sich und versuchen, die Bruchstücke zwischen sich zu schienen und Bewegungen zu verhindern. Durch Bewegungen der Frakturstelle,

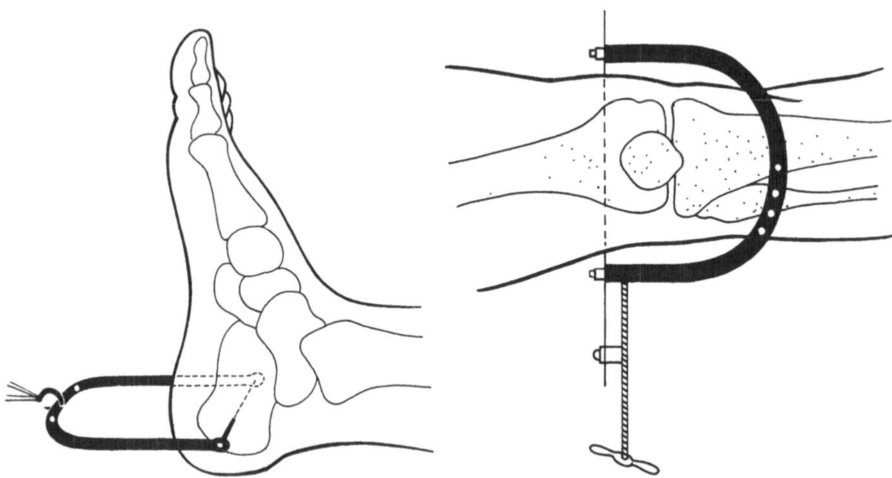

Extension der unteren Extremitäten mittels Durchschießen eines Kirschner-Drahtes durch den Calcaneus und Einspannen des Drahtes in einen Metallbügel, an dem gezogen werden kann

Lage einer Kirschnerdraht-Extension an den Femurkondylen

z. B. durch Repositionsversuche, wird dieser Spasmus erheblich verstärkt. Eine Reposition kann also nur unter Schmerzausschaltung — wenn möglich Vollnarkose mit Muskelrelaxation, sonst Leitungsanaesthesie oder Lokalanaesthesie ins Frakturhämatom, s. S. 16 — und unter Auseinanderziehen der Fraktur (Extension mit Gegenzug) erfolgen. Für die Brüche der großen Röhrenknochen gibt es hierfür zahlreiche Apparate und Extensionsvorrichtungen, am gebräuchlichsten ist die Kirschnerdrahtextension, die auch für die weitere Behandlung verwendet werden kann. Für die Extension der Halswirbelsäule hat sich die Crutchfield-Klemme besonders bewährt.

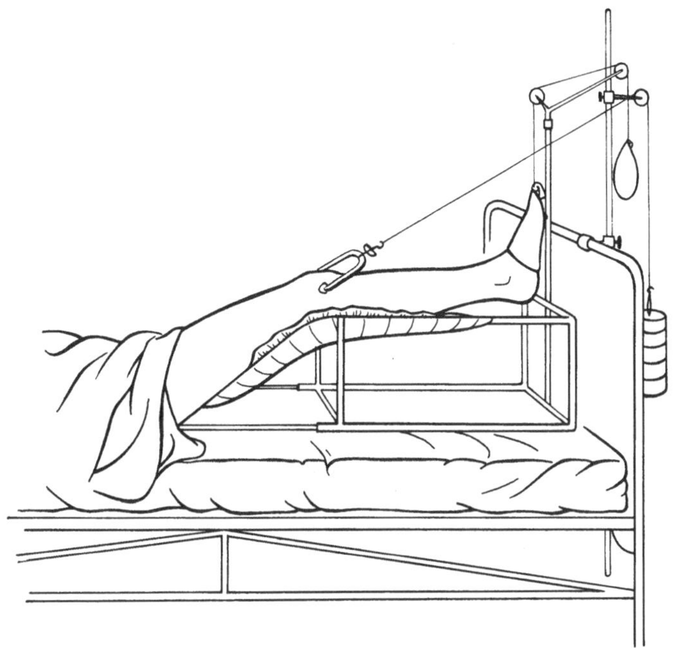

Extension auf Kirschner-Schiene. Zur Vermeidung einer Spitzfußstellung muß auch der Vorfuß in entsprechender Stellung fixiert werden

Besondere Bedeutung hat eine anatomische Reposition für die Gelenkfrakturen; während an den großen Röhrenknochen Dislokationen bis zu einem gewissen Umfang vom Körper selbst ausgeglichen werden können, ist dies bei Gelenkfrakturen nicht der Fall, weshalb hier besonders oft eine operative Behandlung indiziert ist.

Eine Reposition kann unmöglich sein, wenn sich in den Frakturspalt Weichteile, z. B. Sehnen oder Muskeln, hineingeschlagen haben („Interposition" von Weichteilen); dies ist im Röntgenbild *nicht sichtbar* und läßt sich also nur klinisch diagnostizieren, z. B. am Fehlen der Crepitation. Ein solches Vorkommnis ist eine absolute

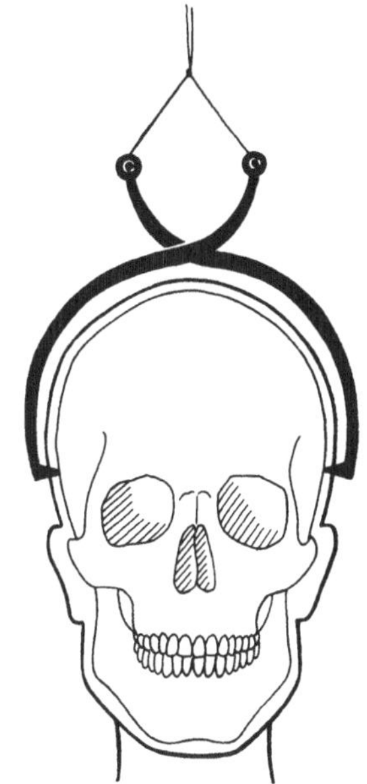

Crutchfield-Klemme zur Extensionsbehandlung am Kopf. Die Stifte der Bügel werden in 2—3 mm tiefe Bohrlöcher in der Schädelkalotte versenkt. Diese Form der Extension belästigt im Gegensatz zu der unter dem Kinn angreifenden Glissonschlinge den Patienten auch bei langer Dauer der Behandlung nur wenig

Operationsindikation, da es bei konservativer Behandlung mit Sicherheit zur Pseudarthrose führt.

Nach der Reposition kann die Fraktur in einem Gipsverband ruhiggestellt werden, dessen Prinzip darin besteht, daß die beiden der Fraktur benachbarten Gelenke mit immobilisiert werden müssen, um Bewegungen an der Frakturstelle zu verhindern („äußere Fixation"). Da die knöcherne Überbrückung großer Röhrenknochen unter konservativer Behandlung viele Wochen dauert (beim Unterschenkelbruch z. B. 6—8, beim Oberschenkelbruch 10—12 Wochen), kommt es vor allem bei älteren Kranken zur Muskelatrophie und zur teilweisen oder völligen Versteifung der benachbarten Gelenke. Die Nachbehandlung derartiger Weichteilveränderungen dauert meist länger als die Frakturheilung selbst und zeitigt oft nur geringe Erfolge. Diese Tatsache hat in jüngster Zeit zu einer Aktivierung der operativen Knochenbruchbehandlung geführt, die auch durch technische Neuerungen (Herstellung korrosionsfreier Metallegierungen, Neukonstruktion des Instrumentariums, Entwicklung des elektronischen Bildwandlers) gefördert worden ist. Sie gipfelt in der Forderung, lieber eine verzögerte Bruchheilung und sogar eine Pseudarthrose, die mit den heutigen Osteosynthesemethoden unschwer zu behandeln ist, als irreversible Schäden an Weichteilen oder Gelenken in Kauf zu nehmen.

Dabei muß vor dem Mißverständnis gewarnt werden, die Osteosynthese könne die Frakturheilung beschleunigen. Unter Osteosynthese wird die operative, exakte Aneinanderfügung der Knochenfragmente verstanden; sie kann zur Belastungsstabilität, zur Funktionsstabilität oder auch nur zur Adaptationsstabilität führen. Ersteres ist die Ausnahme; nur bei sehr günstig gelagerten Bruchformen (z. B. Querbruch des Oberschenkelschaftes und Einführen eines sehr dicken Marknagels) kann *eher belastet* werden, als dies nach konservativer Behandlung möglich wäre. Dagegen ist die Funktionsstabilität bei einer Osteosynthese unbedingt anzustreben, gestattet doch nur sie, die Vorteile der operativen Behandlung voll auszuschöpfen. Bei einer funktionsstabilen Osteosynthese wird die Extremität vom Operationstag an (ohne Belastung!) voll aktiv bewegt, womit Inaktivitätsatrophien und Gelenkschädigungen vermeidbar sind.

Führt eine Osteosynthese dagegen nur zur Adaptationsstabilität, so ist eine zusätzliche äußere Fixation (d. h. ein Gipsverband) notwendig, da die operativen Maßnahmen nicht ausreichen, um den Zusammenhalt des Knochengefüges bei Bewegungen der Region zu garantieren. Derartige Fälle sind von der Indikationsstellung her anders gelagert: Hier handelt es sich um absolute Indikationen zur operativen Frakturbehandlung, nämlich um Frakturen (z. B. ausgedehnte Trümmerbrüche), die konservativ nicht behandelt werden *konnten*. Nur in derartigen Fällen ist es vertretbar, die *Nachteile* der beiden Verfahren zu kombinieren: Die erhöhte Infektionsgefahr der operativen Therapie und die Immobilisation mit ihren Spätfolgen der Fixation durch einen Gipsverband.

Nur kurz seien die wichtigsten prinzipiellen Verfahren der Osteosynthese erwähnt:

1. Die *Marknagelung der großen Röhrenknochen* kann in vielen Fällen geschlossen, d. h. ohne operative Freilegung der Frakturstelle selbst, vorgenommen werden. Technisch wird so vorgegangen, daß nach Einführen eines Führungsspießes im Markraum über die Frakturstelle weg die Markhöhle mit einem Preßluftbohrer so weit aufgebohrt wird, daß sie dem anschließend eingeführten Marknagel eine lange Fläche festen Kontaktes liefert, ohne daß dieser sich an einer Engstelle des Mark-

raumes „festfressen" kann. Die beste Indikation für die Marknagelung sind die Querbrüche in Schaftmitte der großen Röhrenknochen. Bei der „offenen" Marknagelung wird die Frakturstelle freigelegt und unter Sicht des Auges adaptiert.

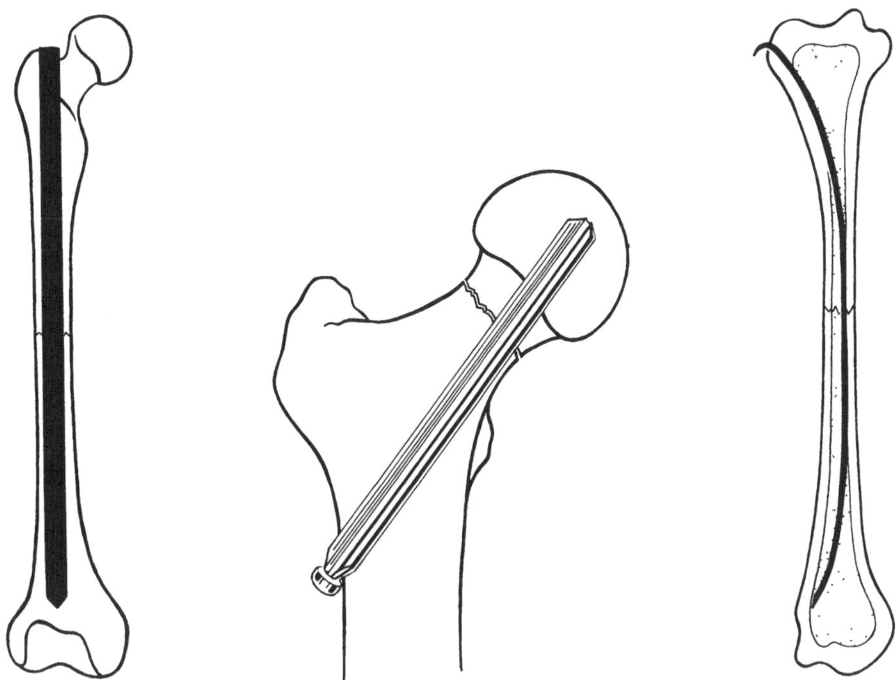

Links: Stabile Frakturfixation durch die intramedulläre Einfuhrung eines Küntschernagels nach vorherigem Aufbohren der Markhöhle

Mitte: Einführung eines Dreilamellennagels zur Behandlung der medialen Schenkelhalsfraktur. Beachte, daß der Nagel *steiler* liegen muß als der Winkel des Schenkelhalses!

Rechts: Frakturfixation durch intramedulläre Einführung eines Rush-Pins; dieser muß an drei Stellen anliegen, um vermittels seiner Elastizität den Knochen zu fixieren („Dreipunkt-Fixation")

2. Weitere Nagelformen sind der *Dreilamellennagel* für die Behandlung der medialen Schenkelhalsfraktur und der *Rush-Pin*, ein massiver, etwas gebogener Stift, der zur sogenannten Dreipunkt-Fixation kleiner Röhrenknochen und gelenknaher Knochenfragmente dienen kann.

3. *Schrauben:* Ein wesentlicher Bestandteil der modernen Osteosynthese sind Gestalt und metallurgische Beschaffenheit der verwendeten Metallschrauben.

Noch vor kurzem glaubte man, daß in den Knochen eingesetzte Metallschrauben zum lokalen Knochenabbau führen und sich dadurch schon nach kurzer Zeit zwangsläufig lockern. Neuere Untersuchungen haben gezeigt, daß die Einheilung vom Metallimplantaten im Knochengewebe von genau definierbaren biomechanischen und biochemischen Bedingungen abhängt, bei deren sorgfältiger Beachtung Metallschrauben fest und dauerhaft im Knochengewebe verankert werden können. Die früher so oft beobachtete Schraubenlockerung war in erster Linie auf die Verwendung ungeeigneter, d.h. nicht ausreichend korrosionsfester Metallegierungen zuruckzuführen. Diese wurden in der Gewebsflüssigkeit zersetzt, toxische Metallsalzprodukte gingen in Lösung und führten durch eine Schädigung der umgebenden Gewebe zu einem reaktiven Knochenabbau mit Lockerung der Metallimplantate und zur Speicherung von Metallpigmenten im anliegenden Bindegewebe, zur sogenannten *Metallose.*

Aber auch bei Verwendung von korrosionsfesten Legierungen zeigte sich, daß noch zwei weitere Voraussetzungen erfüllt sein müssen, wenn eine Metallschraube zuverlässig im Knochen einheilen soll. Das Knochengewebe im Schraubenkanal darf beim Einsetzen des Metallimplantates nicht beschädigt werden und die Metallschrauben müssen mit tragfähigen Gewindezügen ausgestattet sein, die den Schraubendruck gleichmäßig auf das Knochengewebe übertragen und die Gewebsstruktur nicht mechanisch schädigen.

Die früher verwendeten „selbstschneidenden" Schrauben wurden in ein enges Bohrloch der Corticalis mit Gewalt eingedreht. Sie führen zu einer Sprengung der Knochenlamellen mit zahlreichen Mikrofrakturen. Die dabei entstehenden Fragmente wurden resorbiert und führten schnell zu einer Lockerung der Osteosynthese. Außerdem waren die Gewindezüge dieser Schrauben zu eng und zu flach, so daß sie nur lückenhaft mit Knochengewebe ausgefüllt wurden. Die Druckkraft der Schraube wurde dadurch auf eine relativ kleine Knochenfläche übertragen und führte durch Druckschädigung ebenfalls zum Knochenabbau. Schließlich kann die Osteosynthese auch durch die Verwendung von stumpfen Bohrern mit hochtourigen Bohrmaschinen gefährdet werden, weil es beim Anlegen des Bohrkanals zu einer großen Hitzeentwicklung kommt, die das umgebende Gewebe des Bohrkanales schädigt und zur Abstoßung röhrenförmiger, thermischer Sequester führt.

Heute stehen für die Osteosynthese Metallschrauben von hoher Korrosionsfestigkeit zur Verfügung, deren Gewindezüge weit ausladend und durch ihre hohe Steigung so geräumig sind, daß sie große, gut durchblutete, belastungsfähige Knochengewebskomplexe aufnehmen können, die der erforderlichen mechanischen Belastung standhalten. Dabei ist es von besonderer Bedeutung, daß die Schraubenkanäle im Knochen mit scharfen Bohrern und Gewindeschneidern, die eine Hitzeentwicklung vermeiden, vorgeschnitten werden. Der Gewindevorschnitt, der eine Sprengung der Knochenlamellen verhindert, ist eine wesentliche Voraussetzung für die Haltbarkeit der Metallschrauben im Knochen; besonders wichtig ist er beim weichen und atrophischen Knochen, wo die Festigkeit der verbliebenen Knochenstrukturen restlos ausgenutzt werden muß.

Unter der mechanischen Dauerbeanspruchung kann sich das Knochengewebe durch strukturellen Umbau dem Schraubendruck anpassen, wobei Knochenlamellen sich in die Druckrichtung der

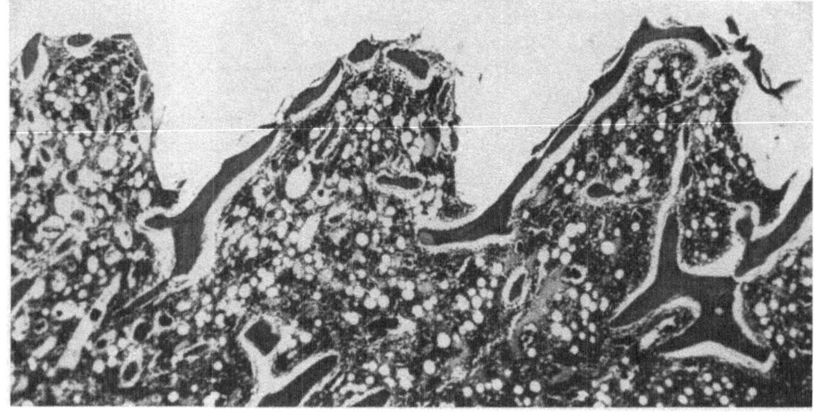

Lager einer Corticalisschraube nach 2 Monaten Verweildauer. Das Knochengewebe hat sich der Metalloberfläche eng angelegt, es besteht kein Knochenabbau und keine Fibrose des Knochenmarks (aus WAGNER)

Schrauben umorientieren. Eine intermittierende Belastung mit Wackelbewegungen der Schrauben löst jedoch auch bei idealen Metallimplantaten einen Knochenabbau aus. Osteosynthesen müssen daher so stabil angelegt sein, daß Wackelbewegungen nicht auftreten und eine starre Verbindung zwischen den Metallimplantaten und dem Knochengewebe einerseits und den Fragmenten andererseits zustandekommt.

Je nach der Art des Knochens, an dem Schrauben verwendet werden, unterscheidet man Spongiosa- und Corticalisschrauben.

Lange Schrägbrüche großer Röhrenknochen können durch mehrere Schrauben, die in die Fragmente in verschiedenen Ebenen eingeführt werden müssen, fest stabilisiert werden. Bei Quer- und kurzen Schrägbrüchen muß zur Verschraubung eine dem Knochen außen angelegte *Metallplatte* als Kraftträger hinzugefügt werden.

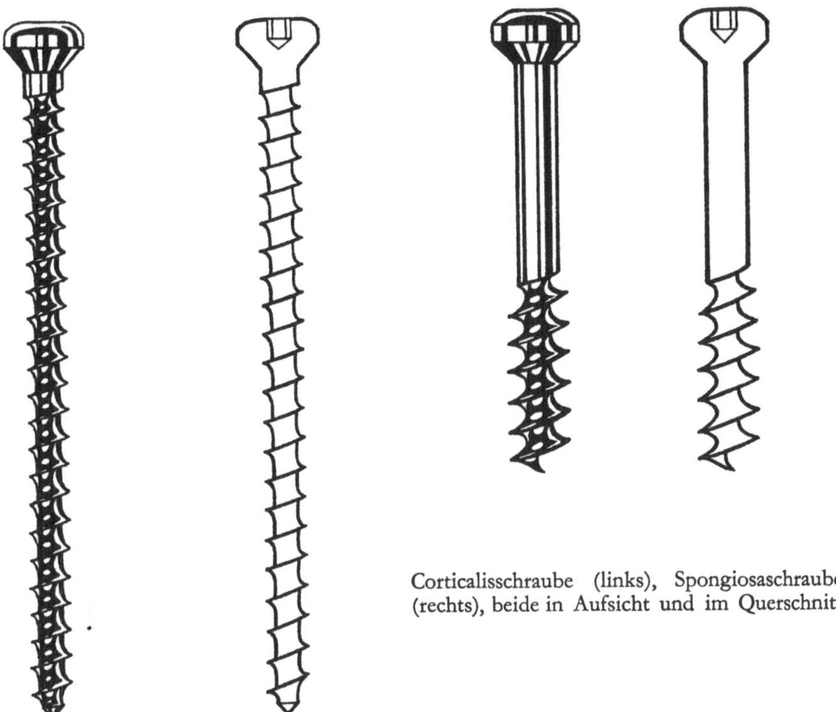

Corticalisschraube (links), Spongiosaschraube (rechts), beide in Aufsicht und im Querschnitt

Winkelplatten können im Knochen besser verankert werden, zum Beispiel bei pertrochanteren Oberschenkelbrüchen oder bei kniegelenksnahen Frakturen. Eine Fortentwicklung des Prinzips ist die *Druckplatte*, die bei Querbrüchen eine sehr große Stabilität erreichen läßt. Hier wird zunächst das eine Ende der Platte an dem kürzeren Fragment fixiert und dann werden durch eine Spannvorrichtung die Fragmente aufeinandergepreßt. Unter dieser Spannung werden nun erst die Schrauben auch in das längere Fragment eingeführt, so daß die vorgegebene Spannung erhalten bleibt.

4. *Drahtumschlingungen* des Knochens sind ein gutes Verfahren, sofern sie das ernährende Periost nicht zirkulär umfassen, sondern dem Knochen in Längsrichtung auflagern. Diese sogenannte *Zuggurtung* erlaubt z. B. am Olecranon oder an der Patella eine besonders feste Stabilisierung, weil der auf die Fragmente ausgeübte Druck um so größer wird, je weiter das betroffene Gelenk gebeugt wird. Zirkuläre Drahtumschlingungen, sogenannte Cerclagen, sind nur noch in Ausnahmefällen erlaubt und müssen dann in jedem Fall nach wenigen Wochen wieder entfernt werden.

5. Auch von *gekreuzten Spickdrähten* kann, vor allem zur Fixation von kleinen und gelenknahen Fragmenten, mit Vorteil Gebrauch gemacht werden.

ζ) Nachbehandlung

Der Erfolg jeder, aber besonders der operativen Knochenbruchbehandlung steht und fällt mit einer konsequenten Nachbehandlung. Bei konservativer Behandlung muß unter dem Gipsverband dafür gesorgt werden, daß *alle nicht fixierten* Gelenke ständig mobilisiert bleiben. Nach operativer Osteosynthese müssen, in der Regel vom Operationstag an, die Gelenke der operierten und aller anderen Extremitäten voll mobili-

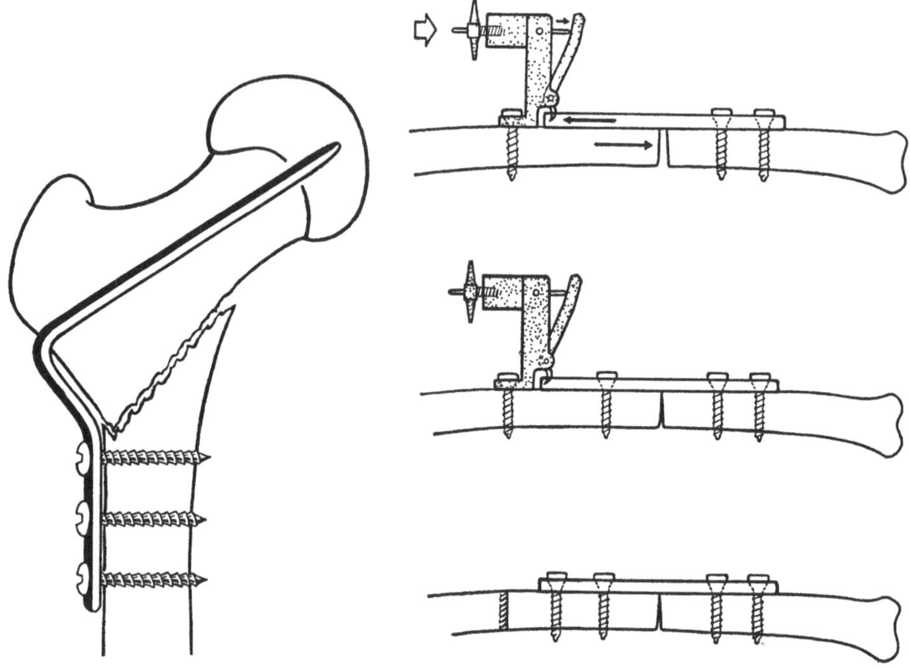

Osteosynthese mit Winkelplatte und Schrauben zur Behandlung von pertrochanteren bzw. -subtrochanteren Oberschenkelfrakturen

Osteosynthese durch Anlegen einer Druckplatte: Zunächst wird die Platte an einem Fragment angeschraubt und das Spanninstrument am anderen Fragment eingesetzt (oben). Nach Spannung und Annäherung der Fragmentenden aneinander wird die Platte auch am anderen Fragment verschraubt (Mitte). Sodann wird das Spanninstrument entfernt (unten) und die Platte mit Weichteilen gedeckt

siert und ohne Belastung bewegt werden. Im weiteren Verlauf hat der Arzt die angeordnete Entlastung zu kontrollieren und notfalls zu erzwingen — die meisten Mißerfolge der operativen Osteosynthese sind durch zu frühzeitige Belastung bedingt. Die krankengymnastische Nachbehandlung muß vom Arzt im einzelnen angeordnet und überwacht werden. Ebenso ist der Arzt für die rechtzeitige Entfernung des Osteosynthesematerials verantwortlich. Bei indolenten Patienten bedeutet dies häufig einen nicht geringen Aufwand an Energie und Zeit — der sich aber bezahlt macht, wenn die volle funktionelle Restitution erreicht werden kann.

7. Physikalisch und chemisch bedingte Verletzungen

a) Verbrennung

Bei einer thermischen Schädigung der Haut ist die Prognose abhängig vom *Ausmaß* (Verhältnis der verbrannten Fläche zur Gesamtkörperoberfläche) und vom *Grad* (Tiefe) der Gewebszerstörung, aber auch von der Lokalisation und der Art der einwirkenden Schädigung; eine Verbrennung durch strahlende Hitze oder Flammen ist anders zu beurteilen als eine Verbrühung. Neben der Haut kann auch der Respirationstrakt geschädigt sein, z. B. durch Einatmung heißer Dämpfe oder Rauchentwicklung.

Die *erste Hilfe* bei jeder Verbrennung besteht in schnellstmöglicher Unterbrechung der Hitzezufuhr: Das Ausmaß des thermischen Schadens hängt von der zugeführten Wärmemenge (Cal pro cm^2 pro Zeiteinheit) ab! Schon Temperaturen von wenig mehr als 45°, z. B. Wärmeflaschen, bedingen bei längerer Einwirkungsdauer eine thermische Schädigung, nicht etwa erst Kochtemperaturen. Der Verbrannte ist so rasch wie möglich und mit Kleidern unter kaltes Leitungswasser zu bringen oder evtl. im Schnee zu wälzen; vor allem bei Kindern dauert das Ausziehen zu lange und die in den Kleidern enthaltene heiße Flüssigkeit wirkt in dieser Zeit weiter. Außerdem schafft die Kälte eine erwünschte Analgesie.

Abgesehen von dieser initialen Kaltwasserbehandlung sind Brandwunden lediglich steril zu verbinden oder in saubere Tücher zu hüllen, sodann ist jeder Schwerverbrannte sofort in klinische Behandlung zu verbringen. Verbrennungen sind um so schmerzhafter, je oberflächlicher sie sind; Schmerzmittel dürfen für den Transport großzügig, aber nur intravenös gegeben werden, da bei i.m. Gabe die Resorption durch die allgemeine Zirkulationsstörung verzögert sein kann. Morphium ist wegen seiner atemdepressorischen Wirkung vor allem bei Kindern zu vermeiden. Außerdem ist für den Transport wenn irgend möglich eine Infusion anzulegen; zumindest soll der Kranke schon vor dem Transport möglichst viel trinken, jedoch nie reines Wasser (je 1 Teelöffel Kochsalz und Natriumbicarbonat auf 1 l Wasser).

Bei Klinikaufnahme haben verschiedene für die Behandlung wie für die Prognose wichtige Feststellungen zu erfolgen:

1. Für das *Ausmaß* der verbrannten Körperoberfläche dient beim Erwachsenen die Neunerregel nach WALLACE als Schätzgrundlage; für Kinder verschiedenen Alters gelten andere Prozentzahlen. Vor allem im Anfang ist diese Schätzung oft schwierig: Bei Flammenverbrennungen täuschen Rußauflagerungen und verkohlte Kleiderreste eine größere, bei Verbrühungen die zunächst noch rosig erscheinende Haut oft eine geringere Ausdehnung vor.

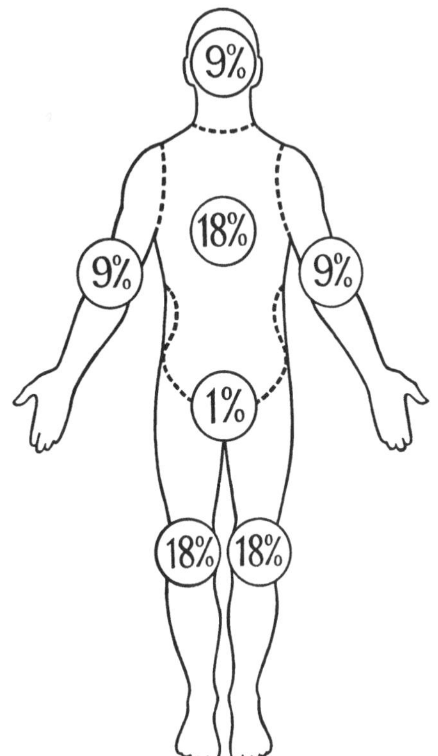

„Neunerregel" nach WALLACE zur Abschätzung der verbrannten Körperoberfläche beim Erwachsenen

2. Bezüglich der *Tiefe* unterscheidet man drei Schweregrade: Eine thermische Schädigung *ersten Grades* (Combustio erythematosa), z. B. ein Sonnenbrand, zeigt entzündliche Rötung, Schwellung und Hyperaesthesie der Haut; sie ist reversibel

und heilt ohne Residuen aus. Der *zweite Grad* ist klinisch durch Blasenbildung (Combustio bullosa) gekennzeichnet; hier ist die Epidermis zerstört und die Schädigung erfaßt das Corium mit. Jedoch sind die Hautanhangsgebilde und Nervenendigungen unversehrt, so daß eine ausgeprägte Hyperaesthesie besteht. Bei *drittgradigen* Verbrennungen (Combustio gangraenosa) ist die gesamte Haut einschließlich Anhangsgebilden und Nervenendigungen zerstört. Übergänge zwischen zweitem und drittem Grad mit Oberflächennekrose sind häufig. Noch tieferreichende Verbrennungen mit Verkohlung von Fascien, Muskeln und Knochen können als *vierter Grad* abgegrenzt werden. Klinisch findet sich eine komplette Anaesthesie der drittgradig geschädigten Regionen (durch Nadelstiche zu prüfen) und ein Sistieren der Capillardurchblutung (mit dem Glasspatel feststellbar). Mit Vitalfärbungen (z. B. mit Disulfidblau) läßt sich das Ausmaß einer solchen Schädigung genauer einengen, weil nur durchblutetes Gewebe sich anfärbt, jedoch erst nach einigen Tagen, wenn die Nekrose ihre endgültige Grenze entwickelt hat.

Während sich erstgradige Verbrennungen in wenigen Tagen zurückbilden und zweitgradige innerhalb von 2—3 Wochen spontan regenerieren, wobei nach oberflächlichen Nekrosen die Hautanhangsgebilde als Epithelinseln wirken, heilen drittgradige Schädigungen nur langsam unter Bildung tiefreichender strahliger Narben und häufig von Narbenkontrakturen (s. S. 104), so daß hier meist eine plastische Deckung notwendig wird.

Bei Verbrennungen größeren Ausmaßes entwickelt sich rasch ein schweres allgemeines Symptomenbild, die sogenannte „Verbrennungskrankheit", die verschiedene Ursachen hat: In der Umgebung des verbrannten Gebietes entwickelt sich durch die Schädigung der Zellen und Capillaren eine lokale Permeabilitätsstörung; nekrotisches Gewebe wird später durch proteolytische Fermente aufgelöst. Permeabilitätssteigernde Substanzen gelangen in den Kreislauf und führen hier zu einer allgemeinen Ödemneigung. Neben der massiven Plasmaexsudation im verbrannten Gebiet selbst kommt es daher zu einer allgemeinen Flüssigkeitsretention und Ödembildung, insbesondere in Hirn, Lunge und Nieren; innerhalb eines Tages kann mehr als die Hälfte des gesamten Blutplasmas aus dem Gefäßsystem verloren gehen. Verbrühungen verursachen stärkere Ödeme als Verbrennungen. Diese Vorgänge führen ohne Therapie infolge Volumenmangels und Bluteindickung und der daraus resultierenden Strömungsverlangsamung im Capillargebiet zu Mikrozirkulationsstörungen und infolge des interstitiellen Ödems zur Hypoxie der Zellen und damit zur Acidose und zum *Schock*. Die erste und wichtigste Maßnahme ist daher die sofortige Einleitung einer *Infusionsbehandlung;* wird sie konsequent und ausreichend durchgeführt, so sind auch bei schweren Verbrennungen Todesfälle in den ersten Tagen heute selten. Bei schweren Verbrennungen (mehr als 25%) bei Erwachsenen wird die Infusionsmenge in Milliliter für den ersten Tag abgeschätzt, indem an die Prozentzahl der Verbrennung zwei Nullen angehängt werden. Die Hälfte dieser Infusionsmenge wird in den ersten 8 Std gegeben, in den zwei weiteren 8-Std-Perioden infundiert man je ein Viertel der errechneten Menge. Je schwerer die Verbrennung ist, desto höher muß der relative Anteil an Plasmakolloiden sein.

Im allgemeinen gibt man am ersten Tag zwei Drittel der Infusionsmenge als Plasma und Dextran, ein Drittel als Elektrolytlösung. Niedermolekulares Dextran sollte nur initial und nur in kleineren Mengen (bis 500 ml) gegeben werden. Für die folgenden Tage genügt etwa die Hälfte der nach dieser Formel errechneten Infusionsmenge; klinisch richtet man sich nach dem Blutvolumen, dem Allgemeinzustand und vor allem nach dem Hämatokrit und der Urinproduktion, die die besten Kriterien für den Erfolg der Infusionstherapie darstellen. Die Urinausscheidung muß daher von Anfang an lückenlos kontrolliert und aufgezeichnet werden. Hierzu wird ein Dauerkatheter in die Blase eingelegt. Beim Erwachsenen sollte sie 30—40 ml/Std, beim Kind 15—25 ml/Std erreichen. Bei schwerer Verbrennung muß der Hämatokrit anfangs alle drei Stunden bestimmt werden, er ist bei schweren Verbrennungen anfangs immer stark erhöht, weswegen kein Blut gegeben werden sollte. Bei Kindern darf die täglich infundierte Menge 100—150 ml/kg nicht übersteigen.

Während sich heute Kreislauf und Nierenfunktion bei Verbrannten meist aufrecht erhalten lassen, ist die Keimbesiedlung einer großflächigen Brandwunde nur schwer zu verhindern und zu bekämpfen. Sekundärinfektionen sind heute die häufigste Todesursache. Eine hochdosierte antibiotische Prophylaxe ist vom ersten Tag an indiziert. Meist beginnt man mit 20—30 Mill. E Penicillin pro Tag und geht bei Zeichen einer beginnenden Infektion auf ein anderes Antibioticum über, das von der Resistenzbestimmung der Erreger abhängig zu machen ist. Hier wird das Problem des Hospitalismus (s. S. 167) besonders evident.

Der *Tetanus* ist eine seltene, aber immerhin mögliche Komplikation einer Verbrennung, weil die Erreger in dem nekrotischen Gewebe günstige Lebensbedingungen vorfinden. Eine aktive Immunisierung ist daher in jedem Fall vorzunehmen, bei bereits aktiv Geimpften eine Wiederholungsimpfung. Eine passive Impfung ist zu unterlassen, da allergische Serumreaktionen sich bei Verbrannten mit ihrer ohnehin großen Ödemneigung sehr ungünstig auswirken.

Die Verdunstung kann bei großflächigen Verbrennungen mehr als das Zehnfache der normalen Perspiratio insensibilis betragen; gleichzeitig kommt es durch den Verdunstungsvorgang zu einem hochgradigen Calorienverlust, der durch parenterale und orale Zufuhr praktisch nicht ausgeglichen werden kann. Die Folge ist einerseits eine metabolische Acidose, die sich auf die kreislaufbedingte Acidose aufpfropft, zum anderen eine allgemeine Temperatursenkung und Auskühlung, die besonders bei Kindern als Kältetremor und Untertemperatur imponiert. Diese Veränderungen sind mit ein Grund, weswegen für eine moderne Behandlung schwerer Verbrennungen wasserdampfgesättigte, vollklimatisierte Räume gefordert werden.

Für die *Lokalbehandlung* von Brandwunden hat heute die offene Freiluftbehandlung die meisten Anhänger. Sie vermeidet die qualvollen Verbandswechsel und eine Wärmestauung durch dicke Verbände; außerdem gestattet sie die fortlaufende Sichtkontrolle der Wundflächen. Bei erst- und zweitgradigen Verbrennungen können sulfonamidhaltige Gele aufgetragen werden, die antrocknen, bactericid wirken und größere Plasmaverluste vermeiden; unter dem Schorf kommt es zur Epithelisierung. Verbrennungen an den Händen sind immer durch Verbände in Fauststellung zu versorgen. Bei ihnen ist die primäre Excision von Nekrosen mit sofortiger Deckung der Defekte durch freie Hauttransplantate anzustreben. Drittgradige Verbrennungen bilden unter einem Schorf Nekrosen und Eiteransammlungen und bieten damit der Infektion günstige Bedingungen. Hier müssen bei kleinflächigen Verbrennungen bis 10% die Nekrosen sofort oder bei größeren nach etwa 14 Tagen chirurgisch abgetragen oder fermentativ abgebaut werden. Bei sehr großen Defekten kommt die homoio- oder heteroplastische Hauttransplantation als „Notverband" in Frage (s. S. 114).

b) Chemische exogene Läsionen

Bei chemischen Verletzungen der äußeren Haut, meist Säure- oder Laugenverätzungen, gelten sowohl hinsichtlich der Klinik wie auch der Therapie dieselben Gesichtspunkte wie bei der thermischen Läsion. Werden chemisch wirksame Flüssigkeiten versehentlich oder in suicidaler Absicht per os eingenommen, so entstehen ausgedehnte Verätzungen der Speiseröhre, die langwierige Behandlungen und nicht selten Oesophagusersatzoperationen notwendig machen.

Spezielle Probleme ergeben sich, wenn chemisch wirksame Substanzen in Gewebe ein- und hier invasiv weiter vordringen. Die praktisch wichtigsten Fälle sind Tintenstiftverletzungen, bei denen Anilinfarbstoffe, und Leichtmetallsplitter, bei denen eine Wasserstoffionenentwicklung das umgebende Gewebe rasch und intensiv schädigt. In derartigen Fällen ist die radikale Excision der betreffenden Gewebspartien angezeigt. Verletzungen dieser Art an den Augen müssen unverzüglich in augenärztliche Behandlung überführt werden. Auch Verletzungen mit flüssigem Phosphor haben die Tendenz zum raschen Fortschreiten und zur Gewebsnekrose.

Ebenfalls lokale „chemische" Einwirkungen sind Insektenstiche und Schlangenbisse. Hier werden Giftstoffe unter Verletzung der Haut in den Körper eingebracht, die ihre Toxinwirkung fern am Ort der Läsion ausüben, indem sie auf dem Blut- und Lymphweg resorbiert werden. Auch Bienen- und Wespen-, vor allem aber Hornissenstiche können tödlich ausgehen, wenn eine Allergie bereits besteht oder wenn eine Vene vom Stich direkt getroffen wird. Eine besondere Gefahr bilden derartige Insektenstiche, wenn sie bei unbemerktem Verschlucken im Mund- und Rachenbereich stattfinden. Hier ist durch i. v. Calcium- und Cortisoninjektionen das Ödem zu bekämpfen, zuweilen wird jedoch eine Tracheotomie notwendig. Bei Schlangenbissen sehr giftiger Arten empfiehlt sich die sofortige Abbindung der betroffenen Extremitäten und die breite und tiefe In- bzw. Excision der gebissenen Gewebspartie vor Öffnen der Blutleere, jedoch erst unter klinischen Bedingungen. Wenn irgend möglich, ist die Unterkühlung der verletzten Extremität vorzunehmen, z. B. durch Eispackungen. Hierdurch kann auch Zeit für eine wirksame Serumtherapie gewonnen werden.

c) Verletzungen durch elektrischen Strom

Auch bei der Einwirkung von elektrischem Strom kommt es zu thermischer Schädigung des Gewebes, doch liegen hier die Verhältnisse anders als bei der Verbrennung: Während eine Verbrennung das Gewebe nur selten tiefer als einige Millimeter, höchstens Zentimeter schädigt, kommt es bei Einwirkung von elektrischen Strömen unter genügend hoher Spannung zu einem Stromdurchfluß durch den Körper, wobei die biologischen Wirkungen von der Stromstärke und der Zeit der Stromeinwirkung abhängig sind.

Der elektrische Strom wird beim Durchfluß durch den Körper durch die Gewebswiderstände in Joulesche Wärme verwandelt, wobei die Gewebswiderstände unterschiedlich sind: Am besten leiten Nerven, ebenfalls gut Blutgefäße und Muskulatur, schlecht der Knochen. Der Widerstand, den der gesamte menschliche Körper dem Stromdurchfluß entgegenstellt, beträgt etwa 3000 Ohm, wobei auf die *trockene* Epidermis etwa 2000 Ohm entfallen. Da die Stromstärke $= \dfrac{\text{Widerstand}}{\text{Spannung}}$ ist, können Widerstandserniedrigungen der Umgebung und der Haut (Durchfeuchtung von Haut und Kleidung,

Leitfähigkeit von Kleidung, Schuhen und Untergrund!) die Stromstärke gewaltig erhöhen. Die Höhe der Spannung hat nur insofern Bedeutung, als eine Mindestspannung vorhanden sein muß, um die Stromstärke überhaupt durch den Körper zu treiben.

Neben der thermischen Schädigung kommt es beim Durchfluß durch das Herz zu Stromwirkungen auf das Reizleitungssystem des Myokards.

Man unterscheidet 4 Stromstärkebereiche:

I. bis zu 25 mA keine objektiven Folgen,

II. 25—80 mA; reversible Herzrhythmusstörungen, selten Kammerflimmern,

III. 80 mA bis 5 A: fast immer Kammerflimmern, oft tödlich, und

IV. über 5—8 A: wie Bereich III, dazu elektrothermische Wirkungen.

Die erste Hilfe erfordert bei elektrischen Unfällen daher neben einer sofortigen Trennung des Verletzten von der Stromquelle oft eine Wiederbelebung des Herzens (Herzmassage, intrakardiale Injektionen, Defibrillation) und künstliche Beatmung.

Die Gewebsverkochungen im Körper sind vom Stromweg im Körper, vor allem aber auch von der Stromdichte abhängig. An den Körperstellen des kleinsten Durchströmungsquerschnitts (Extremitäten!) kommt die größte Stromdichte und damit die ausgedehnteste Gewebsverkochung zustande. An der äußeren Haut finden sich oft nur die Ein- und Austrittstellen als sogenannte „Strommarken", runde, glatt begrenzte, wie ausgestanzt wirkende Hautnekrosen, deren Größe keinen Schluß auf das tatsächliche Ausmaß der Schädigung zuläßt. Oft kommt es beim Elektrounfall, z. B. durch Absturz von Hochspannungsmasten, zu schweren Nebenverletzungen wie Schädel- und Rippenbrüchen, aber auch zu Wirbel- und anderen Frakturen als Folge der gewaltsamen Muskelkontraktionen beim Stromunfall. Die oft ausgedehnte innere Verkochung hat Muskelnekrosen und Zellzerstörungen zur Folge, die zu einer Myoglobineinschwemmung in die Blutbahn, zum Schock und oft zur akuten Nieren-Insuffizienz führen, die beim Crush-Syndrom bereits beschrieben wurde.

In der Chirurgie wird vom *„elektrischen Messer"* Gebrauch gemacht, indem der von einem Diathermiegerät erzeugte hochfrequente Wechselstrom an einer breitflächig aufliegenden indifferenten Elektrode durch einen großen Gewebsquerschnitt fließt. An der zum Schneiden bestimmten differenten Elektrode dagegen ist der Stromdurchfluß infolge des kleinen Querschnitts sehr dicht und führt hier zur Erhitzung des Gewebes. Außer zur Gewebsdurchtrennung kann dieses Verfahren auch zur endoskopischen Coagulation verwandt werden. Leitet die indifferente Elektrode nicht einwandfrei oder sind die Apparate nicht entsprechend den Vorschriften gesichert, so können Verbrennungen sowohl des Patienten als auch von Ärzten vorkommen. Auch die Elektroden von Überwachungsgeräten, wie EKG- oder EEG-Apparaturen, können derartige Störungen verursachen.

d) Lokale Erfrierung

Eine starke Kälteeinwirkung kann zu ähnlichen Zell- und Gewebsschäden führen wie eine Hitzeeinwirkung. Für das Ausmaß des Schadens ist neben der Temperaturdifferenz von der Normaltemperatur auch die Einwirkungsdauer und, im Gegensatz zum Hitzeschaden, die Art der Therapie maßgebend.

Bei Einwirkung sehr tiefer Temperaturen, z. B. bei Berührung von flüssiger Luft, kommt es sofort zur Blasenbildung und dem Bild einer zweit- bis drittgradigen Schädigung. Weniger tiefe Temperaturen, z. B. Kontakt mit Eis, führen erst bei längerer Einwirkungsdauer zu Schädigungen, wobei der Zustand der peripheren Durchblutung eine wichtige Rolle spielt. Schon bei Abkühlung auf Temperaturen um $+10\,°C$ können bei langer Einwirkung und starkem Calorienentzug, vor allem also bei nasser Kleidung, Erfrierungen auftreten! Der Hauptunterschied zwischen Verbrennung und Erfrierung besteht — trotz nahezu gleichartiger Spätfolgen! — darin, daß die erstere zur sofortigen und irreversiblen Coagulation des Eiweißes führt, während die letztere einen lokalen Gefäßspasmus bedingt, der bei lokaler Wiedererwärmung den Anstieg der Stoffwechselprozesse im erfrorenen Gebiet überdauert. Diese Durchblutungsstörung bedingt ein Mißverhältnis zwischen Sauerstoffbedarf und Sauerstoffantransport, das nun erst zu pathologischen Stoffwechselvorgängen führt und die Schädigung erst lange *nach* der Kälteeinwirkung irreversibel macht.

Bei lokaler Erfrierung muß daher *zuerst* der Kreislauf bzw. die Durchblutung im erfrorenen Gebiet wiederhergestellt werden, etwa durch Reiben mit weichen Wolltüchern und vor allem aktiver Muskelbewegung, *ehe* lokal erwärmt wird. Falls vorhanden, empfiehlt sich zusätzlich die Gabe sympathicolytischer Medikamente bzw. die lokale Ausschaltung des Sympathicus und die Infusion von Rheomacrodex zur Bekämpfung der Mikrozirkulationsstörungen.

Blutung und Blutstillung

1. Allgemeines über Blutungen

Bei jeder nennenswerten inneren oder äußeren Verletzung werden Blutgefäße miteröffnet. Die dabei entstehende Blutung hängt vor allem von Art und Kaliber der betroffenen Gefäße ab:

Arterielle Blutung. Bei Verletzung einer Arterie spritzt hellrotes, arterialisiertes Blut in rhythmischem Strahl aus der Wunde. Das Fehlen einer solchen pulssynchronen rhythmischen Blutung beweist jedoch *nicht*, daß *keine* Arterie betroffen ist: Bei Beteiligung tiefliegender Gefäße, z. B. bei Stichverletzungen, legen sich oft die Weichteile kulissenartig über die Verletzungsstellen, was ein Spritzen des Blutes verhindert. Eine *durch*schnittene Arterie retrahiert sich infolge ihrer elastischen und muskulären Wandelemente, so daß die Blutung unter Umständen auch und gerade an großen Arterien zunächst völlig zum Stehen kommt. Nach einiger Zeit (bis zu mehreren Stunden) kann sich der Wandspasmus lösen und es kommt zur sogenannten *Nach-* oder *Spätblutung*, an der zuweilen Verletzte auf dem Transport unbemerkt versterben.

Ist die Arterie nur seitlich eröffnet, so kann eine Retraktion nicht eintreten, ebensowenig an Gefäßen, die in Gewebe eingebettet sind, die ihrerseits eine Re traktion nicht erlauben, z. B. im Knochen. Seitlich eröffnete Arterien bluten daher stärker als völlig durchtrennte. Auch bei arteriosklerotischer Gefäßwandveränderung und bei narbiger Umschwielung des umliegenden Gewebes kann keine Retraktion zustande kommen; dies ist der Grund für die schlechte Blutstillungstendenz von Ulcusblutungen im Magen und Duodenum vor allem bei älteren Kranken.

Venöse Blutung. Ist eine Vene verletzt, so fließt dunkles Blut in gleichmäßigem Strom aus der Wunde. Die Stärke der Blutung ist hier weitgehend von der Höhe der verletzten Körpergegend im Vergleich zur Herzhöhe abhängig: An abhängigen

Körperteilen, etwa bei einer Varicenblutung am Unterschenkel, kann eine solche Blutung lebensbedrohlich werden, aber auch durch bloßes Hochheben der betroffenen Extremität zu stillen sein. Oberhalb der Herzhöhe, z. B. am Hals, kann in eröffneten Venen ein Unterdruck herrschen, so daß nicht nur die Blutung nach außen fehlt, sondern Luft angesaugt werden kann (Luftembolie, s. S. 84). Im Gegensatz zu den Arterien enthalten die Venen nur wenig muskuläre und elastische Wandanteile, daher kommen venöse Blutungen, zumal bei großem Kaliber des eröffneten Gefäßes, oft später zum Stillstand als arterielle.

Capilläre Blutung. Sind keine größeren Arterien oder Venen betroffen, so kommt es aus den bei *jeder* Verletzung eröffneten Capillaren zu punktförmigen Blutungen, die in offenen Wunden zu kleinen Blutlachen zusammenfließen. Bei längerer Dauer und vor allem an parenchymatösen Organen, wie Leber und Milz, mit geringer Retraktionsfähigkeit der Gefäße können sich auch capilläre Blutungen („Sickerblutung") zu sehr erheblichen Gesamtblutverlusten summieren.

Während es sich bei den bisher besprochenen um primäre Blutungen handelt, die unmittelbar nach einer Verletzung auftreten, kommt es vor allem nach Wund*infektionen* nicht selten erst nach Tagen oder Wochen zu Nachblutungen, die durch Nekrose von Gefäßstümpfen, Abgleiten von Ligaturen, Arrosionen durch Drainagen und dergleichen entstehen. Vor allem an infizierten Amputationsstümpfen sind derartige, oft sehr schwere „septische" Nachblutungen zu erwarten, so daß am Krankenbett eines jeden Amputierten ein Abschnürschlauch bereitliegen sollte.

2. Maßnahmen zur Blutstillung

a) Vorläufige Blutstillung

Bei schweren lebensbedrohlichen Blutungen hat eine notfallmäßige Blutstillung im Sinne der ersten Hilfe das Ziel, Zeit für weitere Maßnahmen zu gewinnen. Bei Blutungen nach außen gelingt dies meist durch einen Druckverband oder durch Kompression der zuführenden Arterie, die mit dem Finger gegen ein knöchernes

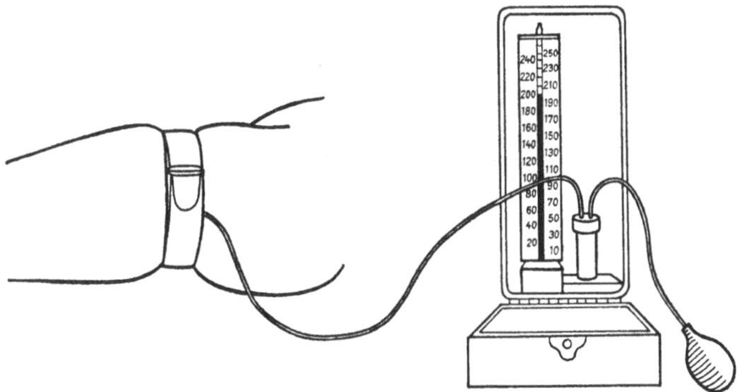

Anlegen einer künstlichen Blutleere mittels Blutdruckmanschette und definiertem Druck, der über dem arteriellen Blutdruck liegen muß

Widerlager gepreßt wird. Nur wenn dieses Vorgehen versagt, darf bei Extremitätenblutungen eine künstliche Blutleere angelegt werden, am besten mit einer Blutdruckmanschette, deren breite Auflagefläche Nerven-, Gefäß- und Hautschädigungen ver-

meiden läßt; der Druck sollte manometrisch kontrolliert werden. Fehlt eine Blutdruckmanschette, so können Gummischläuche (nicht ohne Polsterung!) oder breite
Tücher verwendet werden, die an der Abschnürungsstelle zu fixieren sind.

In der Mehrzahl der Fälle wird, vor allem durch Laien, eine Blutleere ohne gezielte Indikation angelegt und schadet dann mehr als sie nützt. Wegen der Gangrän-
gefahr darf eine Blutleere nicht länger als $1/2$—2 Std belassen werden; ist eine längere
Anwendung aus vitaler Indikation (Flugtransport!) nicht zu vermeiden, so muß die
Extremität gekühlt werden (s. S. 19). Nur ganz ausnahmsweise wird eine Kompression der Aorta (Momburgsche Blutleere) notwendig, die aber Nebenverletzungen
an Darm, Nieren und anderen abdominalen Organen verursachen kann.

b) Endgültige Blutstillung

Die endgültige Blutstillung wird am sichersten erreicht, indem der blutende Gefäß-
stumpf mit einer Gefäßklemme oder einer Pinzette gefaßt und unterbunden wird.
Hierzu verwendet man im allgemeinen Catgutfäden, die im Gewebe etwa eine Woche,

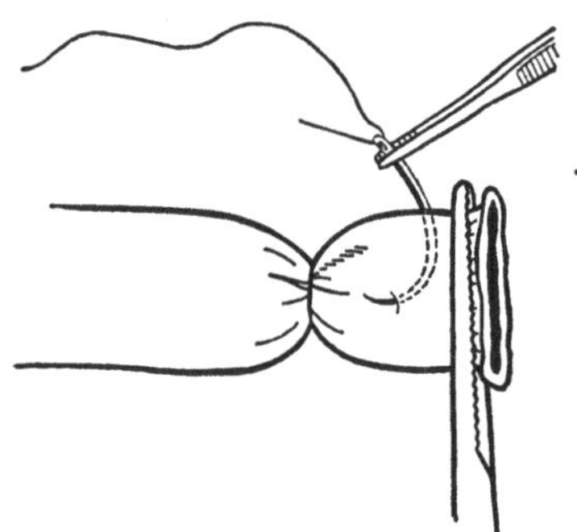

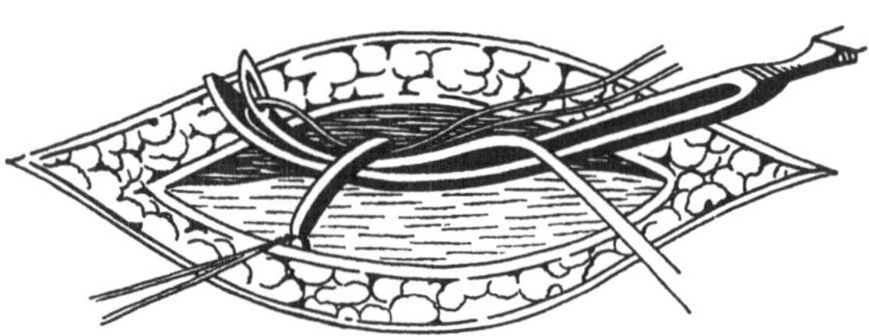

Präliminare Blutstillung: Ein Gefäß wird mit einer Rinnen-
sonde unterfahren und mittels Deschampsnadeln seitlich
unterbunden und dann erst durchtrennt, so daß es nicht
zu einer Blutung kommt

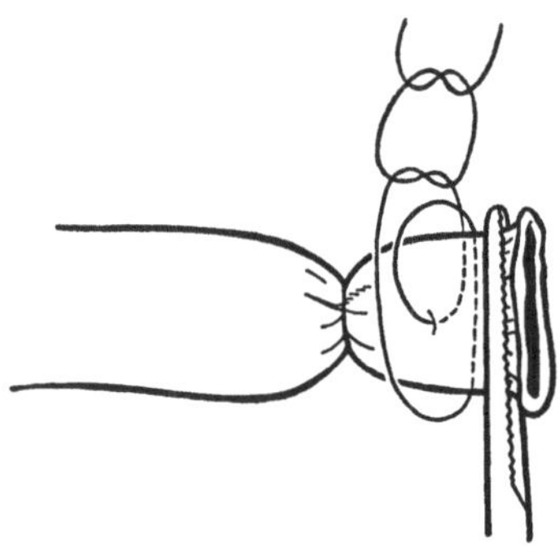

Blutstillung mittels Gefäßdurchstechung: Das mit einer
Klemme gefaßte Gefäß wird zunächst unterbunden (links),
sodann mit einer Naht durchstochen (oben), die beidseitig
geknüpft wird (unten)

also bis zum festen thrombotischen Gefäßverschluß haltbar sind. Bei größeren
Gefäßen empfiehlt sich die Durchstechung vor der Unterbindung, um ein Abrutschen
der Ligatur zu vermeiden. Seitenständige Gefäßverletzungen werden mit feinster
Seide genäht. Sind größere und wichtige Gefäße durchtrennt, so ist eine End-zu-
End-Anastomose anzustreben. Besteht ein Gefäßdefekt, so kann eine autoplastische
oder alloplastische Gefäßprothese eingefügt werden.

Bei Blutungen aus parenchymatösen Organen (Leber) müssen die blutenden Flächen durch tiefgreifende U-Nähte aneinandergelegt werden. Am *Zentralnervensystem* verwendet man keine Unterbindungen oder Umstechungen, sondern Silber-

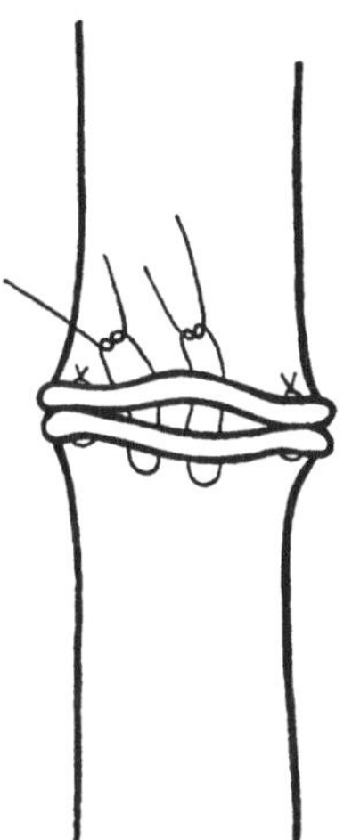

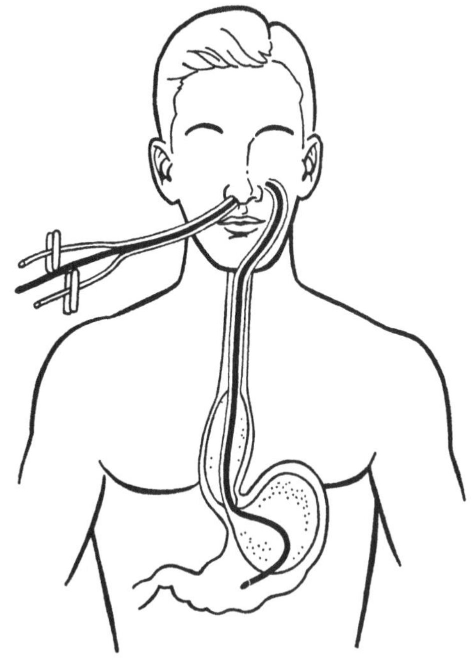

Gefäßnaht: Die Gefäßwand wird mit Matratzennähten gefaßt und nach außen evertiert, so daß sich die Gefäßintima nahtlos aneinanderlegt

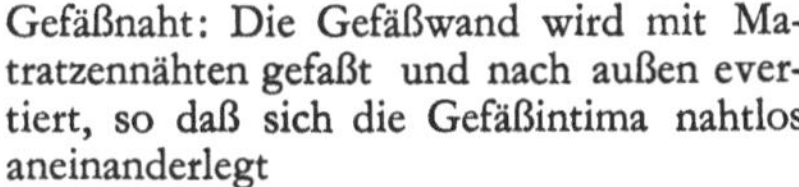

Stillung einer Oesophagusvaricenblutung: Die Sengstaken-Blakemore-Sonde wird in den Magen eingeführt und die beiden Ballons getrennt aufgeblasen. Nach Aufblasen des unteren Ballons wird dieser gegen die Kardia hochgezogen, so daß ein fester Sitz und eine Kompression auch der Varicen im Magenfundus gewährleistet ist

clips, um blutende Gefäße zu fassen. Kleinere Venen können (außer über der Zentralregion der Hemisphären!) elektrocoaguliert werden. Am *Knochen* ist das Eindrücken von Bienenwachs auch heute noch das beste Verfahren der Blutstillung. Zur Blutstillung bei Oesophagusvaricenblutungen oder zur Vermeidung von Blutungen aus dem Wundbett nach Prostatektomie dienen Ballontamponaden (Sengstaken-Blakemore-Sonde, Foley-Katheter u. a.).

Plastische und Wiederherstellungschirurgie*

Zur Wiederherstellung von Gestalt und Funktion von Körperteilen und zur Korrektur von angeborenen oder erworbenen Defekten sind „plastische" Eingriffe notwendig. Dabei handelt es sich nur ausnahmsweise um *kosmetische* Korrekturen; bei einer Handverletzung etwa ist es sinnlos, das äußere Erscheinungsbild wiederherzustellen, wenn Nerven- oder Sehnendefekte bestehenbleiben. Stets muß auch die berufliche und psychologische Situation des Patienten mit berücksichtigt werden. Zur Erzielung des gewünschten Ergebnisses sind in sehr vielen Fällen mehrere, oft zahlreiche Operationen, unbeirrbare Geduld von Arzt und Patient, ein monatelanges Krankenlager und jahrelange chirurgische Nachsorge erforderlich. Nur wenn die Gewähr für eine konsequente und langfristige Durchführung des Behandlungsplanes gegeben ist, können größere wiederherstellende Eingriffe unternommen werden.

Nach seiner Herkunft bezeichnet man überpflanztes Material als:

autoplastisch (autos = selbst), wenn das Transplantat vom Empfänger selbst stammt,

homoioplastisch (homoios = ähnlich), wenn das Transplantat von einem anderen Menschen (bei Tieren von einem Tier gleicher Gattung) stammt,

heteroplastisch (heteros = fremd), wenn das Transplantat von einem Tier auf den Menschen übertragen wird,

alloplastisch (allos = anders), wenn totes Material in den Körper eingepflanzt wird (z.B. Stahl, Kunststoffe).

1. Autologe Transplantationen

Am häufigsten und praktisch wichtigsten ist die Transplantation von *Haut*. Wird ein Hautstück auf eine Granulationsfläche aufgebracht, so wird in den ersten Stunden Fibrin abgeschieden und Transplantat und Unterlage verkleben fibrinös („exsudative Phase"). In dieser ersten Zeit wird das Transplantat nur durch Diffusion ernährt. In den folgenden Tagen sprossen Blutgefäße in das Fibringerüst ein, es kommt zu einer begleitenden, mäßigen zelligen Infiltration, und die Blutgefäße des Mutterbodens finden Anschluß an die Blutgefäße des Transplantates („emigrative Phase"). Ist das Transplantat voll ernährt, so verschwindet die zellige Infiltration und die Heilung ist nach zwei bis drei Wochen abgeschlossen. In dieser Form verlaufen die Vorgänge jedoch nur bei der *autoplastischen* Transplantation.

Nur beim *autoplastischen* Hauttransplantat ist eine *gestielte* Übertragung möglich. Sie bietet den großen Vorteil, daß die Gefäßernährung von der einen Seite des Transplantates her solange erhalten bleiben kann, bis an der anderen Seite der vasculäre

---

* Lit. 29, 31, 34, 51

Anschluß an den neuen Mutterboden voll hergestellt ist. Technisch kann diese Plastik als seitliche Verschiebung erfolgen, aber auch zur Überbrückung größerer Entfernungen als Wanderlappen, unter Umständen unter mehrfacher Umpflanzung.

Meist muß aber von *freien* Transplantationen Gebrauch gemacht werden, d.h. Haut oder Organe werden von ihrer Gefäßverbindung abgetrennt und sind nun zu ihrer Ernährung auf den neuen Mutterboden angewiesen. Nur Organe mit geringem Stoffwechsel (Haut, Sehnen, Fascien, Fettgewebe, Knochen)

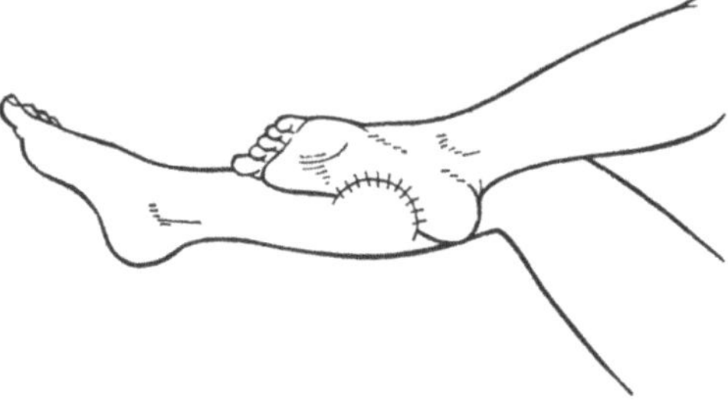

Gestielte Hautplastik vom linken Unterschenkel zur rechten Fußsohle

können solange durch Diffusion ernährt werden, bis ein spontaner Anschluß an das neue Gefäßsystem durch die beschriebene Vascularisation stattgefunden hat.

Für die *freie autoplastische* Hauttransplantation stehen vor allem drei Methoden zur Wahl:

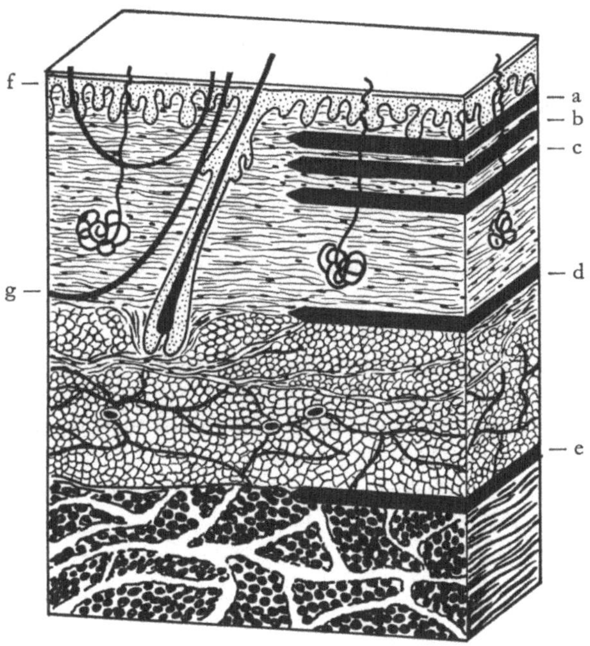

Schematische Darstellung der Hautschichten, aus denen Hauttransplantate entnommen werden: a, b, c, Spalthautlappen verschiedener Dicke, d Vollhautlappen nach WOLF-KRAUSE, e Haut mit Unterhautgewebe für gestielte Transplantationen, f Reverdin-Läppchen, g Davis-Läppchen. Zwischen c und d liegt die Schicht der Cutis-Plastik nach REHN (nach HEGEMANN)

1. Der Spalthautlappen, der die Epidermis und einen Teil des Coriums erfaßt und mit einem breiten, flachen Messer, heute aber meist mit einem elektrischen Dermatom, in Lappen von 200—800 µ Schichtdicke gewonnen wird. (Der Thiersch-Lappen, fälschlicherweise oft synonym gebraucht, erfaßt nur eine dünne Epidermisschicht und wird heute kaum noch verwendet.) Mit Spalthautlappen können große Flächen, z.B. nach Verbrennungen, gedeckt werden.

2. Zur Deckung kleinerer und vor allem infizierter Defekte eignen sich die *Reverdin-Läppchen*. Sie werden gewonnen, indem man mit einer Pinzette oder Nadel die Haut anhebt und tangential beschneidet, so daß ein bis in die Subcutis reichender, runder, im Durchmesser höchstens 1 cm großer Lappen entsteht. An der Empfangsstelle werden die Läppchen nebeneinander aufgesetzt. Die wesentlich größeren *Davis*-Läppchen beziehen die Subcutis ganz mit ein. Ebenso umfaßt der *Vollhautlappen* nach WOLF-KRAUSE die gesamte Haut mit Ausnahme des Unterhautfettgewebes. Seine Verwendung ist daher auf Gebiete mit sehr guter Blutversorgung, wie Gesicht und Hände, begrenzt, da es wegen der größeren Schichtdicke oft zur Nekrose des Lappens kommt, ehe er vom Empfängerbett ausreichend vascularisiert ist. Besteht die Indikation für eine Vollhauttransplantation (z.B. zur

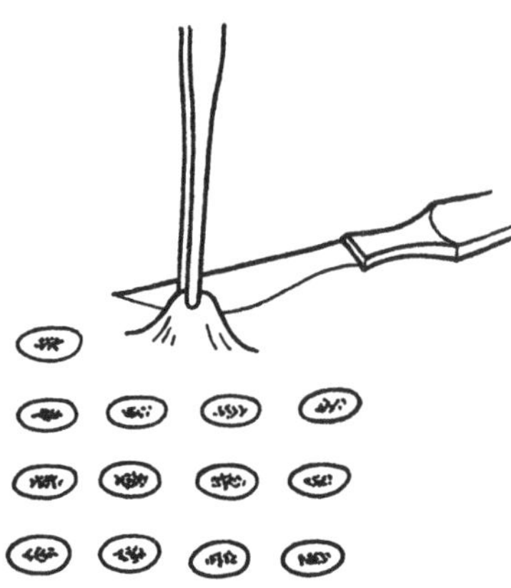

Entnahme von Reverdin-Läppchen: Die Haut wird mit einer Nadel oder Pinzette angehoben und tangential durchtrennt

Deckung von Wunden, in denen Knochen oder Sehnen freiliegen), so verwendet man besser die schon erwähnte gestielte Plastik.

3. Bei der „*Cutisplastik*" nach REHN wird zunächst die Epidermis mit einem Dermatom abgetrennt, sodann wird das Corium herauspräpariert und anschließend der Defekt der Entnahmestelle wieder mit der Epidermis gedeckt. Diese Methode eignet sich besonders zur Überbrückung von Fasciendefekten, z.B. in der Bauchwand. Die Cutis muß unter erheblicher Spannung eingenäht werden, verwandelt sich dann aber innerhalb einiger Monate in ein Gewebe, das histologisch von Sehnen oder Fascien kaum noch unterschieden werden kann.

Jede Hautentnahme muß unter sterilen Bedingungen und am besten in Vollnarkose erfolgen. Haut kann in Kochsalzlösung mit Antibioticumzusatz bei + 4°C über eine Woche lang aufbewahrt werden, ohne ihre Wachstumspotenz einzubüßen.

Auch *Knochen* kann autoplastisch transplantiert werden, einmal in Form des Knochenspans, der dem Beckenkamm oder der Tibia entnommen wird, heute aber vor allem in Form der Spongiosaplombe; die Spongiosa kann aus dem Beckenkamm in ausreichender Menge gewonnen werden. Ebenso ist der autoplastische *Gefäß*ersatz möglich; zur Überbrückung von Defekten nicht zu großer Arterien werden, da größere Arterien des Körpers nicht entbehrlich sind, *Venenstücke* verwendet, z.B. aus der Vena saphena magna. Dabei ist aber zu berücksichtigen, daß das Transplantat in Richtung des Blutstroms, also „verkehrt herum" eingesetzt werden muß, da andernfalls die Venenklappen den Blutstrom behindern.

2. Homologe Transplantationen

Wird ein *homoioplastisches* Hauttransplantat aufgebracht, so spielen sich zunächst die Vorgänge ähnlich ab. Nach etwa einer Woche, wenn die Blutversorgung des Empfängers Anschluß an das Transplantat gewonnen hat, kommt es jedoch zur erneuten, diesmal aber ganz massiven zelligen Infiltration. Das Transplantat wird von der eben hergestellten Blutversorgung abgeschnitten, es wird nekrotisch und schließlich abgestoßen. Ebenso wie die Haut werden auch alle anderen Gewebe und Organe bei homoio- und noch rascher bei heteroplastischer Überpflanzung abgestoßen. Es handelt sich hier um einen immunbiologischen Prozeß, indem das Homoio- oder Heterotransplantat die Bildung von cellulär gebundenen Antikörpern im Wirtsorganismus bewirkt. Wird nach einer ersten eine zweite Homoio- oder Heterotransplantation vom gleichen Spender auf den gleichen Empfänger durchgeführt, so erfolgt die Abstoßung diesmal viel rascher, statt nach 7—8 schon nach 3—5 Tagen („second-set"-Phänomen). Als Antigene wirken offenbar in erster Linie Aminosäure-Polysaccharid-Komplexe, die an die Funktion des Zellkerns gebunden sind. So erklärt es sich wohl auch, daß die Bluttransfusion als einzige Homoiotransplantation unter Einhaltung der bekannten Vorsichtsmaßnahmen verträglich ist: Die Erythrocyten besitzen keine Zellkerne, und die weißen Blutelemente im Spenderblut reichen nicht aus, um immunologische Reaktionen hervorzurufen. Aufgrund moderner Forschungen ist anzunehmen, daß es neben der Individualspezifität auch eine Gruppenspezifität innerhalb homologer Transplantationen gibt. In Zukunft wird es vielleicht möglich sein, mit Hilfe immunologischer Tests passende Spender für homologe Transplantationen nicht nur von Haut, sondern auch von Organen zu ermitteln.

Das zentrale Problem der *Organtransplantation* ist heute die Ausschaltung dieser Immunreaktion, deren Träger vorwiegend die Lymphocyten des Empfängerorganismus sind. Homologe (und heterologe) Transplantate können nur länger überleben, wenn sie dem Angriff dieser Lymphocyten nicht ausgesetzt sind. Dies kann der Fall sein, wenn das Immunsystem des Empfängers defekt ist, z.B. bei der A-γ-Globulinämie. Künstlich kann es durch Röntgenbestrahlung oder durch Medikamente, wie Cortison oder 6-Mercaptopurin ausgeschaltet werden; mit diesen Mitteln arbeitet heute die Klinik bei Organ- (vor allem Nieren-)transplantationen. Auch durch ein „Antilymphocytenserum", das durch Immunisierung einer Tierspecies mit den Lymphocyten einer anderen gewonnen wird, lassen sich die Lymphocyten in ihrer immunologischen Funktion hemmen; dieses Verfahren ist für die Klinik jedoch noch nicht gangbar. Andererseits kommt es bei völliger Ausschaltung des Immunsystems des *Empfängers* zu Reaktionen des Transplantates gegen den Empfänger, indem immunologisch kompetente Zellen, wahrscheinlich der lymphatischen Reihe, aus dem Transplantat aus- und in die lymphatischen Organe des Wirtsorganismus einwandern („graft versus host"- bzw. Anti-Wirt-Reaktion; „Runt-Krankheit" im Tierexperiment), hier wuchern und den Empfängerorganismus letztlich vernichten können.

Cornea, Herzklappen und Knorpel werden auch weiterhin nur durch Diffusion ernährt und sind damit dem Lymphocytenangriff nicht ausgesetzt. Sie werden daher auch bei homologer Transplantation nicht abgestoßen, sofern sie nicht, etwa infolge einer entzündlichen Erkrankung, vascularisiert werden. Während mit Ausnahme dieser gefäßlosen Gewebe ohne spezielle immunodepressive Behandlung alle Homoiotransplantate gesetzmäßig abgestoßen werden, gilt dies nicht für Transplantationen zwischen *eineiigen Zwillingen*. Wegen der Besonderheit der Immunitätsverhältnisse wird dieser Fall als *isoplastische* (isos = gleich) von der auto- und homoioplastischen Transplantation abgegrenzt.

Unter den homologen Organtransplantationen ist lediglich die *Nierentransplantation* über das Tierexperiment hinausgewachsen. Dabei wird aus vielen Gründen heute die Übertragung von Leichennieren bevorzugt. Einer routinemäßigen Anwendung des Verfahrens stehen neben der schwierigen Unterdrückung der Immunreaktion organisatorische (der Spender muß tot sein, seine Niere muß bis zum Tod funktioniert haben; er muß blutgruppengleich mit dem Empfänger und frei von infektiösen und malignen Erkrankungen sein) und ethische wie rechtliche Probleme (Eintritt des Todes ist oft schwierig zu bestimmen; die Einwilligung des Empfängers wie der Angehörigen des toten Spenders muß vorliegen) im Weg.

Im ganzen eröffnen die Erfolge der letzten Jahre hier aber ein aussichtsreiches Feld der Behandlung von chronisch Nierenkranken und aus anderen Gründen nierenlosen Patienten.

3. Heterologe Transplantationen

Heteroplastisch wird heute fast nur Knochen (vom Kalb) transplantiert. Im sogenannten „Kieler Span" liegt ein enteiweißtes Knochenpräparat vor, das fast nur noch das mineralische Gerüst des Knochens enthält. Es läßt sich zur Auffüllung von Knochendefekten, zur Unterfütterung von eingebrochenem spongiösem Knochen, z.B. am Tibiakopf, und zur Ausfüllung großer Knochenhöhlen, etwa nach der Ausräumung von Cysten, verwenden, nicht zuletzt auch in Kombination mit autoplastischer Spongiosa. Bei ausgedehnten Verbrennungen kann Schweinehaut als heteroplastischer Notverband Verwendung finden (Köhnlein).

Gelegentlich berichtete Erfolge von heteroplastisch transplantierten endokrinen Organen (z.B. Kalbshypophyse) sind darauf zurückzuführen, daß Hormone nicht artspezifisch sind: Beim Abbau des heteroplastischen Materials kommt es zur Resorption der betreffenden Hormone, die dann entsprechende Effekte zeigen. Von einer „Funktion" des implantierten Organs kann indessen keine Rede sein.

4. Alloplastik

Alloplastische Transplantationen sind streng genommen immer nur Prothesen: Fremdkörper werden in den Körper versenkt, um hier eine mechanische Stütz- oder Leitfunktion auszuüben. Als Beispiele seien Stahllegierungen bei den Osteosyntheseverfahren (s. S. 127), Kunststoffprothesen aus Dacron, Nylon, Teflon als Arterienersatz, alloplastische Herzklappen, „patch-grafts" zum Verschluß großer Herzscheidewanddefekte oder zum Aufsteppen auf Gefäße u.a. genannt. Bei den Gefäßprothesen ist es wichtig, daß sie Poren besitzen („Strickstrumpfprinzip"), für Blut durchgängig sind und damit den zelligen Elementen des Blutes Gelegenheit zum Durchwandern und Einwachsen geben. Auch Netze aus Kunststoff oder Draht zum Verschluß großer Bauchwandlücken und Plexiglas- oder Kunststoffprothesen zur Deckung von Schädeldachlücken sind häufig verwendete Fremdplastiken. Dagegen gibt es noch kein geeignetes Material, um etwa den Oesophagus auf eine größere Strecke zu ersetzen, wenn er wegen eines Carcinoms reseziert werden muß.

Eine weitere Form der Alloplastik ist die Anwendung von Klebstoffen, die bei weiterer Entwicklung die Nahttechnik in der Chirurgie revolutionieren könnte. Erprobt wurden bisher vor allem die rasch polymerisierenden Polyacrylate.

Die in der Chirurgie benützten Kunststoffe sind wasserunlösliche Makromoleküle, die durch Verkopplung vieler kleiner Moleküle (Monomeren) entstehen. Die Makromoleküle selbst sind biologisch indifferent, sie werden von Körperfermenten nicht angegriffen und heilen, sofern sie völlig auspolymerisiert sind, reizlos ein.

Die unterschiedliche Verknüpfung der Monomeren kommt durch verschiedene Zusatzstoffe (Stabilisatoren, Katalysatoren) zustande, die auch noch im Endprodukt enthalten sein können. Dadurch können die biologischen Eigenschaften von Kunststoffen sehr verschieden sein, selbst bei gleichen Sammelbezeichnungen. So können die an sich reizlosen Polyäthylenschläuche Thrombophlebitiden hervorrufen, wenn sie Stabilisatoren enthalten, die die Gefäßintima reizen. Aus Polyvinylchlorid kann bei längerem Verweilen im Körper (z. B. Endoprothesen im Oesophagus) der Weichmacher ausgewaschen werden, so daß das Material hart und starr wird und sekundäre Perforationen oder Ulcerationen eintreten können. Vor allem aber bewirken nicht völlig auspolymerisierte Kunststoffe starke Gewebsreizungen und -degeneration. Erfolge und Mißerfolge bei der Implantation von Kunststoffen lassen sich daher nur vergleichen, wenn der benutzte Stoff eindeutig bezeichnet und auch der Herstellername genannt ist. Worte wie Polyvinyl, Polyäthylen usw. sind nur Sammelbezeichnungen, die über die gerade für die chirurgische Verwendung wichtigen Zusätze und Einzelheiten nichts aussagen.

Auch über die *cancerogene Wirkung* von Kunststoffen ist noch zu wenig bekannt. Nach vielen Untersuchungen scheint mehr die Form als die chemische Zusammensetzung von Allotransplantaten cancerogen zu wirken, und zwar um so mehr, je größer die Oberfläche des betreffenden Transplantates ist, und je länger das Transplantat im Körper verbleibt. Hieraus ergibt sich die klinische Konsequenz, daß alloplastische Transplantate, auch Metallimplantate aller Art, vor allem bei jugendlichen Patienten mit noch großer Lebenserwartung wieder entfernt werden, sobald ihr Zweck, z. B. die Knochenbruchheilung, erreicht ist, und sofern dies technisch möglich ist.

Chirurgische Infektionen*

„Infektionskrankheiten" sind durch Mikroorganismen hervorgerufene, mehr oder weniger fest umrissene Allgemeinerkrankungen und gehören zum Bereich der Inneren Medizin. In der Chirurgie dagegen spielen *lokale*, bakterielle Infektionen die Hauptrolle.

1. Allgemeines über Infektion und Infektionsabwehr

Bakterien sind einzellige Spaltpilze von sehr unterschiedlicher Gestalt. Ihre Größe schwankt zwischen weniger als einem bis zu mehreren μ bei starker Abhängigkeit von den Wachstumsbedingungen. Eine starre Zellwand schützt sie vor Schädigungen durch osmotische Druckdifferenzen und dient der Erhaltung der morphologischen Struktur. Wird das Gefüge der Zellwand gestört (z.B. durch Lysozym) oder ihre Synthese verhindert (z.B. durch Penicillin), so wird in der Regel der Mikroorganismus zerstört.

Der mikroskopische Nachweis wird durch Anfärbung mit basischen Farbstoffen erleichtert, die sich mit bestimmten Zellbestandteilen der Bakterien verbinden; Unterschiede im färberischen Verhalten werden für die Differenzierung nutzbar gemacht.

Die größte praktische Bedeutung hat die Gram-Färbung: Bakterien, die einen Komplex aus einem basischen Anilinfarbstoff (z.B. Karbolgentianaviolett) und Jod (Lugolsche Lösung) so fest binden, daß er durch nachfolgende Behandlung mit absolutem Alkohol nicht entfernt werden kann, werden als Gram-positiv (Gram-fest) bezeichnet. Gram-negative Bakterien werden durch den Alkohol entfärbt, sie müssen durch eine Gegenfärbung (Safranin, Fuchsin) anschließend wieder sichtbar gemacht werden.

Zum Nachweis säurefester Bakterien dient die Ziehl-Neelsen-Färbung: Als säurefest werden Keime bezeichnet, die den zunächst aufgenommenen Farbstoff (Karbolfuchsin) unter der Einwirkung von Salzsäure-Alkohol (3% HCl in abs. Alkohol) nicht abgeben. Die gleichzeitige Darstellung nichtsäurefester, durch HCl-Alkohol entfärbter Bakterien erfolgt mit Methylenblau oder mit Malachitgrün.

Bakterien werden als *obligat aerob* bezeichnet, wenn sie sich nur bei Anwesenheit von Sauerstoff vermehren. Umgekehrt findet eine Vermehrung obligater Anaerobier nur in sauerstofffreiem Milieu statt. Von den *obligat anaeroben* menschenpathogenen Clostridien (Erreger des Gasödems, des Wundstarrkrampfes und des Botulismus) abgesehen, verhalten sich die meisten Erreger menschlicher Infektionen dem Sauerstoff gegenüber weitgehend indifferent, „*fakultativ anaerob*".

Unter *Pathogenität* versteht man die Fähigkeit von Mikroorganismen, Krankheitserscheinungen hervorzurufen. Diese Eigenschaft kann sich auf *eine* Wirtsspecies oder

---

* Unter Mitarbeit von Doz. Dr. K. Petersen. Lit. 26, 50, 55

auf eine Gruppe von Wirten beziehen (Wirtsspektrum). Pathogene Bakterien können
eine unterschiedliche *Virulenz* zeigen, die aus verschiedenen Eigenschaften resultiert,
die zum Teil in Wechselbeziehung zueinander stehen: Fähigkeit zur Bildung enzymatisch oder toxisch wirkender Substanzen, Penetrationsvermögen, Vermehrungs-
geschwindigkeit u. a. Je virulenter pathogene Bakterien sind, um so kleiner ist die
minimale Erregermenge, die zur Infektion führt.

Viele Bakterien bilden unter bestimmten Bedingungen Stoffwechselprodukte, die
den Wirt schädigen. Derartige Giftstoffe werden als *Ektotoxine* bezeichnet, wenn sie
von den Bakterien im Verlaufe ihrer Vermehrung in das umgebende Milieu aus-
geschieden (sezerniert) werden. Ektotoxine sind hitzelabile, antigen wirksame
Proteine, wie etwa das Diphtherie-, Tetanus- und Botulismus-Toxin oder die Toxine
der Gasödem-Erreger (Lecithinase, Kollagenase u. a.). Dagegen sind *Endotoxine*
Substanzen, die an die Zellstruktur der Bakterien gebunden sind und erst bei deren
Auflösung (Lyse) freigesetzt werden, z. B. von Entero- und anderen gramnegativen
Bakterien. Chemisch handelt es sich um hitzebeständige Phospholipid-Polysaccharid-
Protein-Komplexe; sie rufen je nach Massivität der Intoxikation mehr oder weniger
schwere Allgemeinreaktionen hervor, die bis zu irreversiblen Schockzuständen mit
tödlichem Ausgang („Endotoxinschock") führen können.

Die Pathogenese der bakteriellen Infektionen des Menschen ist sehr unterschiedlich. Betrachtet man einerseits das Invasions- bzw. Penetrationsvermögen, zum anderen die Toxinbildung der Erreger, so lassen sich die Bakterien in eine Skala ein-
ordnen, an deren einem Ende diejenigen Keime zu finden sind, welche den Makroorganismus ohne „Zuhilfenahme" von Toxinen überschwemmen (Pestbakterien,
Milzbrandbacillen, Pneumokokken), während am entgegengesetzten Ende die
Ektotoxinbildner stehen, die sich im Wirtsgewebe entweder gar nicht (Clostridium
botulinum) oder nur unter günstigen Milieubedingungen lokal vermehren können
(Clostridium tetani), ohne daß es jemals zu einer Generalisation kommt. Die meisten
menschenpathogenen Bakterien liegen auf einer derartigen Skala zwischen diesen
Extremen.

Unter den *physiologischen Schranken*, welche im allgemeinen die Keiminvasion und
das Angehen lokaler Infektionen verhindern, steht die Haut an erster Stelle. Nur
wenige Mikroorganismen, wie manche Leptospiren und Treponemen sind fähig, die
unverletzte Haut zu durchdringen. Den meisten Keimen liefert erst eine Hautläsion
die für die Infektion notwendige Eintrittspforte; hierin liegt die pathogenetische
Bedeutung jeder Wunde und sinngemäß auch jedes chirurgischen Eingriffs.

Die Haut wirkt nicht nur als mechanischer Schutz (Verhornung), sondern auch
durch die Wirkung ihrer Sekrete (saure Reaktion des Schweißes, Fettsäuren des
Talgsekrets) antibakteriell. Die Schleimhäute sind mechanisch weniger gut geschützt,
sie besitzen jedoch einen bakterienabweisenden und -einschließenden Schleimbelag
sowie in einigen Organen (Bronchien) ein Flimmerepithel, das Bakterien und andere
in den Schleim eingeschlossene korpuskuläre Fremdkörper abtransportiert. Dem
Schutz vor Infektionen dient weiterhin die physiologische Bakterienflora der Schleimhäute (besonders der Mundhöhle), die gegenüber Fremdkeimen antagonistisch wirkt,
ferner im Schleim enthaltene antibakteriell wirkende Stoffe (Lysozym und andere
inhibitorische Substanzen). Gelangen Mikroorganismen in Wunden, Gewebsspalten
oder Lymphbahnen, so kommt die „Entzündung" (s. S. 100) als lokale Abwehrreak-
tion in Gang.

Neben diesen eindeutig toxischen Substanzen gibt es eine große Zahl extracellulärer, bakterieller Stoffwechselprodukte mit unterschiedlichen biologischen Wirkungen, z.B. die Hyaluronidase (Streptokokken, Staphylokokken), Desoxyribonuclease, Streptokinase (Streptokokken), Koagulase, Lipase (Staphylokokken), verschiedene Hämolysine (Streptokokken, Pneumokokken, Tetanusbacillen u.a.). Die Bedeutung derartiger, meist enzymatisch wirksamer Substanzen für die Pathogenese der meisten bakteriellen Infektionen ist noch nicht völlig geklärt. Eine eindeutige Beziehung zur Virulenz pathogener Bakterien besteht für Kapsel- und Oberflächenantigene verschiedener Mikroorganismen (Pneumokokken, Streptokokken, Milzbrandbacillen u.a.), welche, ohne selbst toxisch zu wirken, die Phagocytose der Keime erschweren oder verhindern. Das ist besonders in den Fällen sehr deutlich, in denen gegen diese antiphagocytären Antigene gerichtete Antikörper dem Makroorganismus eine spezifische Immunität verleihen (z.B. Antikörper gegen das typenspezifische M-Antigen hämolysierender Streptokokken).

Das „Angehen" einer lokalen Infektion ist abhängig von der Erregerzahl (Infektionsdosis), von der Pathogenität und der Virulenz der Keime und von der Abwehrlage des Wirtsorganismus, vor allem aber von den örtlichen Bedingungen: Bei intakter Durchblutung und sonst ungeschädigtem Gewebe werden sehr hohe Erregerzahlen toleriert. Bei Vorhandensein von Fremdkörpern sinkt die minimale Infektionsdosis um Zehnerpotenzen ab, und bei Schädigung der lokalen Durchblutung und Vor-

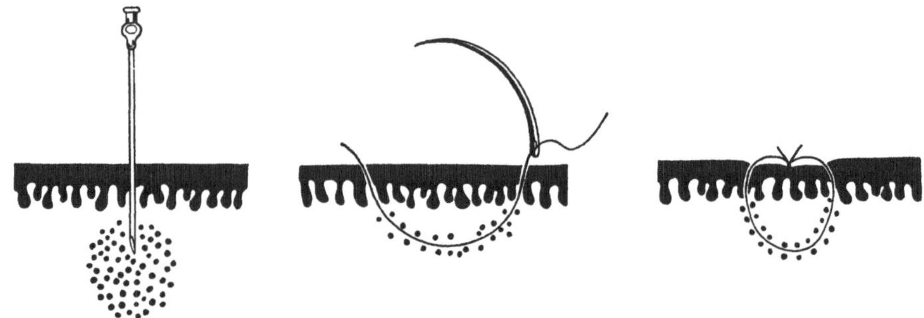

Bei bloßer subcutaner Implantation müssen größenordnungsmäßig 10^6 Bakterien eingebracht werden, damit eine Infektion „angeht". Bei zusätzlichem Vorhandensein eines Fremdkörpers, z. B. eines Fadens, genügen hierfür schon 10^4, bei Bestehen eines ischämischen Bezirks, z. B. durch Knüpfen eines Fadens, bereits 10^2 Bakterien (nach HEGEMANN)

handensein von Gewebsnekrosen genügen bereits geringe Keimzahlen, um eine Infektion zu erzeugen. Hieraus erklärt sich die alte chirurgische Erfahrung, daß gewebsschonendes Operieren der Infektion vorbeugt, daß dagegen Gewebstraumen, das Legen zu vieler Nähte und das Versenken von Fremdkörpern die lokale Infektion begünstigen.

Durch Tier- oder Menschenpassage kann eine *Selektion* virulenter, d.h. schon bei minimaler Keimzahl infektiöser Erreger erfolgen, die den Bedingungen des Wirtsorganismus besonders gut angepaßt sind bzw. seine Abwehrmechanismen leicht durchbrechen können. Hieraus erklärt sich die besonders hohe Infektionsgefahr von Bißwunden, von Verletzungen bei septischen Operationen, bei Obduktionen oder bei Berufsverletzungen von Metzgern, Tierpflegern und ähnlichen Berufen.

In derartigen Fällen kann die *Inkubationszeit,* die symptomfreie Zeit, die normalerweise zwischen dem Zeitpunkt der Erregerbesiedelung einer Wunde und dem klinischen Manifestwerden der Infektion vergeht, extrem kurz sein; sie ist ganz allgemein um so kürzer, je höher die Virulenz der Erreger und je schlechter die Abwehrlage des Organismus ist.

Die *Abwehrlage* ist einmal durch die „Resistenz" eines Individuums bestimmt, die durch äußere und innere Faktoren beeinflußt wird: Schlechter Ernährungszustand, Vitaminmangel, physische und psychische Überlastung, Stoffwechsel- (Diabetes!) und andere Krankheiten setzen die Resistenz gegen Infektionen herab, optimale Ernährung und Abhärtung erhöhen sie. Von der unspezifischen Resistenz zu unterscheiden ist die *Immunität* als eine erworbene, spezifisch gegen bestimmte Erreger gerichtete Infektionsabwehr; sie wird dadurch erzeugt, daß Bakterienantigene die Bildung von Antikörpern stimulieren. Man kann eine antitoxische von einer antibakteriellen Immunität unterscheiden; die erstere ist nur gegen die Toxine der Bakterien gerichtet, beeinflußt dagegen nicht die Vermehrung der Keime im Körper. Das Bakterienwachstum wird vorwiegend durch antibakteriell wirksame Antikörper verhindert. Jede Immunität ist relativ, d.h. sie kann durch ausreichend hohe Infektionsdosen durchbrochen werden. Nach Fortfall des antigenen Reizes sistiert die Antikörperproduktion, die Konzentration der Antikörper im Blut und in den Geweben — und damit die Immunität — sinkt ab.

Eine Immunität kann *aktiv oder passiv erworben* sein: Bei der aktiven Immunisierung werden die Antikörper als Folge des antigenen Stimulus vom reticuloendothelialen System des Individuums selbst gebildet, wobei es im Prinzip gleichgültig ist, ob die Auseinandersetzung mit den eingedrungenen Keimen als manifeste Infektion oder ohne klinische Symptome („stille Feiung") verläuft. Derselbe Vorgang spielt sich bei der *aktiven Schutzimpfung* ab, bei der dem Körper abgeschwächte oder abgetötete Erreger oder die entgifteten Toxine („Toxoide") zugeführt werden. Die aktive Immunisierung wird nicht sofort nach der Erregerinvasion bzw. der Schutzimpfung wirksam, sie benötigt vielmehr zur vollen Entwicklung eine Latenzzeit von etwa zwei Wochen. Bei der *passiven Immunisierung* werden dem Körper parenteral spezifische Antikörper zugeführt, etwa mit dem Serum von Menschen, die die betreffende Erkrankung überstanden und gegen ihre Erreger Antikörper gebildet haben („Rekonvaleszentenserum") oder von künstlich aktiv immunisierten Tieren (z.B. Tetanusantitoxin vom Rind). Auch die diaplacentäre Übertragung spezifischer Antikörper von der Mutter auf den Feten ist eine passive Immunisierung.

Antigene sind meist Proteine oder Polysaccharide mit einem Molekulargewicht von über 10000; *Antikörper* sind Serumglobuline der elektrophoretischen Gammaglobulinfraktion, die spezifisch mit dem Antigen reagieren, das ihre Bildung veranlaßte. Antikörper schützen den Organismus vor dem Eindringen makromolekularer Fremdstoffe und, soweit es sich um Mikroorganismen handelt, vor deren Vermehrung und Ausbreitung. Ihre Reaktion mit den homologen Antigenen verläuft im allgemeinen symptomlos. Eine Ausnahme bilden Antigen-Antikörper-Reaktionen, die sich an oder in unmittelbarer Nähe von Zellmembranen abspielen, wobei die Zellen mit der Ausschüttung von Histamin und ähnlich wirkenden Substanzen („H"-Substanzen, z.B. Serotonin) reagieren. Die dadurch ausgelösten klinischen Erscheinungen werden als *allergische Reaktion* bezeichnet.

Die *Allergie* ist durch zwei Phasen charakterisiert:

1. Sensibilisierung („Allergisierung") des Organismus durch ein Agens („Allergen"), das den Organismus zur Bildung von Antikörpern veranlaßt. Eine Allergie kann verursacht werden durch alle Fremdeiweiße, ferner pflanzliche (Primeln, Pollenstaub, Gifteiche) und chemische Stoffe (Jod, Formalin), darunter viele Medikamente.

2. Die Auslösung der *allergischen Reaktion* durch Kontakt des sensibilisierten Organismus mit dem Allergen. Dabei treten klinische Symptome auf wie Urticaria, Kreislaufkollaps und Bronchospasmus. Daß das Histamin für die klinischen Symptome der allergischen Reaktion verantwortlich ist, geht daraus hervor, daß die gleichen Symptome auch durch Injektion von Histamin hervorgerufen werden können, ferner aus der günstigen therapeutischen Wirkung vieler Antihistaminica.

Die Anaphylaxie ist eine Sonderform der Allergie, die exogen, z.B. durch Injektion von artfremdem Eiweiß in den Körper (z.B. Tetanusantitoxin) hervorgerufen wird. Erhält der Kranke später dasselbe artfremde Eiweiß, so kommt es zum sofortigen, nicht selten tödlichen Schock, die Anaphylaxie ist somit eine besonders schwere Form der Allergie.

Im Gegensatz zur Anaphylaxie tritt die *Serumkrankheit* bereits nach der *ersten* Injektion von artfremdem Eiweiß in den Körper, nach einer Latenzzeit von etwa einer Woche, auf. Sie ist so zu erklären, daß die Antikörperbildung hier schon ein reaktionsfähiges Ausmaß erreicht, solange das artfremde Eiweiß noch nicht restlos aus dem Körper eliminiert ist. Zwischen diesem Antigenrest und den neugebildeten Antikörpern kommt es nun zu einer zwar protrahiert verlaufenden, gelegentlich aber recht schweren allergischen Reaktion.

2. Formen und Erreger bakterieller Infektionen

Im Rahmen einer Allgemeinen Chirurgie ist weniger die systematische Einteilung der Infektionserreger von Belang, als vielmehr die Darstellung ihrer klinischen Auswirkungen und ihrer Symptomatik sowie der therapeutischen Konsequenzen. In der Klinik unterscheidet man

eitrige (pyogene), *anaerobe, faulige* (putride) und *toxische*

Infektionen. Die toxischen Infektionen verursachen in ihrer reinen Form *keine lokalen* Symptome. Dagegen ist die pyogene Infektion durch die Entwicklung einer starken Exsudation und leukocytären Infiltration und die putride durch rasch fortschreitende Gewebszerstörung und -nekrose gekennzeichnet. Da der Tetanus eine Sonderstellung einnimmt und für die Chirurgie von besonderer praktischer Wichtigkeit ist, wird er den anderen Infektionen vorangestellt.

a) Infektionen durch Toxinbildner

*Tetanus**

Das grampositive, sporenbildende, bewegliche Clostridium tetani findet sich weltweit und ubiquitär in der Erde und im Darm großer Säugetiere (Pferd, Rind, Mensch). Seine Sporen können auch unter ungünstigen Lebensbedingungen Jahrzehnte überleben. Der Tetanusbacillus gedeiht am besten unter Luftabschluß und bei 37 °C. Gefährdet durch eine Tetanusinfektion sind tiefe, verschmutzte Wunden mit Taschenbildungen, aber auch kleine Stichverletzun-

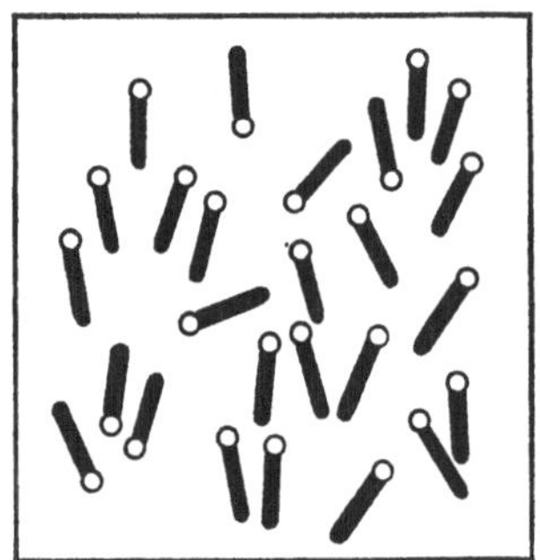

Clostridium tetani

gen, z.B. an der Fußsohle, die kaum beachtet werden und bei denen der rasche Hautschluß anaerobe Wundverhältnisse schafft. Der Erreger verursacht *keine* lokale Entzündungsreaktion, so daß in rund der Hälfte aller manifesten Tetanusfälle die Eintrittspforte unbekannt bleibt. Er dringt auch nicht weiter ins Gewebe vor, sondern

---

* Lit. 15

vermehrt sich lediglich am Eintrittsort und sendet von hier aus sein Toxin in den Organismus, das am Zentralnervensystem wirksam wird. Dieses Ektotoxin ist ein hitzelabiles Protein, das durch proteolytische Enzyme, z.B. im Intestinaltrakt, rasch inaktiviert wird. Eine begleitende Mischinfektion in einer Wunde begünstigt die Clostridienvermehrung, weil sie nekrotisches Gewebe produziert und den Sauerstoff aufbraucht.

Klinik der Tetanuserkrankung

Die Inkubationszeit schwankt zwischen wenigen Tagen und einigen Wochen; ist sie sehr kurz, so wird die Prognose ungünstig beurteilt. *Das erste Tetanussymptom* besteht meist in einer Verspannung der Kau- und Nackenmuskulatur; die Kiefersperre (Trismus) verhindert das weite Öffnen des Mundes, die Verkrampfung der Gesichtsmuskulatur wirkt wie ein verzerrtes Lächeln (Risus sardonicus). Im weiteren Verlauf lösen mechanische, optische und akustische Reize klonische Krämpfe der gesamten Skeletmuskulatur aus; das Übergewicht der Nacken- und Rückenmuskulatur bewirkt die Hyperlordosierung der Wirbelsäule (Opisthotonus), auch die Bauchmuskulatur ist bretthart gespannt. Der Befall der Kehlkopf- und Intercostalmuskulatur führt zu Atemstörungen, Befall auch des Zwerchfells schließlich zum Ersticken (infolge *Verkrampfung* der Muskulatur, nicht etwa wegen Atem*lähmung* wie bei zentraler Vergiftung oder schlaffer Lähmung der Atemmuskulatur, z.B. bei Poliomyelitis!). Sensibilität und Bewußtsein bleiben bis zum Tod voll erhalten, so daß der Zustand für den Patienten äußerst qualvoll ist.

Neben den Atemstörungen sind wichtige Komplikationen die Wirbelfraktur infolge der Krampfanfälle, die Pneumonie infolge der Sekretretention und der immens gesteigerte Calorienverbrauch infolge der Muskelarbeit bei gleichzeitig erschwerter bzw. unmöglicher Nahrungs- und Flüssigkeitsaufnahme.

Die *Behandlung* des manifesten Tetanus ist vorwiegend symptomatisch: Die Gabe von Muskelrelaxantien verhindert die Krampfanfälle und damit auch den hohen Energieverbrauch der Muskulatur. Die nunmehr infolge der Relaxation schlaffe Lähmung der Muskulatur erfordert eine künstliche, am besten maschinell durchgeführte Beatmung und daher die frühzeitige Tracheotomie, die auch das Freihalten und Absaugen der Luftwege erleichtert. Die Flüssigkeits- und Nahrungszufuhr erfolgt über eine Magensonde.

Da Serum-(Antitoxin-)Gaben die Zeitdauer und Schwere einer einmal ausgebrochenen Erkrankung nicht beeinflussen, gleichzeitig aber mit Nebenwirkungen (Allergie und Schock wegen der hohen Dosis artfremden Eiweißes) belastet sind, ist die *therapeutische* Antitoxinanwendung heute vielerorts verlassen. Dagegen empfiehlt sich die sofortige „Schnellimmunisierung" mit Tetanus-Adsorbat-Impfstoff; da die Erkrankung in der Regel 2—3 Wochen dauert, können die neu gebildeten Antikörper noch wirksam werden. Außerdem hinterläßt das Überstehen der Erkrankung keine Immunität, so daß die aktive Schutzimpfung in jedem Fall notwendig ist. Auch heute noch sterben etwa 50% aller an Tetanus Erkrankten, in Deutschland rund 200 Menschen pro Jahr.

Prophylaxe des Tetanus

Wegen der schlechten Prognose der ausgebrochenen Erkrankung steht die Prophylaxe des Tetanus im Vordergrund aller Bemühungen.

Tetanus ist eine nur durch aktive Schutzimpfung vermeidbare Krankheit. Nicht aktiv immunisierte Personen sind alle, die keine oder nur eine einzige Injektion von Tetanus-Adsorbat-Impfstoff erhalten haben; es gibt keine Methode, die diesen Nichtimmunisierten im Verletzungsfall einen rechtzeitigen und verläßlichen Schutz verleiht. *Im Verletzungsfall* kommen als Maßnahmen in Frage:

1. die aktive Schnellimmunisierung mittels der 4—5maligen Gabe von Tetanus-Adsorbat-Impfstoff im Abstand von je 48 Std. Ihr Ziel ist die beschleunigte Antitoxinbildung im Organismus der Verletzten. Eine Serum-(Antitoxin-)Gabe ist bei aktiver Schnellimmunisierung *kontraindiziert*.

2. Die Simultanimpfung besteht in der gleichzeitigen, aber örtlich getrennten Injektion von 0,5 ml Tetanus-Adsorbat-Impfstoff und 3000 E Tetanus-Antitoxin. Die zweite Dosis von 0,5 ml Tetanus-Adsorbat-Impfstoff muß nach 4 (frühestens 3) Wochen, die dritte nach frühestens weiteren 4 Wochen gegeben werden. Durch das antitoxische Tetanusserum wird dem Organismus sofort eine gewisse Menge Antitoxin zugeführt. Da die Verwendung von Tierseren (Pferd, Rind, Hammel) mit den Gefahren allergischer Reaktionen verbunden ist, sollte heute auf Tetanusantitoxin (Immunglobulin) vom Menschen übergegangen werden, dem diese Nebenwirkungen fehlen.

Eine *alleinige* Tetanus-Antitoxingabe im Verletzungsfalle ist heute abzulehnen. Wird im Verletzungsfall *kein* Antitoxin verabreicht, so ist die aktive Schnellimmunisierung durchzuführen.

3. Bei Nichtimmunisierten sind im Verletzungsfall sorgfältige chirurgische Wundexcision und Chemoprophylaxe vordringlich. Antibiotica wie Penicillin und Tetracycline wirken gegen die vegetativen Formen des Tetanusbacillus, nicht jedoch auf das Toxin.

Die aktive Schutzimpfung beim Nichtverletzten besteht aus drei im Mindestabstand von 4 Wochen vorgenommenen subcutanen oder intramuskulären Injektionen von 0,5 ml Tetanus-Adsorbat-Impfstoff (inaktiviertes Toxin, „Toxoid"). Auch ohne den konkreten Anlaß einer Verletzung sollten alle 5—10 Jahre Wiederauffrischungsimpfungen nach erfolgter Grundimmunisierung durch eine einmalige Injektion von 0,5 ml Impfstoff erfolgen. Im Verletzungsfall ist aktiv Immunisierten, deren letzte Impfung länger als 1 Jahr zurückliegt, eine Injektion von 0,5 ml Impfstoff als Auffrischungsdosis zu injizieren. Hiermit ist ein absoluter Erkrankungsschutz zu erzielen. Tetanus-Antitoxin ist bei aktiv Immunisierten kontraindiziert.

Auch der Tetanus neonatorum, in weniger entwickelten Ländern eine häufige Todesursache Neugeborener, ist durch aktive Immunisierung der Mutter in den ersten 6 Schwangerschaftsmonaten verhütbar.

Eine jederzeit greifbare Information (z.B. auf den Identitätspapieren) über vorausgegangene Tetanus-Schutzimpfungen ist im Verletzungsfall besonders wichtig.

Daß die aktive Schutzimpfung, die praktisch keine Nebenwirkungen aufweist, bis jetzt in Deutschland nicht gesetzlich vorgeschrieben wurde, liegt am mangelnden „politischen" Interesse der Erkrankung: Sie ist weder epidemisch kontagiös wie Pocken oder Tuberkulose, noch führt sie zu Rentenansprüchen gegen den Staat, wie etwa die teilweisen Lähmungen bei der Poliomyelitis. Entweder stirbt der Patient an seiner Erkrankung oder er wird völlig wiederhergestellt und damit arbeitsfähig. Diese Situation ist ein trauriges, aber charakteristisches Beispiel für die gegenwärtige Gesetzgebung.

Diphtherie

Die Diphtherie-Bakterien (Corynebacterium diphtheriae) sind grampositive, keulen-
förmige Stäbchen, die auf Schleimhäuten oder schlechtgranulierenden Wundflächen
rasenförmig wachsen und Epithelnekrosen und grau-
weiße membranöse Auflagerungen verursachen können. Beim Versuch der Entfernung derartiger Membranen kommt es zu Blutungen.

Die Erreger bilden ein Ektotoxin, das durch die
Schleimhäute resorbiert wird und zu Organschädi-
gungen, z. B. am Myokard, zu Leber- und Nieren-
nekrosen und Nervenlähmungen führen kann.

Durch die heute weitgehend obligatorische aktive
Immunisierung der Kleinkinder und die sofortige
passive Schutzimpfung bei Erkrankungsverdacht, die
im Gegensatz zum Tetanustoxin auch noch nach Ausbruch der Erkrankung rasch wirksam ist, ist die

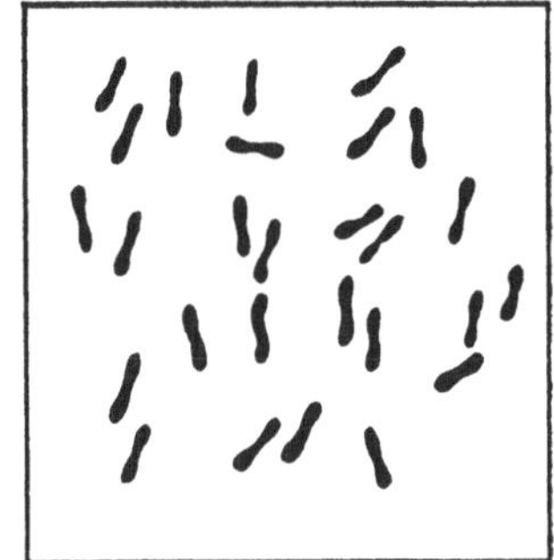

Diphtheriebakterien

Kehlkopf- und Rachendiphtherie, die früher zahlreiche Todesopfer durch Er-
stickung forderte und Anlaß zu zahlreichen Tracheotomien gab, heute selten
geworden. Bei schlechtheilenden, infizierten Wunden mit grauweißen, schmierigen
Belägen sollte man aber an die Möglichkeit einer Wunddiphtherie denken. Sie ist
bakteriologisch zu sichern und durch eine einmalige Serumgabe zu bekämpfen.

b) Pyogene Infektionen

Staphylokokken

Die Staphylokokken sind kugelige, grampositive Keime, die meist in unregel-
mäßigen Haufen traubenförmig angeordnet sind; ihre Differenzierung ist mikroskopisch nicht möglich, sondern nur durch kulturell-
biochemische und serologische Methoden, mit Hilfe
des Antibiogramms sowie durch die Phagentypisie-
rung.

Viele Staphylokokken (z.B. Staph. albus, Staph.
epidermidis) gehören zur normalen Haut- und
Schleimhautflora des Menschen. Pathogene Staphylokokken (Staph. aureus) bilden eine Reihe von Toxinen, darunter verschiedene Hämolysine (Staphylo-
lysine), ferner Koagulase sowie meist einen gelben
Farbstoff. Die Koagulase ist an dem typischen Ablauf
der Staphylokokkeninfektionen dadurch beteiligt,
daß sie in der Umgebung des Bakterienherdes und

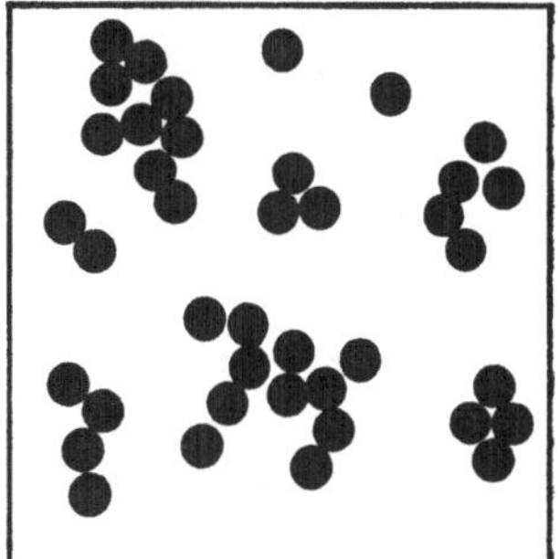

Staphylokokken

in den angrenzenden Lymphgefäßen die Umwandlung von Fibrinogen zu Fibrin
katalysiert, so daß sich eine wallartige Abgrenzung bildet, die durch leukocytäre
Infiltration und Bindegewebsproliferation im Rahmen der entzündlichen Lokal-
reaktion (s. S. 100) weiter abgedichtet wird. Diese fibrinös-bindegewebige Wand
hemmt einerseits das weitere Fortschreiten der Bakterieninvasion und der Entzündung, Staphylokokkeninfektionen sind typischerweise gut abgegrenzt; andererseits

hindert sie aber den Zutritt antibakteriell wirkender Chemotherapeutica. Im Zentrum der Läsion kommt es zur Nekrose und zur Verflüssigung des nekrotischen Gewebes.

Klinisch ist die lokale Staphylokokkeninfektion gekennzeichnet durch eitergefüllte Hautbläschen, durch die *Pusteln* (Akne, Impetigo), vor allem aber durch die Infektion des Haarfollikels, den *Furunkel*, oder bei Konfluieren mehrerer Furunkel durch den *Karbunkel.* Staphylokokkeneiter ist dickflüssig, „rahmig". Von herdförmigen Eiterungen, z. B. Absceß- und Empyembildungen, die typisch für die Staphylokokkeninfektionen sind, können sich die Keime auf dem Lymph- oder Blutweg in andere Teile des Körpers ausbreiten (pyogene Allgemeininfektion, Bakteriämie). Oft kommt es zu multiplen metastatischen Eiterungen an vielen Stellen des Körpers, vor allem in den parenchymatösen Organen (Nieren-, Leber-, Hirnabsceß) oder zur hämatogenen Osteomyelitis. Im Rahmen des Hospitalismus (s. S. 167) spielen Staphylokokken auf Grund ihrer starken Ausbreitungstendenz sowie ihrer raschen Resistenzentwicklung gegen chemotherapeutische Substanzen zur Zeit eine wichtige Rolle; sie bedeuten für jeden Krankenhausbetrieb eine ständige Gefährdung.

Streptokokken

Streptokokken sind grampositive, kugelförmige Bakterien, die in Ketten angeordnet liegen. Wie bei den Staphylokokken gehören auch viele Streptokokken (z. B. vergrünende Str., Enterokokken) zur normalen menschlichen Flora, andere, vor allem die hämolysierenden Streptokokken (Streptococcus pyogenes) sind pathogen. Unter den zahlreichen Toxinen und Enzymen, die von den Streptokokken produziert werden, sind vor allem die Streptokinase und Streptodornase sowie die Hyaluronidase für die Pathogenese der Streptokokken-Infektion bedeutsam, da sie zu Fibrinauflösung und Gewebsauflockerung und -zerstörung führen.

Für die Streptokokken ist — im Gegensatz zu den Staphylokokken — die rasche Verbreitung und Wanderung im Gewebe, die Ausbreitung vor allem entlang der Lymphwege, die mangelhafte Abgrenzung der Infektion und das Fehlen größerer Eiteransammlungen charakteristisch. Das *Erysipel* mit massivem, derbem Gewebsödem, hochroter Färbung, scharf begrenzten, zackigen Rändern und rascher Wanderungstendenz ist eine typische Streptokokkenerkrankung, ebenso wie die *Phlegmone,* eine rasch fortschreitende, in den lockeren Bindegewebs- und Muskelsepten wandernde, schlecht abgrenzbare Gewebsinfektion. Der Eiter ist hier dünnflüssig und mißfarben. Klinisch sind diese Krankheitsbilder durch hohes Fieber (oft über 40°), Schüttelfrost, Tachykardie und schweres Krankheitsgefühl charakterisiert. In der Inneren Medizin sind die Streptokokkenangina, die Endokarditis und rheumatische Folgeerkrankungen von Bedeutung, die ihrerseits zu chirurgischen Eingriffen (Mitralstenose!) Anlaß geben können.

Nur die gegen das typenspezifische M-Antigen der hämolysierenden Streptokokken gerichteten Antikörper üben eine Schutzwirkung aus. Die im Verlaufe einer

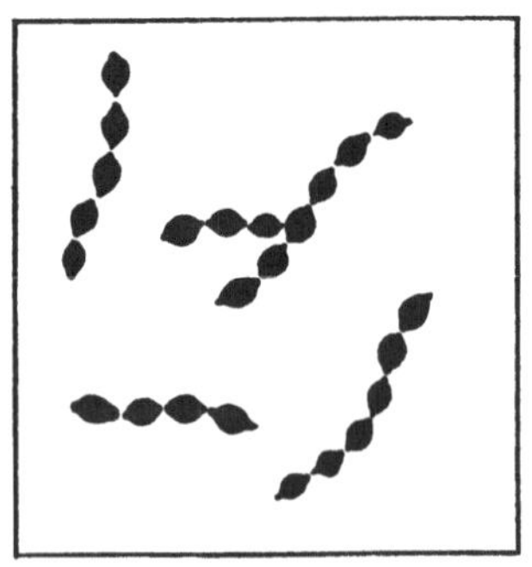
Streptokokken

Streptokokken-Infektion sich entwickelnde Immunität ist also ausschließlich gegen den infizierenden Serotyp gerichtet, nicht dagegen gegen die große Zahl (mehr als 40) immunologisch differenter Typen. So ist es zu verstehen, daß Streptokokken-Infektionen eine ausgesprochene Rezidivneigung zeigen; meist handelt es sich nicht um echte Rezidive, sondern um Neuinfektionen mit anderen Serotypen. Streptokokken entwickeln praktisch nie eine Resistenz gegen Antibiotica; sie sind auch heute noch mit Penicillin meist gut zu beherrschen.

Mehrfache Streptokokken-Infektionen lassen das Lymphsystem weitgehend vernarben, so daß es zur Ausbildung chronischer Lymphabflußstörungen kommen kann, zur „Elephantiasis" der betroffenen Gliedmaßen (s. S. 94).

Diplokokken

Die Pneumokokken (Diplococcus pneumoniae) sind grampositive längliche Kokken, die meist in Diploform gelagert sind. Pneumokokken bilden in ihrem natürlichen Milieu eine aus Polysacchariden bestehende Kapselsubstanz, die infolge ihrer geringeren Anfärbbarkeit im mikroskopischen Präparat leicht nachweisbar ist. Durch Züchtung auf künstlichen Nährmedien geht das Kapselbildungsvermögen

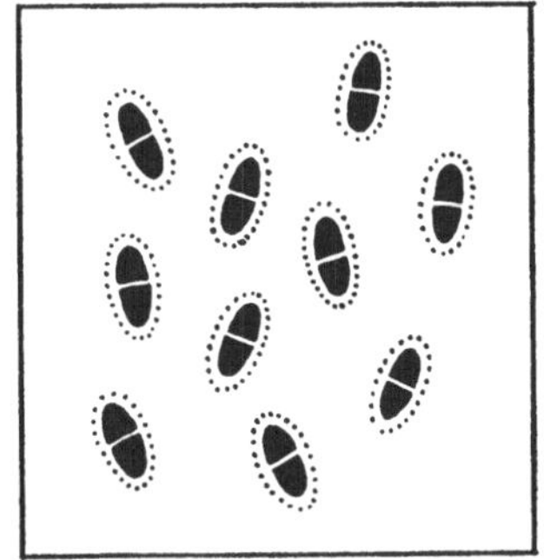

Pneumokokken

meist verloren. Diese für andere medizinische Disziplinen sehr wichtigen Bakterien haben für die Chirurgie nur dann Bedeutung, wenn Komplikationen der durch sie verursachten Grundkrankheiten auftreten. So kann es im Verlaufe einer Lobärpneumonie zu Lungenabscedierungen sowie zur Ausbildung von Pleuraempyemen kommen, die chirurgisches Eingreifen erforderlich machen können (z. B. Pleurapunktion, Decortikation der Lunge bei Schwartenbildung nach Pleuritis). Infolge Durchwanderung können sich Peritonitiden entwickeln, die bei jungen Menschen appendicitisähnliche Bilder vortäuschen können. Bei der Sensibilität der Pneumokokken gegen die meisten Antibiotica sind derartige Komplikationen heute selten.

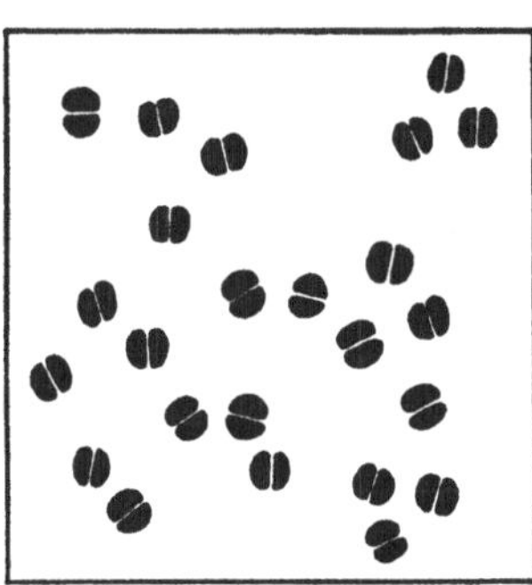

Gonokokken

Von den Pneumokokken abzugrenzen sind die gramnegativen Diplokokken der Gattung Neisseria, die meist semmelförmig nebeneinander gelagert sind. Menschenpathogene Vertreter dieser Gattung sind die Gonokokken (N. gonorrhoeae, Erreger der Gonorrhoe) und die Meningokokken (N. meningitidis, Erreger der epidemischen Meningitis). Beide geben nur in Ausnahmefällen Anlaß zu chirurgischen Eingriffen.

c) Die putride Wundinfektion

Im Vergleich zu pyogenen Infektionen sind putride (verjauchende, faulige) Gewebsinfektionen selten: Sie kommen im allgemeinen nur dann zustande, wenn tiefe, zerfetzte Wunden mit ausgedehnten Gewebsnekrosen und schlechter Durchblutung Fäulniserregern den notwendigen Nährboden liefern. Fast alle Erreger einer putriden Infektion sind gramnegative Keime und nur fakultativ pathogen, d. h. sie führen erst zur Krankheit, wenn sie unter entsprechenden Bedingungen ihren zersetzenden Einfluß ausüben können. Dies ist z. B. der Fall, wenn durch eine Appendicitis- oder Dickdarmperforation Colibakterien in die freie Bauchhöhle oder in den Retroperitonealraum gelangen; es entwickelt sich dann eine jauchige, „kotige" Peritonitis bzw. Retroperitonealphlegmone. Die Zeichen einer entzündlichen Abwehr fehlen, das Gewebe ist mißfarben, ödematös und nekrotisch, das sich entleerende Sekret ist von kotigem Geruch, jauchig-zersetzt und mit Gasblasen vermischt. Eine Eiterung als Symptom einer leukocytären Abwehr fehlt in vielen Fällen.

Als Erreger sind hier vor allem zu nennen:

1. Die „Coligruppe". Es handelt sich um gramnegative Stäbchen, die zahlreiche Gattungen (Escherichia, Klebsiella, Aerobacter u. a.) umfassen, und die zur normalen intestinalen Keimflora gehören. Sie besitzen meist Geißeln und sind beweglich. Im Gewebe außerhalb des Intestinaltraktes (z. B. in den Gallen- oder Harnwegen) können sie schwere Krankheitserscheinungen verursachen; bei massiver Invasion kann es zur Bakteriämie und zum Endotoxin-

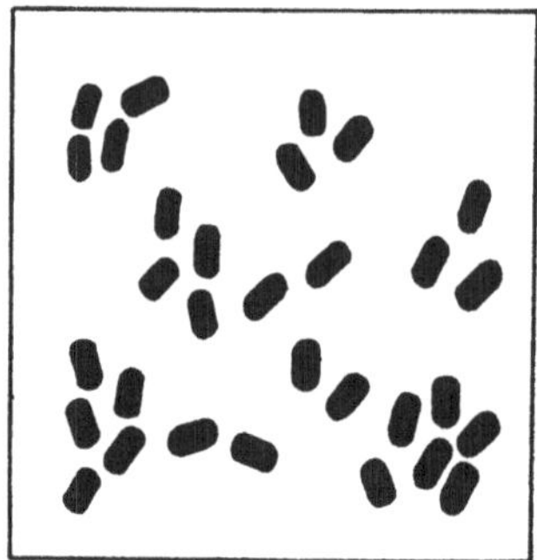

Coli-Bakterien

schock kommen. Die klinischen Manifestationen dieser Infektionen hängen vom *Sitz der Infektion* ab; sie können nicht durch charakteristische Symptome von anderen bakteriellen Infektionen unterschieden werden. Ebenso ist die Sensibilität der einzelnen Stämme und Arten gegen Chemotherapeutica sehr unterschiedlich und nur im Testverfahren zu ermitteln.

2. Proteus-Gruppe. Auch hier handelt es sich um gramnegative, bewegliche, aerobe Stäbchen, die nur Krankheitserscheinungen verursachen, wenn sie den Intestinaltrakt verlassen; sie sind häufige Erreger von Harnwegsinfektionen und eine der Haupterreger des Hospitalismus, vor allem in urologischen Abteilungen. Das Vorkommen der Infektionen mit Proteus deckt sich mit demjenigen von Pseudomonas aeruginosa. Auch Proteusbakterien sind sehr anspruchslos in ihren Wachstumsbedingungen und können sich

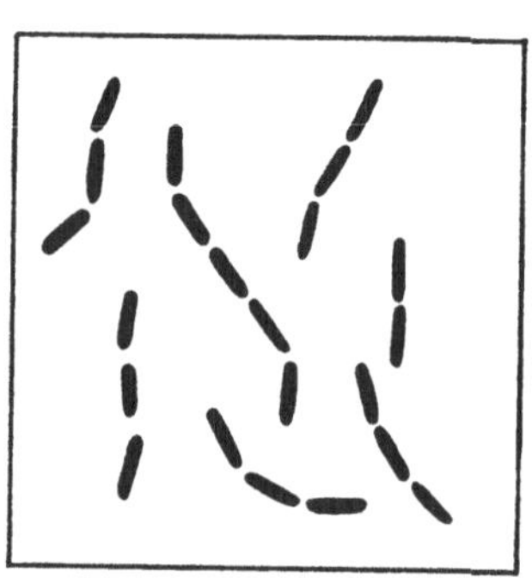

Proteus

dank ihrer Geißeln aktiv bewegen. Man findet sie oft bei Katheterinfektionen, da sie aktiv entgegen der Strömung aufsteigen können.

Dies zeigt ein einfacher Versuch. Man füllt eine Infusionsflasche mit steriler Nährbouillon und läßt diese durch einen sterilen Infusionsschlauch in einen Kolben fließen; die Fließgeschwindigkeit beträgt 0,5—2 ml in der Minute. Bringt man nun eine Suspension von Proteus in den Kolben, ohne daß sie das Schlauchende berührt, und bebrütet bei 37 °C, so findet man 12 Std später den Proteus in der Infusionsflasche. Der Proteus steigt somit aktiv und gegen den Flüssigkeitsstrom auf.

3. Pseudomonas aeruginosa („Pyocyaneus"). Auch die Pseudomonasbakterien sind bewegliche, gramnegative Stäbchen, die weit verbreitet sind, aber nur unter abnormen Gewebsbedingungen pathogen werden können. Wegen ihrer hohen antibiotischen Resistenz nimmt die Pseudomonasgruppe vor allem dann überhand, wenn die normale bakterielle Flora unterdrückt wird. Charakteristisch ist die blaugrüne Färbung des Eiters und ein süßlicher Geruch. Bei allgemeiner Abwehrschwäche können die Keime ins Blut gelangen und rasch zur tödlichen Allgemeininfektion führen.

d) Die anaerobe Wundinfektion

Die Übergänge von der putriden Wundinfektion zur anaeroben Gasphlegmone sind fließend; die klinischen Bilder können einander ähneln und sind oft erst durch den Erreger-Nachweis zu trennen, außerdem liegen sehr häufig Mischinfektionen vor.

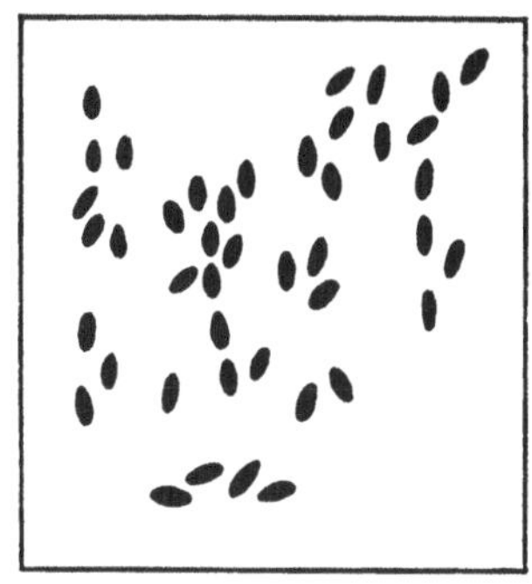

Pseudomonas aeruginosa („Pyocyaneus")

Gasbrand (Gasödem) *

Diese gefürchtete Infektion wird durch verschiedene relativ große grampositive, sporenbildende, anaerob wachsende Stäbchen verursacht. Nur die prognostisch ungünstige Form, die durch den Welch-Fraenkelschen Bacillus verursacht wird, sollte als „Gasbrand" im strengen Sinn bezeichnet werden. Da die bakteriologische Züchtung und Trennung der Erreger oft nicht gelingt und je nach Erregerart mehr die Gasbildung oder das putride Ödem im Vordergrund steht und außerdem oft mehrere Erreger gleichzeitig beteiligt sind, spricht man besser allgemein vom „Gasödem".

Als wichtigste Erreger sind zu nennen:

Clostridium perfringens (Welch-Fraenkelscher Gasbrandbacillus), Clostridium novyi (Bacillus des malignen Ödems), Clostridium septicum (Pararauschbrandbacillus) und Clostridium histolyticum. Vor Einführung der Anti- und Asepsis traten derartige Infektionen häufig als postoperative Komplikationen („Hospitalbrand") auf. Die Clostridien sind ubiquitär vorhanden. In gut durchblutetem Gewebe vermehren sie sich praktisch nicht. Gefördert wird die Vermehrung durch Gewebsnekrosen, Durchblutungsstörungen, z. B. eine schockbedingte Gewebshypoxie, und durch anaerobe Wundverhältnisse. Gasödem-Infektionen entwickeln sich demgemäß besonders bei tiefen Verletzungen mit ausgedehnter Gewebszerstörung (Schußwunden, offenen Frakturen). Iatrogene Infektionen durch unzureichend sterilisierte, z. B. nur in Alkohol aufbewahrte Spritzen kommen gelegentlich auch heute noch vor.

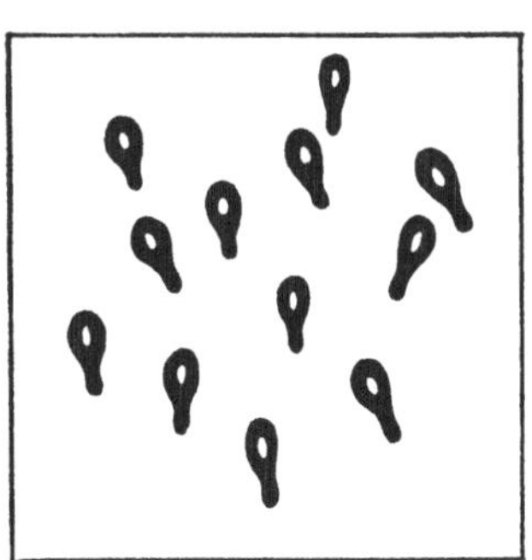

Gasbranderreger

Die Inkubationszeit ist mit 1—5 Tagen, zuweilen nur wenigen Stunden, sehr kurz. Der rasante Verlauf ist durch die äußerst aggressiven Toxine und Enzyme dieser Bakteriengruppe verursacht. Vor allem die Phospholipase C ist stark allgemeintoxisch, gleichzeitig spaltet sie Lecithin und hämolysiert Erythrocyten. Daneben

---

* Lit. 60

werden ein sauerstofflabiles Hämolysin, eine Kollagenase und eine Hyaluronidase als Ektotoxine abgegeben. Gewebe, Blutgefäße und Erythrocyten werden aufgelöst, es resultieren Gewebsnekrosen und hämolytischer Ikterus. Die Gasbildung wird durch anaerobe Glykolyse verursacht. Zu einer lokalen Entzündungsreaktion mit entsprechenden Abwehrvorgängen kommt es in der Regel nicht mehr.

Wegen der raschen Ausbreitung der Infektion ist ihre Früherkennung besonders bedeutsam: Neben den lokalen Symptomen, die aber durch Gipsverbände verborgen sein können (Spannungsgefühl, oft ohne starke Schmerzen, das rasch in völlige Anaesthesie übergehen kann, bräunlich-blaue Hautverfärbung, Knistern bei Betasten, faulig-süßlicher Wundgeruch), müssen die *Allgemeinsymptome ("Warnzeichen")* den Verdacht wecken: Fahlgelbe Gesichtsfarbe, Schwitzen, halonierte Augen, Unruhe, Benommenheit und delirante Zustände, Schwarzfärbung des Urins, Kreislaufverfall mit extremer Tachykardie bei nur mäßig erhöhter Temperatur sind Alarmsymptome!

Die Therapie besteht ohne Abwarten einer bakteriologischen Diagnose in breiten, tiefreichenden Incisionen mit Eröffnung vor allem der Fascienräume und möglichst weitgehender Ausräumung der betroffenen Muskulatur, die meist nur noch aus einem mißfarbenen, grau-violetten Brei besteht, ohne Rücksicht auf die spätere Funktion. Oft muß, um das Leben des Kranken zu retten, weit im Gesunden amputiert werden. Lokale Instillation von H_2O_2 oder Kaliumpermanganatlösung werden empfohlen, eine hochdosierte Antibiotica- und Infusionsbehandlung ist sofort einzuleiten. Die Wirksamkeit von polyvalentem Gasbrandserum nach Ausbruch der Infektion ist umstritten. Die wirksamste und heute unbedingt anzustrebende Therapie ist die Verbringung des Kranken in eine Sauerstoffatmosphäre von 3 Atmosphären Überdruck (hyperbare Oxygenierung), wodurch der Sauerstoffpartialdruck in allen Körpergeweben so ansteigt, daß der spezifischen Toxinbildung der Erreger sofort Einhalt geboten wird. Rascher (Flug-!) Transport des Kranken in eine der wenigen Kliniken, die eine solche Therapie durchführen können, ist anzustreben. Die Letalität des Gasödems ist damit von über 50% bei der früher üblichen Behandlung auf etwa 5% abgesunken.

Die Prophylaxe des Gasödems liegt in der Beachtung der Regeln der Wundbehandlung. Sorgfältige Beobachtung jeder Wunde in den ersten postoperativen und posttraumatischen Tagen und die Kenntnis der „Warnzeichen" sind für die rechtzeitige Therapie und damit für die Prognose entscheidend.

Sinngemäß wäre an dieser Stelle nochmals der Tetanus aufzuführen, der das Extrem einer anaeroben Wundinfektion darstellt. Er ist jedoch, ganz im Gegensatz zum Gasbrand, auch in der anderen Richtung das Extrem, und hier schließt sich der auf S. 147 gezeigte Kreis: Die Tetanusinfektion verläuft ohne alle lokalen Symptome und ohne Gewebsinvasion und -ausbreitung.

e) „Spezifische" Infektionen

Mehr aus didaktischen und historischen als aus sachlichen Gründen werden auch heute noch den besprochenen, „unspezifischen" Infektionen, auf die der Körper monoton und uniform reagiert, die „spezifischen" Entzündungen gegenübergestellt. Bei ihnen bildet der Körper Granulome, deren Morphologie oft Rückschlüsse auf die Ätiologie zuläßt, z.B. bei Tuberkulose, Listeriose, Lues — soweit die Ätiologie der einzelnen Erkrankungen überhaupt bekannt ist; nicht bekannt ist sie z.B. beim Morbus Boeck.

1. Tuberkulose*

Die häufigste spezifische Infektion ist die Tuberkulose, deren Erreger ein säurefestes, schlankes Stäbchen aus der Gattung Mycobacterium ist.

Die zwei Arten Mycobacterium tuberculosis und M. bovis sind menschenpathogen; der Erreger der Geflügeltuberkulose, M. avium, ist dies nur bedingt. Die Mykobakterien sind gegen chemische Desinfizientien, gegen Kälte und Austrocknung sehr widerstandsfähig, aber empfindlich gegen Hitze. Die zur Pasteurisierung der Milch angewendeten Zeiten und Temperaturen (30 min. bei 62—65°, 40 sec bei 71—74° oder 5—15 sec bei 85°) genügen zur Abtötung.

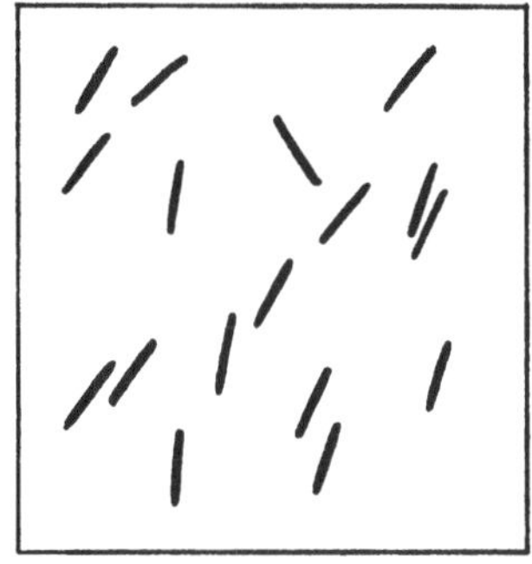

Tuberkelbakterien

Die Infektion des Menschen erfolgt meist durch die Luft (Inhalation, Tröpfcheninfektion) oder die Nahrung (oral-intestinal), selten durch Hautverletzungen und dann meist als Berufsinfektion (Ärzte, Pathologen, Metzger, Sektionsgehilfen; Bildung sogenannter „Leichentuberkel"). Seit die Rindertuberkulose in Mitteleuropa eingedämmt ist, wird auch die milchbedingte Hals- und Mesenterialdrüsentuberkulose der Kinder seltener beobachtet. Vom Primärherd aus (Lunge, bei oraler Infektion Tonsillen und Gaumen) werden auf dem Lymphabflußweg die regionalen Lymphdrüsen („Primärkomplex") befallen. In diesem Primärstadium setzt die spezifische Allergisierung des Organismus ein, die eine positive Tuberkulinreaktion bedingt. Auf die Invasion des Erregers im Gewebe erfolgt eine Aktivierung des Mesenchyms. Monolymphohistiocytäre Zellelemente phagocytieren die Mykobakterien und wandeln sich unter dem Einfluß ihrer Abbauprodukte in Epitheloidzellen um (großkernige, ovale, epithelähnliche Zellen). Durch Konfluieren von Epitheloidzellen entstehen sogenannte Langhanssche Riesenzellen, die ebenfalls die Fähigkeit zur Erregerphagocytose besitzen. Der Tuberkel wird aus einer Anhäufung derartiger Zellelemente gebildet.

Die verschiedenen Verlaufsformen der Tuberkulose sind durch unterschiedliche Reaktionsweisen des Organismus bedingt: Gewinnt im Wechselspiel der Auseinandersetzung zwischen Organismus und Erreger der Erreger die Oberhand, so gehen die Zellen zugrunde; die entstehende Nekrose wird wegen ihrer weiß-gelben Farbe und ihrer teigigen Konsistenz als Verkäsung bezeichnet. Schreitet die spezifische Entzündung weiter fort und breiten sich die Erreger weiter in Gewebs- und Lymphspalten aus, so verschmelzen einzelne Tuberkel zu Konglomeraten. Verkäste Bezirke können erweichen und einschmelzen, so daß die exsudativ zerfallende (kavernöse) Form der Tuberkulose resultiert.

Können dagegen die Abwehrmaßnahmen den Infekt abriegeln, so werden die entstandenen Tuberkel durch zellige Infiltration der Randgebiete narbig abgegrenzt. Die Epitheloidzellen werden spindelig und zum Ausgangspunkt der Faserbildung. Zunehmend stellt sich kollagenes Fasergewebe ein, das schließlich den ganzen Tuberkel durchdringt. Durch fibröse Umwandlung kommt es schließlich zur Vernarbung und Verkalkung (produktiv-indurierende, fibrotische Form der Tuberkulose) und damit zur endgültigen Heilung.

---

* Lit. 13, 39, 59

Verkäsungen mit Epitheloidzellen dagegen sind als potentiell fortschreitender Krankheitsprozeß („aktiv") anzusehen. Je breiter der Epitheloidzellsaum und je schmäler der Fasergürtel ist, desto höher ist die Aktivität des Prozesses. Ist im End-stadium der Käseherd nur noch von einem Fasermantel abgeriegelt, so kann trotzdem

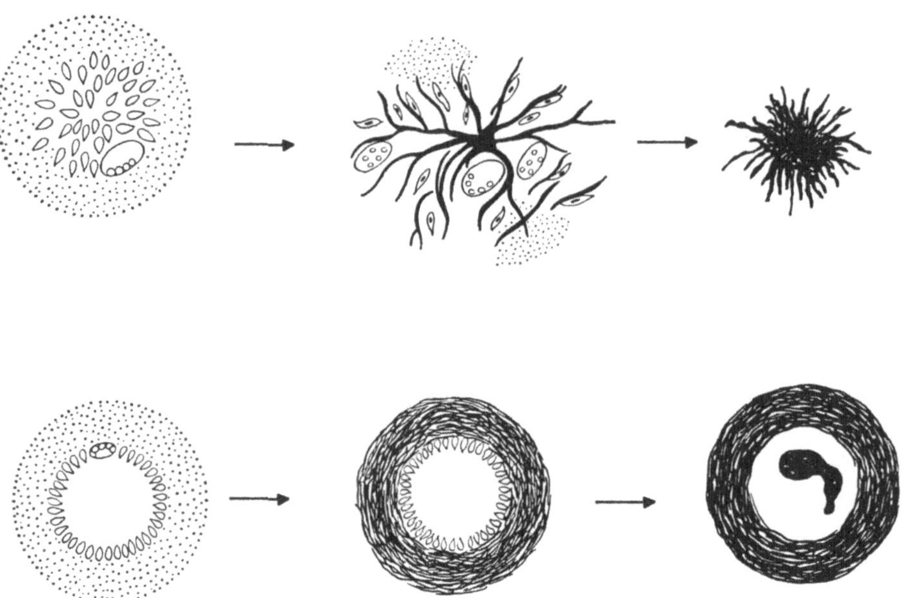

Entwicklung der produktiven und der exsudativen Tuberkulose: *Oben:* Regression eines produktiven Herdes (links) unter Bindegewebsbildung (Mitte). Erst nach völliger Vernarbung (rechts) kann von Heilung gesprochen werden! *Unten:* Regression eines exsudativen Herdes (links) mit zentraler Ver-käsung und Bildung eines Bindegewebsmantels (Mitte). Auch bei stärkster bindegewebiger Ab-kapselung (rechts) kommt es nur zur Inaktivierung des Käseherdes, aber nicht zur Heilung (nach WOLFART u. BIANCHI)

nicht von „Heilung", sondern lediglich von „Inaktivität" gesprochen werden. Eine exsudative Tuberkulose heilt demnach im Gegensatz zur produktiven Form nie gänzlich aus.

Eine hämatogene Streuung entsteht meist durch den Einbruch der Tuberkel-bakterien über den Lymphweg in die venöse Blutbahn, wobei alle Organe von einer Tuberkulose befallen werden können („Miliartuberkulose"). Dies ereignet sich je-doch in der Regel nur unter allgemeiner Abwehrschwäche, oder bei Erwachsenen, die erstmals mit der Tuberkulose in Berührung kommen und tuberkulinnegativ sind. Oft ist der Organismus in der Lage, eine hämatogene Aussaat vollkommen zu über-winden. Es kann aber zur Absiedelung in einzelnen Organen kommen, in denen dann nach mehr oder weniger langer Latenz schließlich eine hämatogen entstandene Organtuberkulose manifest wird. Schließlich kann es noch innerhalb einzelner Or-gane zu besonderen Schwerpunkten der tuberkulösen Erkrankung kommen, vor allem in der Lunge. Solche Organtuberkulosen, vor allen Dingen bei Herausbildung gewisser Schwerpunkte innerhalb eines Organs, geben Anlaß zu Überlegungen, ob auf chirurgischem Weg eine wirksame Therapie getrieben werden kann.

Die häufigste Organtuberkulose ist die Lungentuberkulose. Hier bieten sich drei Wege für eine chirurgische Hilfe an:

1. Maßnahmen zur Förderung der Vernarbungstendenz des spezifischen Gewebes durch künstliche Ruhigstellung und durch Entspannung (Kollapstherapie). Bei freiem Pleuraspalt vermag ein Pneumothorax eine solche Entspannung herbeizuführen, eine Methode, die heute nur noch ausnahmsweise angewendet wird. Bei verklebtem Pleuraspalt kann man durch eine extrapleurale Pneumolyse mit nachfolgendem extrapleuralem Pneumothorax oder durch eine Thorakoplastik (Resektion der Rippen über dem erkrankten Bezirk) einen wirksamen Lungenkollaps erzielen.

2. Die Wegnahme des erkrankten Organteiles (Resektionsverfahren) unter möglichst weitgehender Erhaltung der Funktion des Restorgans.

3. Die operative Bahnung eines Zuganges zum Krankheitsherd, z. B. Eröffnung von Kavernen oder Pleuraempyemen, um dem Eiter Abfluß zu verschaffen und eine lokale Applikation tuberkulostatischer Medikamente zu ermöglichen. Dasselbe gilt für Gelenk- und Knochentuberkulosen.

Für die chirurgische Behandlung der Tuberkulose ist es von großer Bedeutung, daß die Mykobakterien für mindestens ein Tuberculostaticum empfindlich bleiben. Das für den postoperativen Verlauf günstigste Medikament ist das Streptomycin. Es sollte daher präoperativ möglichst nicht verwendet und für die postoperative Behandlung reserviert werden.

Allgemein kommen operative Maßnahmen nur dann in Frage, wenn der tuberkulöse Prozeß stabilisiert erscheint, also die exsudative Phase durch eine entsprechende Vorbehandlung überwunden ist. Ähnliche Prinzipien gelten für die Behandlung der Urogenitaltuberkulose, die nächst der Lungentuberkulose am häufigsten ein chirurgisches Eingreifen erfordert. Dabei sind es neben tuberkulösen Adnex- und Nebenhodenprozessen vor allem Solitärtuberkel und Kavernen der Nieren, die eine operative Behandlung erfordern. Hier gelingt es zuweilen durch eine Polresektion, die etwa einer Segmentresektion der Lunge gleichzusetzen ist, den erkrankten Organteil isoliert zu entfernen und das restliche Organ zu erhalten. Narbig schrumpfende Prozesse können zu Abflußbehinderungen in den ableitenden Harnwegen führen; auch hier sind plastische Eingriffe zur Wiederherstellung der Organfunktion zu erwägen.

Tuberkulöse Herde im Knochen entstehen meist hämatogen und finden sich, wie bei der Osteomyelitis anderer Genese, in der Regel in der Metaphyse des Knochens. Die weitere Ausbreitung erfolgt jedoch im Gegensatz zur unspezifischen Osteomyelitis, die diaphysenwärts fortschreitet, bei der Tuberkulose in Richtung auf das benachbarte Gelenk. Auch im Knochen entsteht nach Ansiedlung von Mykobakterien ein typisches Granulom. An den langen Röhrenknochen erkranken bevorzugt die spongiösen gelenknahen Teile, an den kurzen Röhrenknochen dagegen bevorzugt die Metaphysen. Sie können starke Auftreibungen zeigen, wobei das umgebende Weichteilgewebe nur geringe Reaktionen aufzeigt („Spina ventosa").

Besonders häufig werden die Wirbelkörper betroffen, deren spongiöses Gerüst zerstört wird. Es kann zum Zusammenbruch eines oder mehrerer Wirbelkörper und damit klinisch zur Gibbusbildung kommen. Der bei dem Zerstörungsprozeß freiwerdende spezifische Eiter sucht sich einen Weg entlang der Wirbelsäule, der Fascien- und Muskellogen und wandert entsprechend der Schwerkraft nach unten. Nicht selten erscheinen diese „Senkungsabscesse" (auch „kalte Abscesse" wegen der fehlenden entzündlichen Gewebsreaktion) unter dem Leistenband und geben zu Fehldiagnosen Anlaß. Charakteristischerweise finden sich in tuberkulösem „Eiter" kaum

Leukocyten. Wird die Haut über dem Abszeß durchbrochen, so kommt es zur Fistel-
bildung und oft zur retrograden Infektion der Abszeßhöhle mit unspezifischen
Keimen (Mischinfektion). Die Therapie solcher Mischinfekte ist schwierig und
äußerst langwierig.

Die Gelenktuberkulose geht oft von einem hämatogenen Infekt der Synovia aus.
Im Anfangsstadium fehlt meist jede Schmerzreaktion. Typisch sind pralle, chronisch
rezidivierende Gelenkergüsse ohne wesentliche Beschwerden. Auch entzündliche
Symptome und hohes Fieber fehlen, dagegen findet sich eine ausgeprägte Entkalkung
und Knochenatrophie in der Umgebung des Prozesses.

2. *Lepra*

Auch der Erreger der Lepra, die ausnahmsweise in der chirurgischen Differentialdiagnose zu erwägen ist, ist ein säurefestes Stäbchen. Bemerkenswert ist die lange,
unter Umständen Jahrzehnte dauernde Inkubationszeit der Erkrankung.

3. *Lues*

Im Gegensatz zur Tuberkulose, die in vieler Hinsicht chirurgisch wichtig ist, hat
die Syphilis für die Chirurgie fast nur *differentialdiagnostische* Bedeutung. Ihr Erreger,
Treponema pallidum, wird stets durch (meist genitalen, zuweilen auch extragenitalen)
Kontakt übertragen. Nach zwei bis vier Wochen
tritt an der Infektionsstelle ein schmerzloser, näs-
sender Hautdefekt („Primäraffekt") mit Beteiligung
der regionalen Lymphdrüsen auf. Sechs bis zwölf
Wochen später entwickelt sich das zwei bis vier Jahre
andauernde Sekundärstadium mit Efflorescenzen an
Haut und Schleimhäuten. Die Läsionen sowohl des
Primär- wie des Sekundärstadiums sind hoch infektiös.

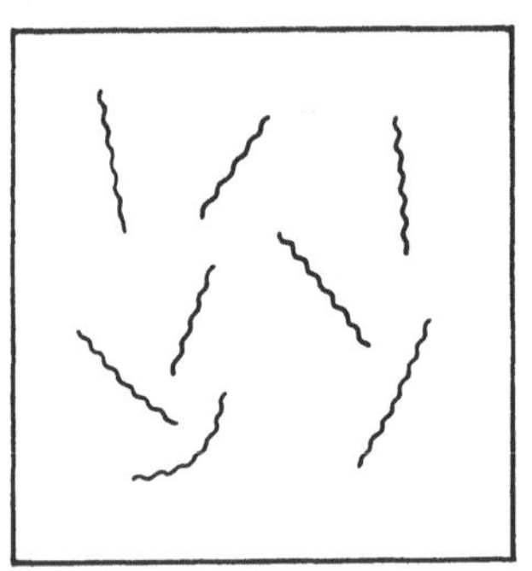

Treponema pallidum

Gelegentlich können Primär- und Sekundäraffekte
zu differentialdiagnostischen Schwierigkeiten gegenüber malignen oder entzündlichen Hautläsionen
führen. Das Tertiärstadium folgt in etwa der Hälfte
der unbehandelten oder unzureichend behandelten Fälle dem Sekundärstadium viele
Jahre, oft erst Jahrzehnte nach und ist durch Entwicklung granulomatöser Herde
(wegen ihrer Beschaffenheit als „Gumma" bezeichnet) in Knochen, Haut und
parenchymatösen Organen gekennzeichnet. Diese können bis zu faustgroß werden
und vielen anderen Krankheitsbildern sehr ähnlich sehen. So werden z. B. Knochen-
und andere Tumoren vorgetäuscht, eine Gelenklues kann einer Tuberkulose („Fun-
gus") ähneln. Die Neurolues in ihren vielfältigen Erscheinungsformen (Tabes,
Paralyse) kann zu pseudoperitonitischen Bildern (tabische Krisen) führen und fehl-
indizierte Laparotomien veranlassen. Luische Gefäßwandveränderungen können ein
Aortenaneurysma mit spontaner Ruptur zur Folge haben.

Ohne auf die Einzelheiten dieser heute im ganzen sehr seltenen Krankheitsbilder
einzugehen, sei nur betont, daß das Hauptproblem jeder Lues-Diagnose darin besteht, an ihre Möglichkeit überhaupt zu denken. Ist der Verdacht erst einmal gefaßt,
so ist der Nachweis durch Seroreaktionen meist einfach und chirurgische Fehlhandlungen lassen sich vermeiden.

4. Seltene Infektionen

die gelegentlich ein chirurgisches Eingreifen erfordern, sind *Rotz* und *Milzbrand*. Beim Rotzerreger handelt es sich um ein kleines, gramnegatives Stäbchen, der Milzbrandbacillus ist ein grampositives, sporenbildendes, aerob wachsendes, relativ

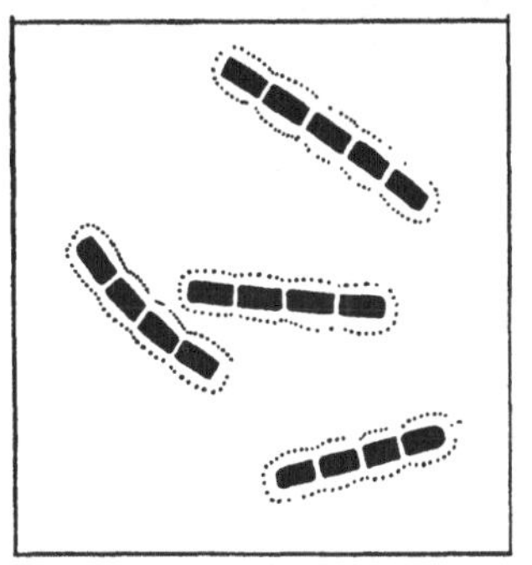

Milzbrandbacillen

großes Stäbchen. Beide Erkrankungen sind Tierkrankheiten, die den Menschen nur ausnahmsweise befallen, im allgemeinen nur nach direktem Kontakt mit milzbrand- oder rotzkranken Tieren und nach kleinen, oft unbemerkten Hautverletzungen. Beim Rotz bilden sich pemphigusartige Blasen und Knoten, die zu Geschwüren mit unterminierten Rändern und zu großen, weit infiltrierten jauchigen Abscessen fortschreiten. Der Milzbrand ist durch die „Pustula maligna" charakterisiert, eine schwarze, zentral eingedellte Nekrose, einem großen Infiltrat aufsitzend. Lymphgefäße und -drüsen sind stark mitbeteiligt. Ausgedehnte Begleitödeme können zu Verlegung der oberen Luftwege führen; als Lungen- oder Darmmilzbrand nimmt die Erkrankung regelmäßig einen deletären Verlauf.

5. Aktinomykose

Entgegen früherer Anschauung werden die Aktinomyceten heute nicht mehr den Pilzen, sondern den Bakterien zugeordnet; es handelt sich um grampositive, unbewegliche, fadenförmige Keime mit charakteristischen Verzweigungen. Erreger der Strahlenpilzerkrankung des Menschen ist vorwiegend Actinomyces israeli. Im infizierten Gewebe werden „Drusen" gefunden, Mycelknäuel, an deren Peripherie man angeschwollene eosinophile Keulen erkennt. Aktinomyceten wachsen anaerob; sie finden sich häufig auf den Schleimhäuten der oberen Verdauungs- und Atmungswege, ohne Krankheitserscheinungen zu verursachen. Es ist bis heute nicht bekannt, unter welchen Bedingungen (Traumen? gleichzeitige pyogene Infektionen? Überempfindlichkeitsreaktionen?) sich eine Aktinomykose entwickelt.

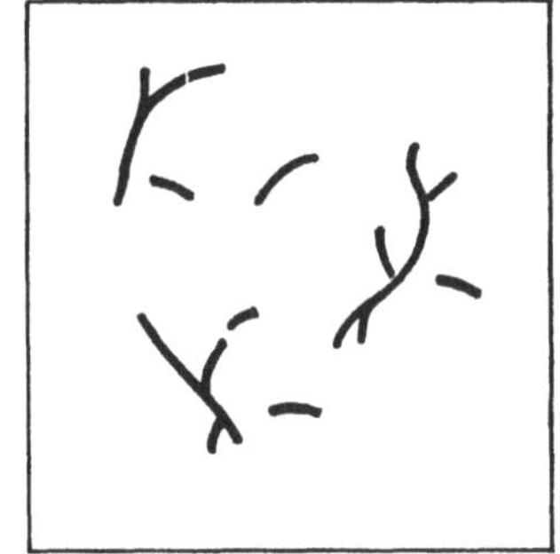

Actinomyces

Kommt es zur Invasion ins Gewebe, so entwickelt sich eine langsam zunehmende, derbe, rote, wenig schmerzhafte Schwellung. Es bilden sich Abscesse mit zentraler Nekrose, der Eiter enthält reichlich Leukocyten und meist auch Drusen, deren Anwesenheit die mikroskopische Diagnose erleichtern. Bei längerem Verlauf kommt es zu ausgedehnten Fisteleiterungen mit schlechter Heilungstendenz. Die bevorzugte Lokalisation der Erkrankung ist die seitliche Halsregion.

Neben diesen lokalen Veränderungen kann es zur allgemeinen Aussaat mit Befall vor allem der Lunge oder der Abdominalorgane kommen; gelegentlich bilden sich auch hier multiple Fistelsysteme. Hier kann eine chirurgisch-operative Behandlung höchstens unterstützend zur Allgemeinbehandlung hinzutreten: Im Gegensatz zu den Pilzen sind Aktinomyceten gegen viele Antibiotica und Sulfonamide *empfindlich*.

3. Die Bekämpfung von Mikroorganismen

a) Allgemeine Gesichtspunkte

Die Bekämpfung und Vernichtung pathogener Mikroorganismen ist für die Chirurgie ein fundamentales Problem. *Sterilisation* ist ein Vorgang, der mikrobielles Leben jeder Art mit Sicherheit abtötet. Alle Gegenstände, die mit offenen Wunden in Berührung kommen, müssen steril sein (Instrumente, Gummihandschuhe, Abdecktücher, Naht- und Verbandsmaterial). Im allgemeinen ist eine Sterilisation nur durch längere Hitzeeinwirkung möglich (s. u.).

Da weder die Haut des Patienten noch die des Arztes sterilisiert werden kann, tritt hier die *Desinfektion* (Antiseptik) in ihr Recht: Hierunter versteht man die mechanische, chemische oder physikalische Verminderung, Entfernung und Abtötung pathogener Keime. Unter „*aseptischem*" Arbeiten versteht man in der Chirurgie das Prinzip, daß ausschließlich sterile Gegenstände mit der Wunde in Berührung kommen; die Hand des Arztes darf auch außerhalb der aseptisch-operativen Arbeit nicht mit pathogenen Keimen infiziert werden (Prinzip der Noninfektion), da deren Eliminierung von der Haut Tage bis Wochen in Anspruch nimmt. „*Antiseptisch*" werden demgegenüber alle Verfahren genannt, bei denen *anti*bakterielle Lösungen im Operationsfeld verwendet werden.

Bactericid wirken Stoffe, welche Mikroorganismen abtöten; *bakteriostatisch* wirksam nennt man Substanzen, die Wachstum bzw. Vermehrung von Mikroorganismen hemmen. Der erste Vorgang ist irreversibel, der zweite ist reversibel, d. h. nach Aussetzen der bakteriostatischen Einwirkung kommt die Mikrobenvermehrung wieder in Gang. Der Unterschied zwischen bactericider und bakteriostatischer Wirkung ist im allgemeinen mehr quantitativ als qualitativ, d. h. es kommt mehr auf Dosis und Einwirkungsdauer als auf die Art der betreffenden Substanz an.

b) Antibakteriell wirkende Maßnahmen

1. Hitze ist das einfachste Verfahren, um einen Gegenstand zu sterilisieren, vorausgesetzt, daß dessen Material selbst hitzebeständig ist. Bei 100° werden Bakterien und Viren innerhalb von Sekunden abgetötet, nicht aber Sporen, die diese Temperatur auch bei längerer Einwirkung überleben können. Selbst mehrstündiges Abkochen ist daher *zur Sterilisation ungenügend*! Dasselbe gilt für die Anwendung von gewöhnlichem Wasserdampf. Durch Zusätze (z. B. von Formalin, Zephirol, 2%igem Soda) zum kochenden Wasser kann zwar der antibakterielle Effekt intensiviert werden, der unangenehme Geruch und andere Nebenwirkungen verhindern jedoch ihre breite Anwendung.

Durch Verwendung von Wasserdampf unter Überdruck lassen sich höhere Temperaturen erreichen, die eine rasche Sterilisation erlauben. Zu diesem Zweck benutzt man Hochdrucksterilisatoren („Autoklaven"), bei denen durch eine zwangsläufige Dampfsteuerung dafür gesorgt wird, daß der Dampf das Sterilisationsgut durchströmt, *ehe* er das Anzeigethermometer erreicht. Ist dies nicht garantiert, so bilden sich Kälteinseln mit niedrigerer Temperatur im Sterilisiergut, die den Sterilisationsvorgang illusorisch machen. Auch bei technisch einwandfrei konstruierten Geräten ist man verpflichtet, sich durch mikrobiologische Untersuchungen (Einbringen von Beuteln mit Testsporen) immer wieder von der Verläßlichkeit der

Sterilisation zu überzeugen. Bei Dampfsterilisatoren ohne zwangsweise Dampfsteuerung, die meist nur Temperaturen bis 120° bei etwa 1 atü erreichen, sind Einwirkungszeiten von etwa 2 Stunden erforderlich, um die Sterilisation zu sichern. Bei modernen Geräten (Erreichen von 134° bei 2 atü) genügen einige Minuten Einwirkungszeit.

Zur Sterilisation von Material, das trocken bleiben muß, verwendet man *Heißluftsterilisatoren.* Da in ihnen die Hitzeverteilung weniger exakt als bei Dampfsterilisatoren zu erreichen ist, und trockene Heißluft ein wesentlich geringeres Penetrationsvermögen als Wasserdampf hat, muß 1 Stunde lang auf 160° erhitzt werden, um zu garantieren, daß auch an den thermisch ungünstigsten Stellen im Gerät für 15 Minuten 120° erreicht werden. Bei größeren Geräten ist außerdem eine mechanische Heißluftumwälzung obligat.

2. Die Kaltgassterilisation kommt für wärmeempfindliche Geräte und Materialien in Betracht, wie Endoskope, Katheter oder Kunststoffgegenstände. Heute wird Äthylenoxyd, dem zur Ausschaltung der Explosionsgefahr Kohlendioxyd beigemischt ist, angewendet, wobei durch mehrstündige Einwirkungszeit eine sichere Sterilisation zu erzielen ist.

Eine weitere Möglichkeit ist

3. die Bestrahlung mit Ultraviolettlicht. Hier beruht die keimabtötende Wirkung zum Teil auf der Bildung von Peroxyden im Medium, zum Teil auf der direkten Wirkung auf die Nucleinsäuren der Zellen. Dieses Verfahren wird vor allem für die Raumdesinfektion in Operationssälen und dergleichen angewandt. *Nachteile der UV-Bestrahlung* sind die reine Oberflächenwirkung, da eine starke Adsorption selbst durch sehr dünne Schichten stattfindet. In Zukunft dürfte die Sterilisation mit energiereichen Strahlen (s. S. 195) an Bedeutung gewinnen.

4. Oberflächen-Desinfektion mit chemischen Mitteln. Verschiedene Alkohole (Äthanol und Propanol) sind in höheren Konzentrationen für Mikroorganismen toxisch; in 70%iger Lösung (80 Vol %) wirkt Äthanol proteincoagulierend. Da die Alkoholwirkung auf Sporen wie auf Viren (Hepatitisvirus!) jedoch nicht ausreicht, genügt das Einlegen von Instrumenten oder Spritzen in alkoholische Lösungen zur Desinfektion *keinesfalls!* Lediglich zur Hautdesinfektion nach vorheriger mechanischer Reinigung können Alkohole Anwendung finden.

Wichtige Grobdesinfektionsmittel sind Phenol und seine Abkömmlinge (Kresol, Xylenol) sowie Schwermetallsalz-, z. B. Quecksilberverbindungen (Sublimat), die jedoch den Nachteil aufweisen, daß sie durch organisches Material leicht inaktiviert werden können und äußerst giftig sind. Auch organische Schwermetallsalzverbindungen (Merfen = Quecksilber, Fucidin = Zinn) werden angewendet.

Starke Oxydationsmittel inaktivieren lebende Zellen durch Oxydation der freien Sulfhydrylgruppen. Hierher gehören Wasserstoffsuperoxyd, Jod- und Chlorverbindungen u. a.

Mehr und mehr Bedeutung gewinnen heute die sogenannten *Detergentien:* Stoffe, die sich an Grenzflächen anreichern und daher als „oberflächenaktiv" bezeichnet werden. Ihre bactericide Wirkung beruht wahrscheinlich darauf, daß sie sich an den Bakterienzellmembranen anreichern und deren Funktion beeinträchtigen.

5. Der Chemotherapie, der Bakterienbekämpfung im lebenden Organismus, liegt das Prinzip der selektiven Toxicität zugrunde, d. h. eine Substanz muß für die Parasiten schädlich, für den Wirtsorganismus aber möglichst unschädlich sein. Die meisten Desinfektionsmittel sind als Chemotherapeutica ungeeignet, weil sie meist allgemeine Protoplasmagifte sind. Die Fähigkeit einer Substanz, in vitro Mikroorganismen zu hemmen oder zu töten, ist kein Kriterium für ihre chemotherapeutische Anwendbarkeit!

Der Übergang von der (äußeren) Desinfektion zur (inneren) Chemotherapie gelang EHRLICH mit dem Luestherapeuticum Salvarsan, einem Arsenpräparat. Die ersten Chemotherapeutica im modernen Sinne mit breiterem Wirkungsspektrum waren die *Sulfonamide*, eine Gruppe von Stoffen, die durch ihre chemische Ähnlichkeit mit der Paraaminobenzoesäure wirken; sie verdrängen diesen für viele Bakterien wichtigen Wachstumsfaktor. Im Laufe der Zeit wurden mehr als 2000 Sulfonamide erprobt. Während die meisten Sulfonamide heute im klinischen Gebrauch durch die Antibiotica verdrängt wurden, finden sie in der Urologie und als schwerlösliche Sulfonamide in der Abdominalchirurgie noch Anwendung. Letztere werden nicht oder nur sehr wenig im Intestinaltrakt resorbiert; sie entfalten demgemäß hier eine antibakterielle Wirksamkeit, ohne vom Wirtsorganismus aufgenommen zu werden.

Der ursprüngliche Begriff „*Antibiotica*" (d. h. Stoffe, die von Lebewesen gebildet werden und andere Lebewesen, z. B. Bakterien, schädigen) ist unscharf geworden, seitdem viele Antibiotica (z. B. Chloramphenicol) auch *synthetisch* hergestellt werden können. Der Wirkungsmechanismus der meisten Antibiotica ist nach wie vor unbekannt. Das zuerst entdeckte und auch heute noch wichtigste Antibioticum, das *Penicillin*, wirkt durch Verhinderung der Zellwandsynthese bactericid. Vor allem die halbsynthetischen Penicilline finden ein breites Anwendungsgebiet, neuerdings auch die halbsynthetischen Cephalosporine. Weitere wichtige Antibiotica sind Streptomycin, Chloramphenicol, die Gruppe der Tetracycline, die Antibiotica der Erythromycingruppe, Neomycin und Kanamycin, Bacitracin, die Polymyxine und das Novobiocin. Neuere Antibiotica sind die Fusidinsäure, Gentamycin und Lincomycin. Seltener angewandte Antibiotica sind Vancomycin, Ristocetin und fungistatisch wirksame Präparate (Amphotericin B und Nystatin). Da jährlich eine große Zahl neuer Antibiotica in den Handel kommt und ihre Anwendung rasch wechselt, wird auf eine Darstellung der einzelnen Antibiotica hier verzichtet. Wichtig ist dagegen die Besprechung der allgemeinen Problematik der Antibioticaanwendung. Die Beurteilungsgrundlagen für ein Chemotherapeuticum sind folgende:

1. Antibakterielle Wirksamkeit in vitro und im Tierversuch (einschließlich der chemisch-physikalischen sowie pharmakologischen Eigenschaften).

2. Pharmakokinetik (Resorption, Diffusion, Exkretion), Inaktivierungsvorgänge (Eiweißbindung, Abbau).

3. Toxicität.

Zur Wechselwirkung zwischen Antibioticum und Parasit tritt als weiterer unübersichtlicher Faktor der Wirtsorganismus; nur die körpereigenen Abwehrmechanismen können die Keime endgültig vernichten. Selbst unter Antibioticaeinfluß kann trotz unveränderter Empfindlichkeit eine gewisse Anzahl von Keimen persistieren. Diese können nach Absetzen der Chemotherapie zu Rückfällen oder zum Keimträgertum führen, ein akuter Prozeß kann chronisch werden. Bei Unterdrückung entzündlicher Gewebsreaktionen durch Corticosteroide kann die Wirksamkeit antibiotischer Präparate sinken. Auch die Immunreaktionen des Wirtsorganismus können durch Antibiotica verändert werden: Bei vielen Krankheiten ist die Gesundung mit der Ausbildung einer Immunität verbunden, welche Rezidive verhindert. Wird antibiotisch behandelt (z. B. Typhus mit Chloramphenicol), so wird die Heilung stark beschleunigt, durch die Reduzierung der natürlichen Immunmechanismen ist aber die Rückfallgefahr groß, sobald das Antibioticum abgesetzt wird. Weitere Möglichkeiten antibiotischer Nebenwirkungen sind die Entwicklung von Allergie, Exanthemen, Fieber und anderen Überempfindlichkeitsreaktionen. Die heute bedeutsamste Form der antibiotischen Nebenwirkungen ist der sogenannte Hospitalismus.

c) Antibioticaresistenz und Hospitalismus

Antibioticaresistente Bakterienpopulationen entwickeln sich durch Auslese resistenter Keime unter dem Selektionsdruck eines antibioticahaltigen Milieus. Die Entstehung und der Mechanismus der Resistenzentwicklung sind nur für Einzelfälle geklärt, so beruht die Penicillinresistenz der Staphylokokken vorwiegend auf der Bildung eines adaptativen Enzyms, das Penicillin zerstört (Penicillinase). Durch erhöhte Paraaminobenzoesäuresynthese können primär sulfonamidsensible Keime eine Resistenz entwickeln. Seltener weisen Staphylokokken eine *primäre* Penicillinresistenz auf, wodurch die Anwendung der penicillinaseresistenten Penicilline eingeschränkt wird. Mikroben, die gegen ein verabreichtes Mittel resistent werden, können gleichzeitig auch gegen andere Mittel resistent werden, denen sie noch nicht ausgesetzt waren („Kreuzresistenz"). Dies kommt vor allem bei chemisch verwandten Antibiotica vor, wie Neomycin-Kanamycin, Erythromycin-Oleandomycin.

Antimikrobielle Mittel beeinflussen nicht nur die pathogenen Keime, gegen die sie eingesetzt werden, sondern die gesamte gegen die jeweilige Substanz sensible Mikrobenflora des Organismus. So kann die physiologische Flora des oberen Respirations- und des Darm-Traktes unterdrückt und dadurch die Ausbreitung antibiotica-resistenter Erreger gefördert werden, wodurch schwerste therapieresistente Infektionen (z. B. Enterocolitis) entstehen können. Die Gesamtheit dieser Vorgänge bildet heute ein sehr ernstes Problem:

Seit der Einführung der Antibiotica gewinnen epidemische Krankenhausinfektionen, die in den vorhergegangenen Jahrzehnten durch die Asepsis weitgehend eliminiert waren, wieder an Bedeutung. Sie werden unter dem Begriff „Hospitalismus" zusammengefaßt und werden meist durch banale, in ihren Lebensbedingungen sehr anspruchslose Erreger verursacht, die indessen sehr kontagiös und weitgehend therapieresistent sind und deren Übertragung durch ärztliche und pflegerische Maßnahmen erfolgt bzw. begünstigt wird. Ursachen des Hospitalismus sind einerseits die im Vertrauen auf die Wirkung der Chemotherapie nachlassende aseptische Disziplin, zweitens die Selektion antibioticaresistenter Erregerstämme unter Ausschaltung der antibioticasensiblen Mikroorganismen und drittens die Veränderungen im ökologischen Gleichgewicht der normalen Körperflora infolge der antibiotischen Einwirkung.

Die wichtigsten Erreger sind: 1. Staphylococcus aureus, 2. Pseudomonas aeruginosa („Pyocyaneus") und 3. Proteus-Bakterien. Die beiden letztgenannten Erreger sind primär nur wenig pathogen, sie können aber ihrer normalen Bakterienflora beraubte (Darm, Respirationstrakt) oder anderweitig geschädigte (Harnwege) Gewebe sekundär infizieren und Bakteriämien mit Schock und tödlichem Ausgang verursachen. Die Mischflora septischer Prozesse verschiebt sich immer mehr zugunsten gramnegativer Keime.

Die Infektionsquellen im Krankenhaus sind vielfältig: Gesunde Keimträger verstreuen vor allem bei Erkältungen der oberen Luftwege massiv Bakterien. Beim Bettenmachen und Verbandswechsel kommt es zu „Keimeruptionen" in die Umgebung. Keines der heute bekannten Waschverfahren eliminiert die Bakterienflora völlig aus der Bettwäsche, so daß sogar die Klinikwäschereien zu Infektionsquellen werden können. Dasselbe gilt für alle Desinfektionsverfahren, welche Bakterien in sehr unterschiedlichem Grad abtöten. Die „Pyocyaneuslücke" verschiedener Desinfektionsmittel ist von größtem praktischem wie theoretischem Interesse (REBER), Waschbecken, Urinflaschen und Standgefäße können als Reservoire derartiger Keime wirken, die in ihnen günstige Entwicklungsbedingungen finden und epidemieartige Spitalinfektionen auslösen.

Die meisten postoperativen Wundinfektionen gehen von einem Staphylokokkenherd in der Nase des Patienten aus: In der ersten Woche nach Krankenhausaufnahme beherbergen rund ein Drittel aller Patienten pathogene Staphylokokken in der Nase, darunter mehr als die Hälfte penicillinresistente Stämme, nach 8 Wochen sind es nahezu drei Viertel der Patienten!

Der Kampf gegen den Hospitalismus, der nicht ernst genug genommen werden kann, betrifft vier Punkte:

1. Die Verhütung der Antibioticaresistenz und möglichst weitgehend Erhaltung der normalen Körperflora. Dies ist nur möglich durch rigorose Einschränkung der Antibioticaanwendung überhaupt. Ihre *prophylaktische Anwendung* ist in der Chirurgie nur vertretbar

a) nach Eingriffen an normalerweise nicht mikrobiell besiedelten Hohlorganen (Herz, Lunge, Harnwege) und bei erhöhter Infektionsgefahr (z. B. nach Anwendung der Herz-Lungen-Maschine),

b) nach Implantationen von Kunststoffprothesen und nach ausgedehnten Transplantationen von Haut oder anderen Organen,

c) nach der Versorgung von verschmutzten Frakturen oder Gelenkverletzungen oder sehr großen Weichteilwunden, nach offenen oder kommunizierenden Schädelverletzungen (Verhütung einer Meningitis!) und nach großen neurochirurgischen Eingriffen,

d) bei gleichzeitigem Vorliegen interner Erkrankungen mit allgemeiner Resistenzminderung gegen Infekte (Diabetes, Leukämie, Agranulocytose usw.),

e) bei der Behandlung schwerer Verbrennungen, einer akuten Pankreatitis und anderer Zustände mit ausgedehnten Organnekrosen, und

f) bei gleichzeitiger oder vorausgegangener Corticoidbehandlung.

Eine prophylaktische Antibioticaanwendung nach aseptischen Eingriffen, wie Strumektomien, ist strikt kontraindiziert! Durch regelmäßigen Wechsel aller an der Klinik gebrauchten Antibiotica (vor allem der häufig gebrauchten Breitspektrumantibiotica) alle paar Monate, wird die Entwicklung resistenter Stämme erschwert. Auch die Indikationen für die *Therapie florider Infektionen* mit Antibiotica sind sehr streng zu stellen: Als Voraussetzung für eine rationelle Chemotherapie sollte nach Möglichkeit eine bakteriologische Voruntersuchung mit Resistenzbestimmung der gefundenen Erreger gelten (vor allem bei schweren, lebensbedrohlichen, septischen Infektionen). Eine initiale „breitere" Chemotherapie kann dann einer „gezielten" Behandlung weichen. Eine sinnvolle chirurgische Therapie (z. B. breite Eröffnung von Abscessen, Drainagen usw.) macht oft die zusätzliche Antibioticaanwendung überflüssig. Keinesfalls darf die Antibioticaanwendung dazu führen, die Indikationen für ein chirurgisches Vorgehen einzuengen (s. S. 176).

2. Die Ermittlung der *Infektionsquellen*, die nur zu häufig beim Klinikpersonal oder in den pflegerischen Einrichtungen liegen, ist die Voraussetzung einer rationellen Hospitalismusbekämpfung. Bei jeder manifesten, unbedingt aber bei jeder Mehrfachinfektion auf der gleichen Abteilung muß eine Umgebungsuntersuchung eingeleitet werden, die auch Chefärzte, Nachtwachen und Küchenpersonal einzuschließen hat.

3. Infolge des Hospitalismus ist die Asepsis wieder in ihre vollen, durch die Anfangsära der Antibiotika vernachlässigten Rechte eingetreten. Im Mittelpunkt aller Maßnahmen stehen die Hände von Ärzten und Pflegepersonal, die „Noninfektion" (s. o.). Das Tragen von Handschuhen darf nicht zu Sorglosigkeit verleiten: Nur zu oft werden die Handschuhe mikroskopisch undicht und es kommt zur Bakterienbesiedlung der Wunde von der Arzthand ausgehend, aber auch umgekehrt zur Bakterienbesiedlung der Arzthand bei septischen Prozessen.

4. In vielen Fällen sind bauliche und organisatorische Maßnahmen notwendig, um den Kampf gegen den Hospitalismus rationell zu gestalten. So führt Bewegung innerhalb der Operationssäle zu einer rapiden Erhöhung der Keimzahl in der Luft; eine Zentralisation der Sterilisationsanlagen einer Klinik, die Verwendung von Einmalgeräten, die immer wiederholte Überprüfung der Wirksamkeit aller aseptischen Maßnahmen sind einige Voraussetzungen für den Erfolg. Wegen der Dynamik und ständigen Veränderung der bakteriellen Gegebenheiten gibt es kein Rezept, dessen Befolgung den Hospitalismus eindämmt oder eliminiert; nur Überlegung, Zusammenarbeit und Disziplin lassen seine ständig drohenden Gefahren beherrschen.

Chirurgische Mykologie*

Von mehreren tausend bekannten Pilzarten sind nur wenige Dutzend für Tiere und Menschen pathogen. Von diesen besitzen wieder nur wenige *chirurgisches* Interesse, nämlich diejenigen, die umschriebene, operativ zugängliche Herde bilden oder aber für die Differentialdiagnose chirurgischer Erkrankungen in Betracht gezogen werden müssen. Unter ihnen unterscheidet man morphologisch Fadenpilze und Hefen.

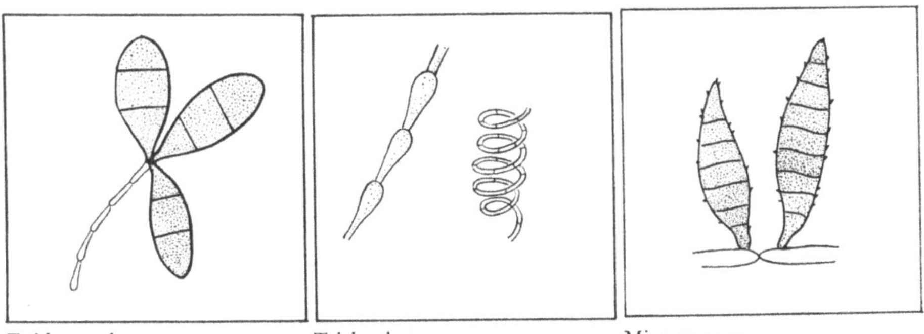

Epidermophyton   Trichophyton   Microsporum

Nach ihrem physiologischen Verhalten unterscheidet man die keratinophilen, zu den Fadenpilzen zählenden Dermatophyten mit den drei Gattungen Epidermophyton,

Trichophyton und Microsporum. Sie befallen nur keratinhaltige Gewebe (Haut und Haare, Epidermis, und Trichophyton auch Nägel), bleiben hier aber stets oberflächlich und beeinflussen fast nie den Allgemeinzustand des Kranken. Diese Interdigital-, Haut- und Haarmykosen bereiten gegenüber bakteriellen Infektionen kaum differentialdiagnostische Schwierigkeiten. Dagegen werden *Nagel*mykosen an Fuß- und Fingernägeln nicht selten mit Panaritien verwechselt! Da eine operative Therapie in solchen Fällen den zugrunde liegenden Prozeß nicht ausheilt und zudem unnötig ist, sollte man an die Möglichkeit einer Mykose bei Vorliegen nicht akuter Panaritien immer denken und sie ausschließen, ehe man chirurgisch einschreitet. Gegen die keratinophilen Dermatophyten ist das Antibioticum Griseofulvin therapeutisch wirksam.

Den keratinophilen Dermatophyten stehen die nicht keratinophilen Pilze gegenüber, die auch tiefere Haut- und Gewebsschichten befallen können; es handelt sich teilweise um Fadenpilze, meist aber um Hefen. Die in Mitteleuropa am meisten verbreiteten, humanpathogenen Hefen sind die Candida-Arten, die Erreger des *Soor* (vor allem Candida albicans). Der Soor der Haut ähnelt den durch Dermatophyten hervorgerufenen Krankheitsbildern. Er hat darüber hinaus aber die Neigung zum Fortschreiten auch in andere Körpergebiete und in tiefere Gewebsschichten. Die Gravidität disponiert zum Soor der Vagina; bei der Geburt kann das Kind infiziert werden, der Erreger siedelt sich dabei zunächst im Mund an. Regelmäßig folgt dann der Befall des Darmes, es kommt nicht selten zu chronischer Enteritis und Dyspepsie. Ebenso

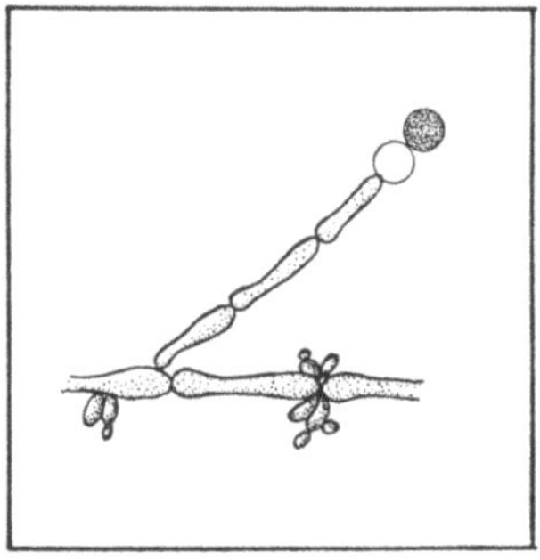

Soor (Candida albicans)

häufig ist der Befall der Atmungsorgane. Sehr selten kommt es zu einer Soor-Meningitis oder Soor-Sepsis. Bei erwachsenen Kranken kommt ein Überwuchern von Pilzen, in erster Linie Hefen, heute vor allem dann zustande, wenn bei langdauernder Antibioticatherapie die physiologische Bakterienflora der Körperhöhlen vernichtet wird und nun die antibioticaunempfindlichen Pilze überhandnehmen. An diese Möglichkeit muß bei Enterocolitiden, Bronchopneumonien und anderen Prozessen unter einer hochwirksamen Antibioticatherapie gedacht werden.

Eine weitere, humanpathogene Hefe ist *Cryptococcus neoformans*, die besondere Affinität zur Haut, den Atmungsorganen und dem ZNS sowie die Fähigkeit zur Generalisation zeigt. Gegen Hefen ist Nystatin (Moronal) wirksam, jedoch nur, insoweit die Mykose dem direkten Angriff des Mittels ausgesetzt werden kann. Bei Pilz-Meningitis und -sepsis muß Amphotericin B über längere Zeiträume hinweg infundiert werden; jedoch ist dieses Medikament mit erheblichen Nebenwirkungen belastet.

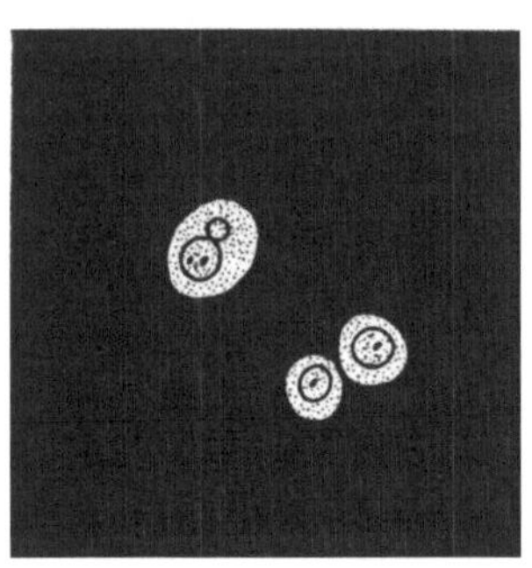

Cryptococcus
(Dunkelfeldpräparat)

Von den humanpathogenen *Fadenpilzen* ist in Mitteleuropa *Aspergillus fumigatus* der wichtigste. Er befällt die Lunge in Form eines lokal begrenzten „Aspergilloms", das röntgenologisch diagnostiziert und chirurgisch angegangen werden kann. Aspergillome finden sich auch im Bereich des ZNS. Häufiger ist die diffuse Aspergillose der Lungen und Bronchien, der Haut, des Ohres. Meningitische und septische Aspergillosen sind selten (siehe auch „Madurafuß"). Die Therapie der diffusen Aspergillose besteht in Amphotericin-B-Infusionen.

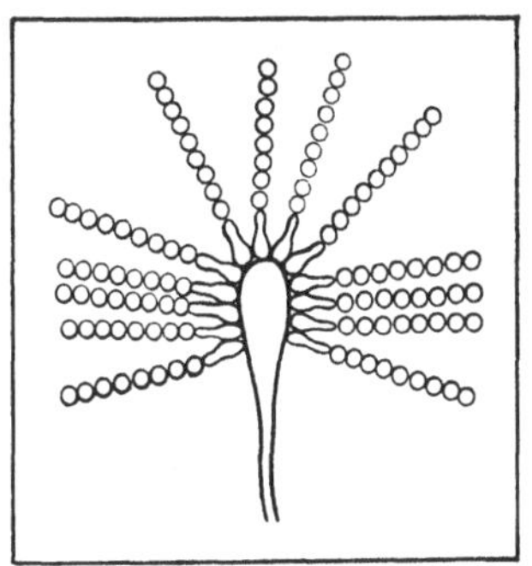
Aspergillus

Einige *Mucoraceen-Arten* (Mucor, Absidia, Rhizopus) können ebenfalls die Atmungsorgane, das Ohr, vor allem aber die Blutgefäße (Thrombose-Gefahr!) und das ZNS befallen und gelegentlich auch generalisieren. Charakteristisch für die Mucormykosen ist die Aufpfropfung auf eine zehrende Grundkrankheit, wie Diabetes, Leukämie u.a. Die Therapie ist schwierig; die Krankheit hat eine ungünstige Prognose.

Eine gewisse Bedeutung bei eitrigen Prozessen der Haut und des Lymphsystems hat der Fadenpilz *Sporotrichum Schenckii*, der ebenfalls zur Generalisierung neigt. Die Therapie besteht in chirurgischen Maßnahmen mit anschließender Behandlung durch Fungistatica, bei Sepsis ist Amphotericin B angezeigt. Eine mögliche Gewebsreaktion der Mykosen innerer Organe ist das chronische Granulom, das zentral nekrotisch werden und zur Abszeßbildung führen kann. Die Mehrzahl der Mykosen innerer Organe hat jedoch diffusen Charakter.

Gelegentlich verursachen Pilze osteomyelitische Prozesse, bei denen daher ebenfalls an eine Pilzätiologie gedacht werden muß, da eine symptomatische operative Sanierung allein hier nicht zum Ziel führt. Auch auf ausgedehnte, schlecht heilende Wunden bei Verbrennungen oder bei anderen Grundkrankheiten wie Leukämie oder Diabetes können sich Mykosen aufpfropfen. Ebenso fördern Medikamente, welche die Abwehrreaktionen des Organismus beeinträchtigen, wie z.B. Cortison, die Entwicklung von Pilzkrankheiten.

In vielen subtropischen und tropischen Gebieten ist der „Madura-Fuß" verbreitet, ein Befall der Extremitätenknochen durch verschiedene Pilze (Madurella, Leptosphaeria, Alleschería, Aspergillus, Cephalosporium). Die Therapie besteht in der Amputation des befallenen Gliedes. Eine Reihe ursprünglich tropischer Mykosen wird zunehmend auch nach Europa eingeschleppt (Blastomykose, Cryptococcose, Histoplasmose, Sporotrichose); man sollte daher diese Möglichkeit bei entsprechender Anamnese stets ins Auge fassen.

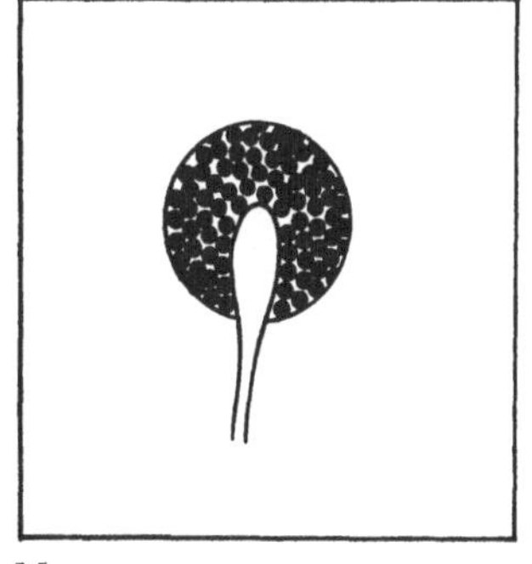
Mucor

Allgemein gilt: Bei chronisch entzündlichen Prozessen muß mit der Möglichkeit von Pilzinfektionen gerechnet werden. Zusätzliche Verdachtsmomente sind: Keine Heilung bei antibakterieller und chirurgischer Therapie, ferner das Vorhandensein grampositiver Pilzelemente im mikroskopischen Präparat. Klinisch lassen sich die verschiedenen Pilzinfektionen *nicht* unterscheiden, daher ist *in jedem Fall eine exakte mykologische Diagnose* notwendig! Da die verschiedenen Pilze gegen unterschiedliche (und zudem sehr teure!) Medikamente empfindlich sind, bedeutet das Experimentieren ohne Diagnose nur Zeit- und Geldverlust. Stets sollte die Züchtung versucht werden, die eine genauere Diagnose liefert als die bloße mikroskopische Untersuchung. Untersuchungsmaterial soll immer *reichlich* an ein mykologisches Labor gegeben werden: Eiter, Punktate, Gewebs- und Hautstücke vom *Rande* der Läsion, Sputum und Sekrete je nach Lokalisation und Krankheitsbild.

Chirurgische Parasitologie*

1. Erkrankungen durch Würmer

a) Echinokokken

Als „Echinococcus" werden zwei verschiedene Dinge bezeichnet, wodurch das
Verständnis erschwert ist: Einmal der geschlechtsreife Wurm (E. granulosus bzw.
multilocularis), zum anderen das Finnen- oder Larvenstadium (E. cysticus bzw.
alveolaris). Im Gegensatz zu den meisten anderen Bandwürmern, bei denen der

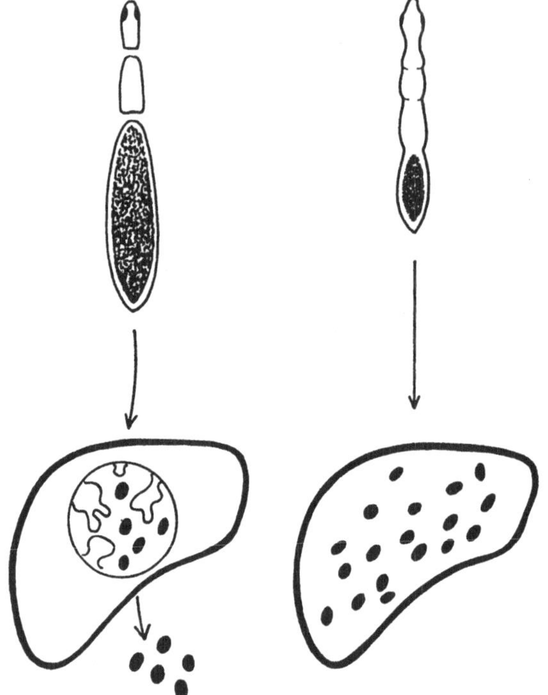

Echinokokken: Oben der geschlechtsreife Wurm; links Echinococcus
granulosus, rechts Echinococcus
multilocularis. *Unten* das Finnenstadium; links Echinococcus cysticus
= unilocularis; rechts Echinococcus
alveolaris = multilocularis

Mensch Träger des Bandwurms („Hauptwirt") und Tiere Träger der Finnen
(„Zwischenwirt") sind, leben die Hundebandwürmer (Echinococcus granulosus und
multilocularis) im Darm von Hunden, Katzen und wildlebenden Tieren. Zwischen-
wirte für das Finnenstadium sind Rinder, Schweine, Pferde und der Mensch. Aus den
per os in den Darm gelangenden Eiern schlüpfen die Embryonen aus, bohren sich
durch die Darmwand und gelangen auf dem Blutwege zuerst in den Pfortaderkreislauf, dann in den großen Kreislauf. Die bevorzugten Organe des Befalls sind daher
Leber und Lunge, doch können auch fast alle anderen Organe befallen werden. Im
weiteren Verlauf entwickeln sich die Finnen, blasenförmige Gebilde, wobei das
Larvenstadium von Echinococcus granulosus eine *unilokuläre* Cyste mit vielen
Tochterblasen als Inhalt darstellt, die als Echinococcus cysticus bezeichnet wird.
Das Larvenstadium des Echinococcus multilocularis wird Echinococcus alveolaris

---

* Unter Mitarbeit von Doz. Dr. K. Petersen. Lit. 44

genannt, hier bestehen *multi*lokuläre Cysten, wobei die Tochterblasen sich nach außen statt nach innen entwickeln und eine disseminierte Aussaat von zahlreichen Echinokokkencysten entsteht. Während der Echinococcus granulosus bzw. cysticus mehr im Norden Europas verbreitet ist und vorwiegend durch seine Verdrängungserscheinungen imponiert, infiltriert der Echinococcus multilocularis bzw. alveolaris die Umgebung geschwulstartig und ist mehr in Südeuropa verbreitet. Einer chirurgischen Behandlung ist fast nur der Echinococcus cysticus zugänglich; hier ist sorgfältig darauf zu achten, daß beim operativen Eingriff keine Perforation der Blase entsteht, die zur multiplen Aussaat der Tochterblasen führt. Probepunktionen auf Echinokokken verdächtiger Cysten sind daher unter allen Umständen zu unterlassen! Für die Diagnostik kann die sich oft gegen das Echinokokkeneiweiß entwickelnde Überempfindlichkeit ausgenützt werden; es wird eine Intracutanquaddel von Hydatidenflüssigkeit gesetzt (Intracutantest nach CASONI), die bei positivem Befund nach 24 Std eine starke Infiltration und Rötung der Umgebung zeigt. Der Test ist ebensowenig sicher wie die Komplementbindungsreaktion nach GHEDINI-WEINBERG oder die oft beobachtete Bluteosinophilie, die auch bei anderen Erkrankungen vorkommen, aber auch fehlen kann. Eine Bluteosinophilie von über 5% legt den Verdacht auf eine Parasitenerkrankung nahe.

b) Ascariden

Die Eier des ubiquitär vorkommenden Spulwurms (Ascaris lumbricoides) gelangen mit fäkal verunreinigter Nahrung in den Verdauungtrakt. Die aus ihnen freiwerdenden Larven bohren sich in die Darmwand ein und gelangen von dort über den Pfortader- und den großen Kreislauf in den kleinen Kreislauf, wo sie in den Lungencapillaren hängen bleiben. In der Lunge machen die Larven eine zweite Häutung durch, sie gelangen nach Durchbrechen der Capillarwand in die Alveolen, von dort mit dem Bronchialsekret in den Rachenraum und mit dem Schluckakt in den Magen-Darmkanal. Nur diese in der Lunge herangereiften Larven können der Magenverdauung widerstehen und sich im Darm zu geschlechtsreifen Tieren entwickeln, die über ein Jahr leben können. Die Lungenpassage führt zum Bild des sog. *eosinophilen Lungenfiltrats*, das meist symptomarm verläuft.

Von chirurgischer Bedeutung ist die Askaridiasis einmal, weil größere Mengen verknäuelter Spulwürmer zum mechanischen („Ascariden"-) Ileus führen können, gelegentlich auch zu einer Appendicitis. Viel häufiger ist bei Kindern die Pseudoappendicitis, die durch Erscheinungen der allgemeinen Ascaridiasis, Leibschmerzen, Übelkeit, Durchfälle und Fieber vorgetäuscht wird. Bei Kindern mit unklaren Abdominalbeschwerden ist daher vor einer chirurgischen Intervention der Stuhl auf Wurmeier zu untersuchen und bei positivem Befund zunächst eine Wurmkur durchzuführen. Ferner können Ascariden in die Gallen- und Pankreasgänge einwandern und einen Verschlußikterus oder eine akute Pankreatitis verursachen.

c) Oxyuren

Der etwa 1 cm lange Oxyuris (Enterobius) vermicularis ist der häufigste Parasit des Menschen, vor allem der Kinder. Auch Oxyuren können gelegentlich eine Appendicitis, vor allem aber entzündliche Dickdarmerkrankungen verursachen. Zum Nachweis von Oxyureneiern sind Stuhluntersuchungen ungeeignet, weil die Ablage der Eier durch die Oxyurenweibchen außerhalb des Anus erfolgt, der hierdurch bedingte starke Juckreiz belästigt die Kinder oft außerordentlich. Für die Diagnostik werden

Zellophanklebestreifen mit der Klebeseite auf den Anus gedrückt und mikroskopisch
untersucht.

2. Weitere parasitäre Erkrankungen

In wärmeren und vor allem tropischen Gegenden kommen zahlreiche andere Wurm-
krankheiten vor, die gelegentlich Gegenstand einer chirurgischen Therapie werden.

Hakenwürmer (Ancylostoma duodenale) können schwere intestinale Blutungen verursachen;
Filarien (Fadenwürmer) setzen sich vorwiegend in Lymphgefäßen fest und können zu Lymphstau-
ungen (Elephantiasis) führen; die zu den Saugwürmern gehörenden Schistosomen siedeln sich in den
Gefäßen des Urogenitaltraktes oder des Dünndarmes an (Urogenital- bzw. Darm-Bilharziose) und
verursachen schwere Entzündungen, Anaemie und als Spätfolge vor allem in der Blase nicht selten
maligne Entartungen.

Von Protozoenerkrankungen sind die Trichomonadeninfektionen der männlichen
Harnorgane zu nennen; sie können Prostatitis, Urethritis und sekundäre Strikturen
und Stenosen verursachen. *Lamblien* können zu hartnäckigen Erkrankungen der
ableitenden Gallenwege führen. Der mikroskopische und kulturelle Nachweis von
Protozoen setzt Erfahrung voraus.

Septische Chirurgie

Von großer praktischer Bedeutung ist die „septische Chirurgie"; man versteht
hierunter operative Eingriffe, die an einem bereits infizierten Gewebe stattfinden.
Oberster Grundsatz ist hier die *großzügige und breite* Eröffnung, Entleerung und
Drainage von Infektionsherden, entsprechend dem alten Grundsatz „ubi pus,
ibi evacua".

Ein operatives Eingreifen bei infektiösen Prozessen ist einmal indiziert, wenn sich
lokale Eiteransammlungen gebildet und bereits soweit abgegrenzt haben, daß bei
ihrer Eröffnung keine Verschleppung der Infektionserreger in die Nachbarschaft
mehr droht. Andererseits muß eingegriffen werden, wenn sich infektiöse Prozesse,
z.B. Phlegmonen oder Gasbrandinfektionen, so rasch ausbreiten, daß die körpereigenen Abwehrmechanismen zu einer Abgrenzung des Prozesses nicht mehr ausreichen. Beide einander entgegengesetzte Indikationsstellungen setzen meist eine
Beobachtung des Verlaufs der Infektion voraus, gleichzeitig aber auch große persönliche
Erfahrung, damit der Zeitpunkt zum Eingreifen weder zu früh noch zu spät gewählt
wird: Septische Operationen sind ein ganz besonders schwieriges und verant-
wortungsvolles Gebiet der Chirurgie!

Der häufigste Fehler bei der Behandlung septischer Prozesse ist die *ungenügende*
Incision. Ein Absceß muß so breit eröffnet werden, daß sich die Haut vor völliger
Entleerung und Ausgranulation der Absceßhöhle nicht wieder schließen kann; das
Panaritium, die häufigste chirurgische Infektion überhaupt, muß ausgiebig gespalten
und in der Regel auf der gegenüberliegenden Seite des Fingers gegenincidiert werden,
soll es nicht zu Komplikationen und zu langwierigem Krankheitsverlauf kommen.

Ausnahmen bestätigen diese Regel: Der Gesichtsfurunkel im Bereich von Wange,
Nase und Oberlippe ist wegen der Gefahr einer septischen Thrombosierung der Vena
angularis und des Sinus cavernosus *ausschließlich konservativ* mit hochdosierten

Antibioticagaben, Sprech- und Eßverbot, Bettruhe, flüssiger Ernährung und Röntgen-Entzündungsbestrahlung (s. S. 197) zu behandeln.

Nach septischen Eingriffen, z. B. der Amputation einer gangränösen Extremität, dürfen Haut und Weichteile nie primär wie bei einer aseptischen Operation verschlossen werden: Derartige Wunden werden bis zum Abklingen aller entzündlichen Erscheinungen und dem Entstehen gesunder Granulationen *offen* behandelt. Ist dies nicht möglich oder zweckmäßig, so müssen die Wundhöhlen bis in die letzten Taschen hinein mit Gummi- oder Kunststoffrohren *drainiert* werden, damit der Sekret- und Eiterabfluß nach außen ständig gewährleistet ist. Eine *Tamponade*, d. h. das feste allseitige Ausstopfen einer derartigen Wundhöhle mit Gazestreifen, ist im allgemeinen nur indiziert, wenn eine Sickerblutung anders nicht gestillt werden kann. Die

Die feste Tamponade einer Wundhöhle kann zur Eiteransammlung („Verhaltung") führen, sie sollte daher stets mit einer Drainage (Gummi- oder Kunststoffrohr) kombiniert werden, damit sich bildendes Sekret abfließen kann

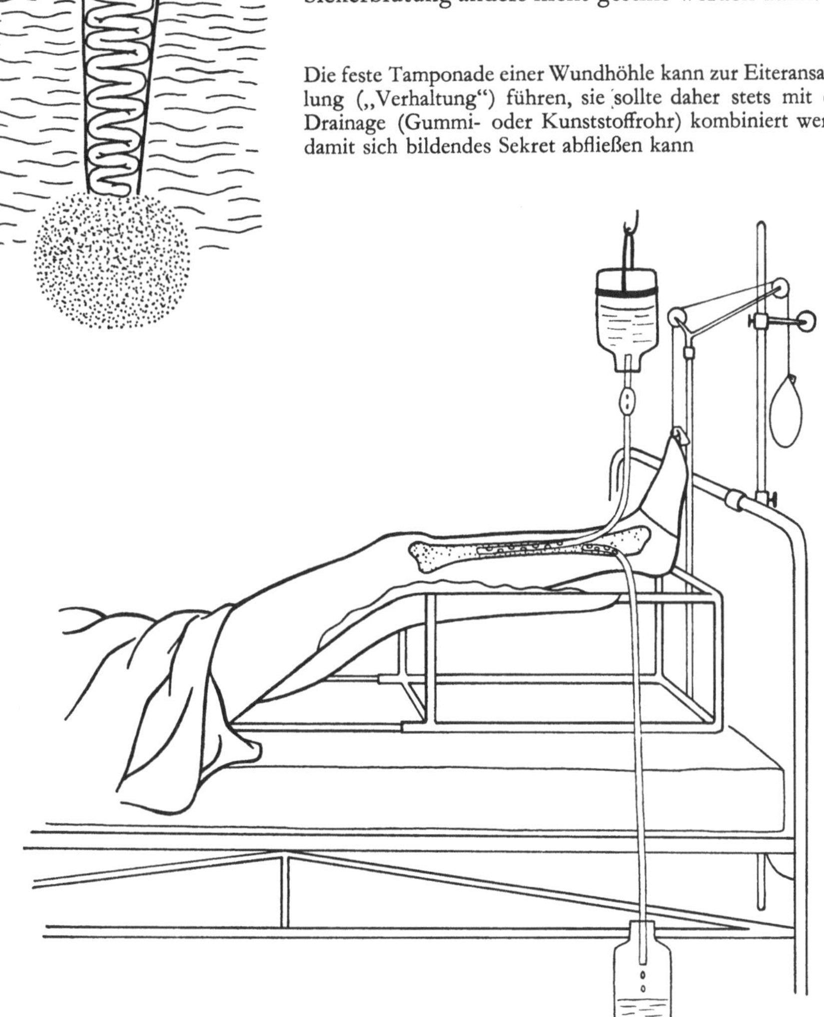

Saug-Spüldrainage bei Osteomyelitis: Aus einem hochhängenden Vorratsgefäß tropft antibiotische Lösung in das septische Gebiet und wird aus diesem mittels einer Redon- oder Heberdrainage fortlaufend abgesaugt

Tamponade von Absceßhöhlen führt leicht dazu, daß sich Sekret und Eiter unter der Tamponade im Wundgrund ansammeln, keinen Abfluß haben, von außen nicht bemerkt werden und nun zu weiteren septischen Komplikationen führen. Auf die Möglichkeit septischer Nachblutungen wurde schon hingewiesen (s. S. 137).

Große Rezidivneigung zeigt die *Osteomyelitis*, die hämatogen, direkt oder fortgeleitet entstehen kann. Besonders nach einer Infektion der Markhöhle von großen Röhrenknochen („Markphlegmone") demarkieren sich nekrotische Knochenfragmente, „Sequester". Durch periostale Knochenneubildung werden diese in Knochenhöhlen („Totenlade") eingeschlossen und können sich nicht spontan abstoßen. Es kommt zu hartnäckigen Fisteleiterungen; die Infektionserreger werden in dem schlecht durchbluteten Gewebe von einer parenteralen Chemotherapie nicht erreicht. Tomographie und Fistelfüllung helfen, das Vorhandensein und die Lage von Sequestern festzustellen. Nach operativer Ausräumung („Sequestrotomie") empfiehlt sich das Anlegen einer Saug-Spül-Drainage: In die infizierte Knochen(marks-)höhle

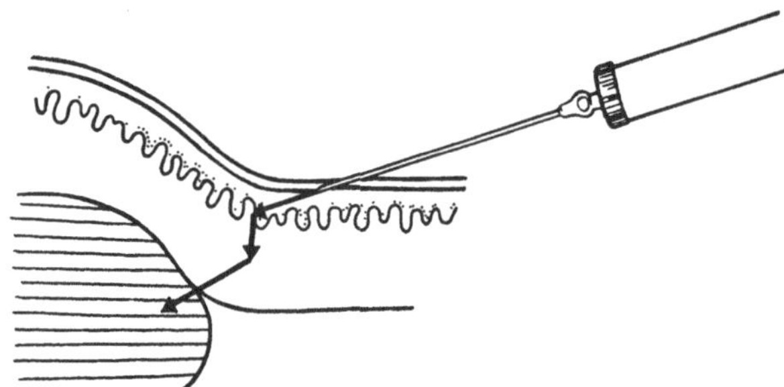

Bei der Punktion eines Abscesses sticht man schräg weit im Gesunden ein, außerdem wechselt man mehrmals die Richtung, so daß sich hernach die Gewebe kulissenartig wieder übereinanderschieben. Damit läßt sich ein Austreten von Eiter aus dem Stichkanal und das Entstehen einer persistierenden Fistel verhindern

wird mittels einer Dauertropfeinrichtung ständig antibioticahaltige Spülflüssigkeit instilliert, die durch eine zweite Saugdrainage kontinuierlich wieder abgeleitet wird. Auf diese Weise wird die ständige Spülung des infizierten Bezirks mit Antibioticalösung und damit in den meisten Fällen eine Ausheilung der Infektion erreicht.

Eine Ausnahme vom Grundsatz der breiten Eröffnung bilden auch die tuberkulösen Abscesse, deren Eiter meist steril ist. Wird ein Absceß lediglich punktiert, so ist darauf zu achten, daß nicht direkt über der Fluktuation in die Tiefe eingestochen wird, da sich sonst leicht eine persistierende Fistel ausbildet. Man geht mit der Nadel möglichst weit entfernt seitlich im gesunden Gewebe ein und sorgt durch entsprechende Nadelführung dafür, daß sich die Weichteile nach Entfernen der Nadel kulissenartig vor den Einstichkanal legen.

Nicht genug kann in der septischen Chirurgie vor einer Überschätzung der allgemeinen Antibioticabehandlung gewarnt werden, wie dies schon bei der Besprechung des Infektionshospitalismus auseinandergesetzt wurde. In erster Linie kommt immer die chirurgisch-operative Behandlung, erst in zweiter Linie und ergänzend die Chemotherapie. Von dieser Regel gibt es nur wenige Ausnahmen, wie den erwähnten Gesichtsfurunkel oder metastatisch-septische Prozesse, die sich nicht genau lokalisieren lassen und damit einer operativen Behandlung nicht zugänglich sind.

Chirurgische Geschwulstlehre[*]

1. „Gutartige" Tumoren

Geschwulst, Tumor, Neoplasma sind Synonyma für lokale Anschwellungen, denen
die übrigen Zeichen der *Entzündung* fehlen, die mit Zellvermehrung einhergehen und
die nicht als Reaktion auf anderweitige Veränderungen des Organismus (z.B. die
kompensatorische Hypertrophie der einen Niere bei Verlust der anderen), sondern
autonom wachsen. Während die gutartige Geschwulst langsam und nur verdrängend
wächst, gehört zum Wesen der bösartigen Geschwülste das infiltrierende Eindringen

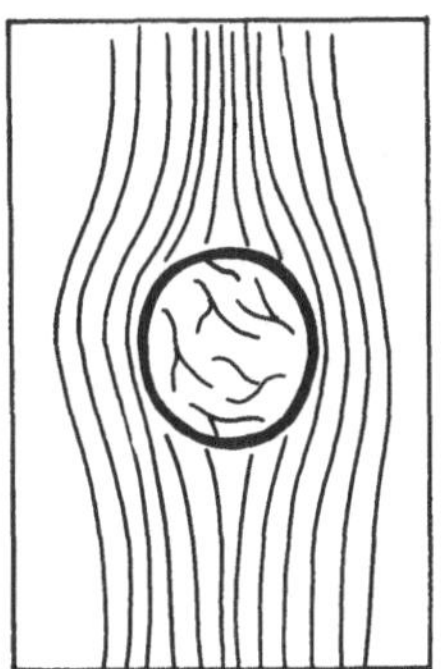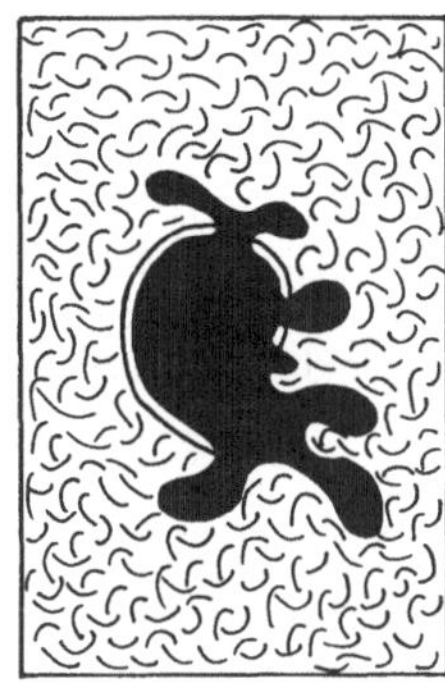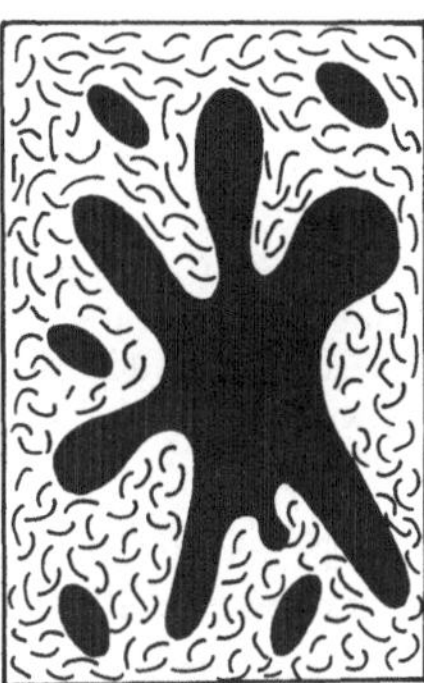

Links: Benigner Tumor, gut abgegrenzt, keine Metastasierung. Mitte: Semimaligner Tumor; lokal
destruktiv wachsend, keine Metastasierung. Rechts: Maligner Tumor; lokal destruktiv wachsend,
Metastasen

in die Nachbargewebe sowie die Bildung von Metastasen. Dabei ist mit „gutartig"
und „bösartig" das pathohistologische, nicht unbedingt aber das klinische Verhalten
charakterisiert: Bei Verdrängung lebenswichtiger Gebiete (z.B. des Hirns durch
Meningeome oder Kleinhirnbrückenwinkeltumoren; der Trachea durch eine Struma),
bei unphysiologischer Hormonausschüttung (Adenome der Nebenschilddrüse, der
Inselzellen des Pankreas, des Nebennierenmarks) oder durch sonstige Komplikationen
(z.B. benigne Dünndarmtumoren, die eine Blutung, aber auch einen Obstruktions-
ileus verursachen können) vermögen auch histologisch eindeutig „gutartige"
Tumoren den raschen Tod des Individuums herbeizuführen.

Der Wirtsorganismus umgibt die langsam wachsenden benignen Geschwülste mit
einer bindegewebigen Kapsel, weswegen sich derartige Tumoren chirurgisch leicht
„ausschälen" lassen. Palpatorisch ist ihre scharfe Abgrenzung gegen die Umgebung
meist eindeutig festzustellen, während maligne Tumoren oft eine entzündliche
Reaktion der umgebenden Gewebe zeigen.

[*] Unter Mitarbeit von Doz. Dr. L. Bianchi. Lit. 11, 40

Während für die Entstehung bösartiger Geschwülste zahlreiche Ursachen aufgedeckt sind, ist die Ätiologie gutartiger Tumoren noch unklar; lediglich für die
Warzen und das Larynxpapillom ist die Virusgenese bewiesen und für die Entstehung des Fibroadenoms der Mamma und des Uterusmyoms wird eine hormonale
Ursache in Form eines Hyperfollikulinismus angenommen.

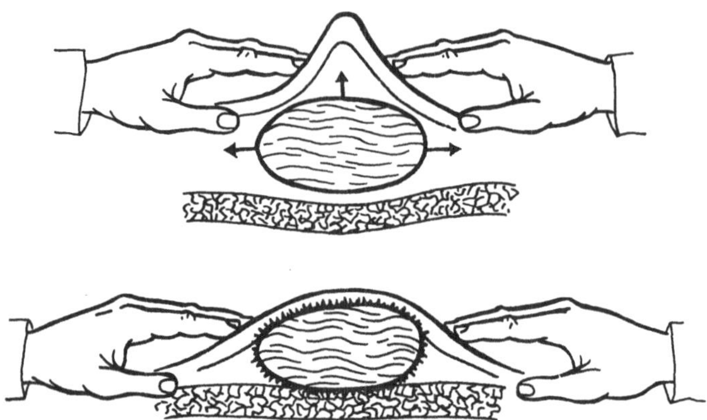

Gutartige Tumoren (oben) sind auf der Unterlage verschieblich, gut von der Umgebung abgegrenzt
und die Haut kann über ihnen verschoben werden. Bösartige Tumoren (unten) sind mit Haut und
Unterlage verbacken und in die Umgebung infiltriert und können schlecht vom umgebenden Gewebe
abgegrenzt werden

Gutartige Geschwülste sind histologisch reif und ausdifferenziert und zeigen einen
dem Muttergewebe ähnlichen Bau, was oft schon makroskopisch zu sehen ist. So
sind die vom Fettgewebe ausgehenden Geschwülste, die *Lipome*, auf der Schnittfläche fettig, gelblich und lappig gebaut, während die Schnittfläche eines *Myxoms*
gallertig oder schleimig und seine Konsistenz weich und zerfließend ist. Dagegen sind
die *Fibrome* durch ihre Härte charakterisiert und zeigen makroskopisch eine
geflechtartige Struktur; histologisch setzen sie sich aus Zügen kollagener Fasern mit
Fibrocyten zusammen. Eine knorpelig-glasige, bläuliche Schnittfläche weisen die
Chondrome auf, die vom Knorpelgewebe ausgehen; sie sitzen entweder als Ekchondrome den Epiphysen auf oder sie sind als Enchondrome in das Knochengewebe
eingeschlossen. Eine vom Knochengewebe (lamellär geschichtete Bälkchen) abgeleitete Histologie zeigen die *Osteome*. Muskelgeschwülste *(Myome)* gehen fast
immer von der glatten Muskulatur aus (Leiomyome) und setzen sich aus Zügen von
regelmäßig gebauten Muskelzellen mit mehr oder weniger reichlichen kollagenen
Fibrillen zusammen, während die seltenen Myome, die der quergestreiften Muskulatur
entstammen (Rhabdomyome), einen dieser entsprechenden Aufbau zeigen.
   Wucherungen von Gefäßgewebe bezeichnet man als *Angiome*; besteht der Tumor
aus Lymphgefäßen, die oft cystisch ausgeweitet sind, so spricht man von *Lymphangiom*.
Sind dagegen Blutgefäße der Mutterboden, so handelt es sich um ein *Hämangiom*;
sind ausgeweitete, miteinander kommunizierende blutgefüllte Räume vorhanden, so
spricht man vom *Kavernom* (das vor allem in der Leber auftritt).
   Den bisher genannten gutartigen Tumoren der Bindegewebsreihe stehen die vom
Epithel ausgehenden gegenüber: An der Epidermis spricht man von *Warzen*,
während größere Tumoren der Haut meist gestielte *Fibrome* oder Neurofibrome und

nur von Epidermis überkleidet sind. Ebenso imponieren die *Polypen* als gutartige epitheliale Tumoren, sind aber strenggenommen echte Bindegewebswucherungen, die das Epithel nur vor sich herschieben.

Fälschlich „Polypen" werden Epithelwucherungen der Blasenschleimhaut und anderer Schleimhäute, z.B. am Magen-Darm-Trakt und im Uterus, genannt, deren Epitheloberfläche stark gefaltet wirkt. Hier handelt es sich in Wirklichkeit um *Papillome*, die den Präcancerosen zuzurechnen sind und dort besprochen werden.

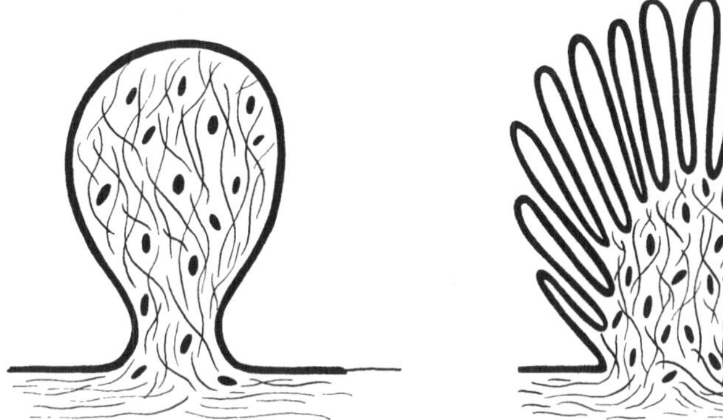

Links: Polyp. Sehr großer relativer Bindegewebsanteil gegenüber dem Epithelanteil. *Rechts:* Papillom. Relativ großer prozentualer Anteil des gefalteten Epithels, relativ wenig Bindegewebe

Umschriebene Wucherungen von Drüsengewebe, die *Adenome*, sind besonders an den endokrinen Organen von Bedeutung und werden dort gesondert besprochen. Kommt es innerhalb eines Adenoms zur Sekretion, so entstehen sogenannte *Cystadenome* (z.B. am Pankreas); wird die adenomatöse Wucherung von einer Bindegewebswucherung begleitet, so resultieren *Fibroadenome* (z.B. der Mamma). Alle diese benignen Tumoren sind einer operativen Behandlung meist gut zugänglich und zeigen, wenn es gelingt, das Gewebe radikal zu entfernen, keine Rezidivneigung.

2. Cysten

Eine morphologische Erscheinungsform, die quer durch alle Organe und Gewebe des Körpers, aber auch durch alle histopathologischen Veränderungen reicht und in der Chirurgie eine besondere Rolle spielt, sind die *Cysten*, flüssigkeits- oder sekretgefüllte Hohlräume im Körper. Sie können sich aufgrund einer *Entwicklungsstörung* bilden, wie etwa Cystennieren, bei cystischer Pankreasfibrose, dysontogenetische Cysten der Leber, der Milz oder des Bronchialsystems. Cysten können aber auch sekundär als Folgen anderer Erkrankungen entstehen, etwa Retentionscysten bei Verschluß des Ausführungsganges einer sezernierenden Drüse, wie der Parotis oder der Bartholinischen Drüse. Alle derartigen „echten" Cysten zeigen histologisch eine Epithelauskleidung. Pseudocysten ohne Epithelauskleidung sind eigentlich Zerfallshöhlen und entstehen nach degenerativen oder entzündlichen Erkrankungen des betreffenden Organs, z.B. bei einer Kolloidstruma oder als Folge einer traumatischen oder einer entzündlichen Affektion der Bauchspeicheldrüse (posttraumatische und postnekrotische Pankreascyste). Stets sind parasitäre Cysten (Echinokokken, s. S. 172) in die Differentialdiagnose einzubeziehen.

Die Versenkung von Epithel in die Tiefe des Gewebes führt zur Epithelcyste, die vor allem nach Stichverletzungen an der Volarseite der Finger vorkommt und eine erhebliche Größe erreichen kann. Dagegen liegen Dermoidcysten bzw. Atherome stets dorsal. Vermehrte Osteoclastentätigkeit kann im Knochen zur Cystenbildung führen („Osteoclastom", „brauner Tumor").

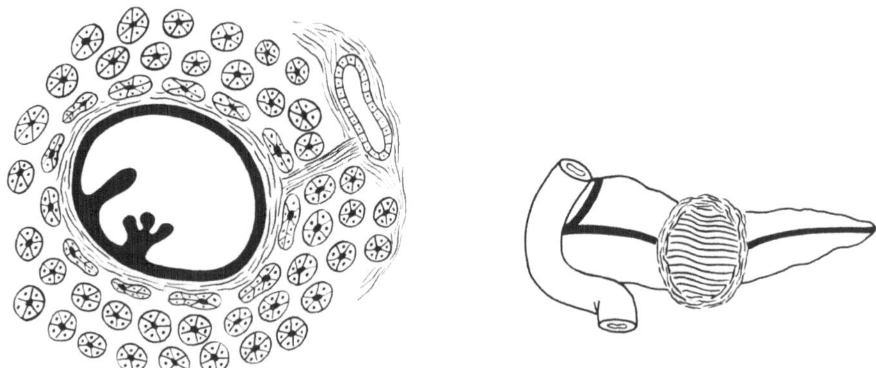

Links: Cystisches Adenom, z. B. des Pankreas; die Cyste besitzt eine einheitliche Epithelauskleidung.
Rechts: Pseudocyste, z. B. traumatische oder entzündliche Pseudocyste des Pankreas (vgl. auch Abb. S. 113!). Die Cyste ist durch einen unterschiedlich dicken Bindegewebswall begrenzt und enthält keine Epithelauskleidung

Vor allem aber ist bei jeder Cyste an die Möglichkeit einer malignen Entartung zu denken: Bösartige Tumoren nekrotisieren im Zentrum, durch Erweichung und Blutung kann auch hier eine „echte" Cystenbildung vorgetäuscht werden. Makro-

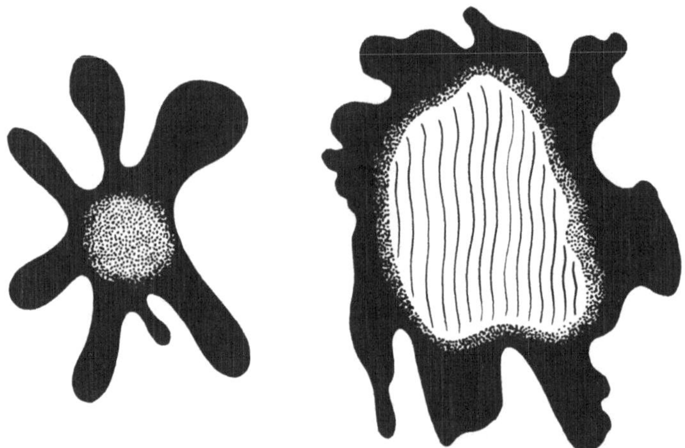

Regression in einem malignen Tumor (vgl. Abb. S. 177) infolge ungenügender Vascularisation des rasch wachsenden Gewebes (links). Bei Blutung oder Sekretion in die Tumorhöhle unter Umständen Bildung einer „Cyste", deren Wand aus Tumorgewebe besteht (rechts)

skopisch lassen sich derartige „maligne Degenerationscysten", vor allem in der Leber und in der Bauchspeicheldrüse, oft nicht von gutartigen, cystischen Blastomen („Cystadenomen") unterscheiden.

Die ideale Therapie einer jeden Cyste ist die radikale chirurgische Exstirpation. Ist diese nicht möglich, z. B. wegen der unmittelbaren Nachbarschaft lebenswichtiger Organe, so ist die Drainage einer Cyste, d. h. die Ableitung ihres flüssigen Inhalts nach außen meist keine ideale Methode: Das Versiegen der Sekretion nach Veröden des Cystenlumens dauert oft sehr lange, oder es bleibt ganz aus, wenn eine Verbindung des Cystensackes zu sekretionsfähigem Parenchym besteht. Ist die Cystenflüssigkeit fermentbeladen, wie z. B. bei Pankreascysten, so kommt es rasch zur Mazeration der Haut, aber auch zum Marasmus wegen des großen Säfte- und Eiweißverlustes. Bei Pankreas- und Choledochuscysten ist daher, wo immer möglich, eine „innere Drainage" anzustreben, d. h. die Anastomose der Cyste mit einem Organ des Gastrointestinaltraktes, durch das die Cystenflüssigkeit ohne derartige Komplikationen abgeleitet wird. Heute wird die Anastomose derartiger abdominaler Cysten mit dem oberen Jejunum („Cystojejunostomie") bevorzugt. Dabei muß darauf geachtet werden, daß die Drainage am tiefsten Punkt erfolgt, so daß die Cystenflüssigkeit durch die Schwerkraft abgeleitet wird und nicht eine Stagnation des Cysteninhaltes entstehen kann.

3. Bösartige Tumoren*

Mehr als ein Fünftel aller Menschen stirbt heute an Krebs, an der einzigen Erkrankung, die unbehandelt in jedem Fall zum Tode führt. Die histo-pathologische Einteilung der gut- und bösartigen Tumoren stellt, so bedeutsam sie auch ist, doch nur einen Teil des Gesamtaspektes der Krebskrankheit dar: Der Pathologe setzt erst den Schlußstein einer Diagnose, die mit Anamnese und Untersuchung sowie den Methoden der klinischen Diagnostik als Verdachtsdiagnose meist schon gegeben war.

a) Allgemeines zur Krebsentstehung

Bösartige Geschwülste bestehen aus Zellen, die von Normalzellen abstammen, beim Übergang in die Krebszellen jedoch eine grundlegende Änderung erfahren. Jede Krebskrankheit verläuft in mindestens zwei Phasen: Zunächst spielen sich Vorgänge auf cellulärer Ebene ab, indem normale Zellen zu Krebszellen umgewandelt und entdifferenziert werden, z. B. unter der Einwirkung „cancerogener" Substanzen (Teerprodukte, Methylcholanthren, Nitrosamine u. v. a.). In der zweiten Phase dominieren Teilungs- und Wachstumsvorgänge, die Krebszellen vermehren sich zur klinisch faßbaren Geschwulst. Während die Cancerisierung der Zellen den Regulationen des Körpers nicht unterworfen ist, kann das Wachstum der Geschwulst durch körpereigene (z. B. hormonelle) Faktoren hemmend oder fördernd beeinflußt werden.

Im Gegensatz zum gutartigen Tumor sind die Zellen der bösartigen Geschwulst nicht gegen die Umgebung abgegrenzt, sondern sie dringen in die Spalten des umgebenden Gewebes ein und infiltrieren und zerstören dessen Strukturen. Nachbarorgane werden mit ergriffen (z. B. das Quercolon durch ein Magencarcinom, die Trachea durch ein Oesophaguscarcinom). Infolge des raschen Wachstums sind bösartige Geschwülste oft nicht ausreichend vascularisiert, es kommt zu Ernährungsstörungen und zur zentralen Nekrose des Tumorgewebes. Im ganzen ist die Wachstumsenergie eines Tumors um so größer, je entdifferenzierter die Zellen sind, je

---

* Lit. 6

weiter sie sich also von der Morphologie und Funktion ihres Mutterbodens entfernt haben. Die Geschwulst kann zeitweise lokalisiert bleiben, sie kann aber auch metastasieren und damit die Krankheit im Organismus generalisieren.

Ätiologisch sind drei mögliche Faktoren zu nennen:

1. die exo- und endogenen carcinogenen Noxen,

2. Faktoren, welche die Carcinogenese fördern oder beschleunigen („Syncarcinogenese") und

3. eine genetische Disposition zur Krebsentstehung.

Die *exogene* Carcinogenese ist beim Menschen am deutlichsten bei den sogenannten Berufskrebsen: Der ständige Kontakt mit carcinogenen Kohlenwasserstoffen (Schornsteinfeger, Teer- und Asphaltarbeiter), die langfristige Einwirkung von Röntgen- oder Radiumstrahlen (Lungenkrebs der Uranbergarbeiter, Röntgenkrebs) oder die Aufnahme von cancerogenen Stoffen in den Körper mit Anreicherung im Urin (Blasenkrebs der Anilinarbeiter) verursachen entsprechend lokalisierte Krebse. Für die *endogene* Carcinogenese ist bemerkenswert, daß viele körpereigene Stoffe, z.B. die Steroide, eine ähnliche chemische Struktur aufweisen wie bekannte Carcinogene, z.B. das Methylcholanthren. Die Wirkung carcinogener Substanzen kann im Körper durch wachstums- und proliferationsfördernde Hormone verstärkt werden. Proliferationshemmende Hormone (wie Cortison) hemmen auch das Carcinomwachstum.

Der eigentliche Wirkungsmechanismus der carcinogenen Noxen liegt nach heutiger Anschauung in einer Veränderung der Purin- und Pyrimidinbasen der RNS und DNS und ihrer Sequenzen, was eine Veränderung auch der weitergegebenen Informationen und damit der Proteinsynthese in der Zelle zur Folge hat („Mutationstheorie"). Da auch die energiereichen Strahlen u. a. an den Nucleinsäuren angreifen, ist bei den biologischen Strahlenwirkungen ein ähnlicher Mechanismus anzunehmen. Die Virusgenese maligner Geschwülste ist im Tierexperiment reproduzierbar, beim Menschen bis jetzt aber nicht bewiesen. Auch sie ist als eine Strukturänderung der Nucleinsäuren denkbar, indem die Virus-DNS oder -RNS die Stelle der normalen Nucleinsäuren der Zelle einnehmen und damit die Informationen des Zellstoffwechsels ändern.

Dagegen ist die genetische Disposition zur Krebsentstehung beim Menschen noch umstritten. Durch statistische Untersuchungen, vor allem an Zwillingen, waren Erbfaktoren für eine Krebsentstehung bisher nicht zu sichern, obwohl es zweifellos „Krebsfamilien" gibt. Im Tierexperiment dagegen kann durch Inzucht reinerbiger Stämme bei 100% der Tiere Spontankrebs erzeugt werden.

b) Einteilung der malignen Tumoren

Als *Carcinome* bezeichnet man alle malignen Tumoren, die von epithelialen Organen und Geweben einschließlich ihrer drüsigen Anhangsgebilde, entwicklungsgeschichtlich also vom Ekto- oder Endoderm, ausgehen.

Für die Chirurgie ist praktisch wichtig die Trennung der von Haut und Schleimhäuten ausgehenden (verhornenden und nicht verhornenden) *Plattenepithelcarcinome* von den aus drüsenhaltigen Organen und Schleimhäuten entstehenden *Adenocarcinomen*; weisen letztere eine starke Schleimproduktion auf, so spricht man von *Gallertcarcinomen*. Diesen relativ gutdifferenzierten Carcinomen, bei denen man histologisch das Muttergewebe noch gut erkennt, stehen die „soliden", entdifferenzierten gegenüber, bei denen allein aus dem histologischen Bild das Muttergewebe nicht mehr erkannt werden kann. Zu unterscheiden sind hier das *Carcinoma solidum* simplex, scirrhosum, medullare und dissolutum.

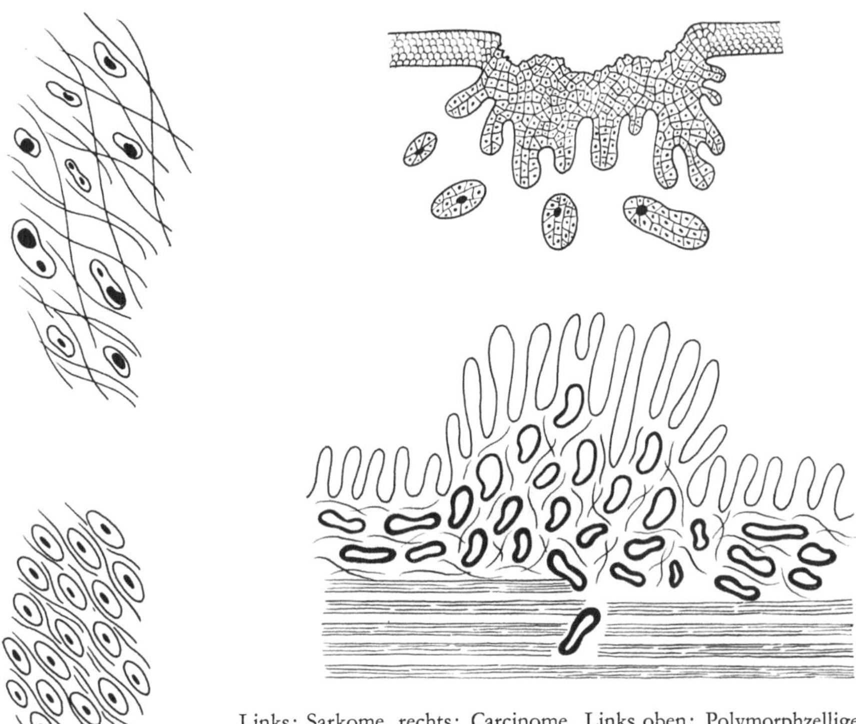

Links: Sarkome, rechts: Carcinome. Links oben: Polymorphzelliges Sarkom, links unten: Spindelzellsarkom. Rechts oben: Pflasterzell-carcinom der Haut mit Ulcuskrater; rechts unten: Adenocarcinom des Dickdarms, aus einem Papillom entstanden. Während die Carcinome (rechts) meist in geordneten Zellverbänden liegen, bilden die Sarkome (links) keine Zellverbände, sondern liegen entweder locker (links oben) oder dicht (links unten) regellos nebeneinandergereiht

Vom Mesoderm gehen die häufigsten malignen Tumoren der Niere, die Hypernephrome, und des Hodens, die Seminome aus, die sich durch besondere Bösartigkeit auszeichnen.

Unter *Sarkomen* versteht man bösartige Geschwülste, die von den Binde- und Stützgeweben, entwicklungsgeschichtlich also vom Mesenchym, ausgehen. Sie werden entweder nach ihrem Ausgangsort bezeichnet, Osteo-, Chondro-, Lympho-Fibrosarkom usw. Ist dieser nicht mehr feststellbar, so gibt die vorherrschende Zellform dem Sarkom den Namen, Spindelzell-, Riesenzell-, polymorphzelliges Sarkom. Besonders bösartig sind die Melanosarkome oder malignen Melanome wie auch die Synovialome.

Es gibt keine Übergänge zwischen Carcinomen und Sarkomen, wohl aber Mischgeschwülste, die sich aus verschiedenen Anteilen zusammensetzen, die sogenannten Kollisionstumoren oder Carcinosarkome. Ein Sondergebiet stellen die Tumoren des zentralen und peripheren Nervensystems dar, das im Rahmen des vorliegenden Buches nicht besprochen werden kann.

Die im Körperinneren liegenden Muttergewebe der *Sarkome*, die Stütz- und Bindegewebe, machen rund $^4/_5$, die den Reizen der Außenwelt ausgesetzten Muttergewebe der *Carcinome*, die Epithelien, nur rund $^1/_5$ der Körpermasse aus. Der Anteil der Carcinome an den malignen Tumoren beträgt aber mehr als 90%, der der Sarkome weniger als 10%. Während die Häufigkeit der Carcinome mit dem Lebensalter steil ansteigt, verteilen sich die Sarkome fast gleichmäßig auf alle Lebensalter. Sarkome sind, vor allem bei Kindern, nicht selten dysontogenetischen Ursprungs. Alle diese Tatsachen unterstreichen die Bedeutung *exogener Krebsnoxen*.

c) Metastasierung

Abgelöste Tumorzellen gelangen in die Saft- und Lymphspalten und werden im Lymphstrom weiterbefördert (s. S. 91). Ihre Invasion in die regionalen Lymphknoten führt zu einer Schwellung derselben, die aber auch durch eine unspezifische Aktivierung oder durch Granulombildung verursacht sein kann und keineswegs *immer* einer regionären Metastasierung entsprechen muß. Nur die Probeexcision und histologische Untersuchung kann dies klären. Wachsen die Tumorzellen auch im

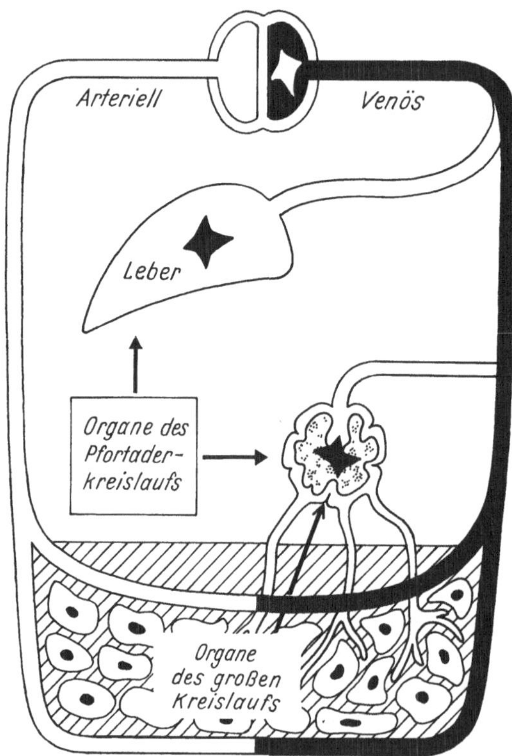

Metastasierung: Tumorzellen werden aus den Organen des großen Kreislaufs entweder zuerst in die regionären Lymphknoten und dann in das venöse System und in die Lunge, oder auf dem Blutweg sofort in die Lunge verschleppt. Bei den Organen des Abdominalbereiches bzw. des portalen Kreislaufs dagegen ist die Leber die erste Filterstation, so daß es hier in der Regel zuerst zur Leber- und erst sekundär zur Lungenmetastasierung kommt. Vgl. auch Abb. S. 91

Lymphknoten infiltrativ, so ist die nächste Station der Metastasierung die venöse Blutbahn, die aber auch *direkt* vom Tumor aus schon erreicht werden kann. Dabei gilt die Regel, daß die Metastasierung stets zuerst in den nachgeschalteten Organfiltern erfolgt, bei Tumoren im venösen Quellgebiet des großen Kreislaufs (z.B. Mammacarcinom) in der Lunge, bei gastro-intestinalen Tumoren in der Leber. Carcinome metastasieren in erster Linie lymphogen, Sarkome hämatogen; bei letzteren fahndet man daher stets nach Lungenmetastasen, ehe man operiert.

Bei direkter Übertragung von Krebszellen und Angehen derselben in der Nachbarschaft spricht man von „Abklatsch"- oder „Impf"-metastasen, sie kommen vor allem in serösen Höhlen vor.

Untersuchungen haben gezeigt, daß von vielen Tumoren fortlaufend Tumorzellen in enormer Menge ins strömende Blut abgegeben werden. Während man in den unmittelbar abführenden Venen (bei Tumoren des Gastrointestinaltraktes z.B. in der Vena portae) Tumorzellen in großer Menge findet, vermißt man sie oft im Blut nach der Leber- bzw. Lungenpassage; sie bleiben im Filter dieser Organe hängen und man kann bei entsprechend lokalisierten Primärtumoren hier sehr oft im Abbau begriffene Tumorzellen nachweisen. In gleicher Weise finden sich während Krebsoperationen zahlreiche Tumorzellen in den Operationswunden. Daß trotzdem lokale Rezidive nicht allzu häufig sind, läßt sich dadurch erklären, daß die meisten Tumorzellen infolge der körpereigenen Abwehrmechanismen zugrunde gehen bzw. nur unter sehr günstigen lokalen Bedingungen überhaupt anwachsen.

Neben der lymphogenen und hämatogenen Metastasierung kann es auch zur Fernmetastasierung durch Krebszellenverbreitung in den serösen Höhlen des Körpers kommen. So erklärt sich die Metastasierung eines Magen-Carcinoms im Ovar (Krukenberg-Tumor) und verschiedener abdominaler Tumoren im kleinen Becken (Douglas-Metastasen), vor allem aber die multiple Aussaat unzähliger Krebsmetastasen im Brust- und Bauchraum, die Pleura- bzw. Peritoneal-Carcinose. Wegen der Möglichkeit einer massiven intraoperativen Verstreuung von Krebszellen in die Blutbahn, z. B. Einschwemmung von Zellverbänden eines Hypernephroms in die Cava inferior, wird heute vielfach eine hohe Dosis eines Cytostaticums intravenös während der Operation verabreicht. Bei der Exstirpation carcinomatöser Organe sollten *vorher* die Blutgefäße unterbunden werden.

Klinisch diagnostische Bedeutung hat weiter der Nachweis von Tumorzellen in Sekreten; so werden z.B. von Uteruscarcinomen ständig Tumorzellen ins Vaginalsekret abgegeben und können durch Färbemethoden (PAPANICOLAOU) hier nachgewiesen werden. Dasselbe trifft für viele andere Carcinome zu, die mit äußeren Körperöffnungen in Verbindung stehen, z.B. das Magen- oder das Bronchus-Carcinom. Die große Zahl der ausgeschwemmten Tumorzellen steht in krassem Gegensatz zu der Seltenheit von Metastasen in den Schleimhäuten, mit denen die Tumorzellen während des Sekretabflusses in Berührung kommen.

Reicht die Abwehrkraft des Organismus oder der betroffenen Organe nicht mehr aus, so kommt es zur Ansiedlung von Tumorzellen, zum Wachstum am Ort dieser Ferninvasion und damit zur Metastasenbildung. Nicht allzu selten treten Metastasen als erstes klinisches Symptom eines malignen Tumors in Erscheinung, etwa in Form der Spontanfraktur eines Knochens. Oft kann hier auch eine sorgfältige Diagnostik den Primärtumor nicht aufdecken und auch die histologische Untersuchung der Metastase läßt, vor allem bei entdifferenzierten Tumoren, ihre Herkunft nicht immer feststellen.

Nicht geklärt ist, weshalb bestimmte Tumoren eine Affinität zur Metastasierung in bestimmten Organen aufweisen, etwa die bevorzugte Metastasierung von Mamma-, Prostata- und Schilddrüsencarcinomen sowie von Hypernephromen im Knochen. Ebenso ist unklar, warum oft sehr große lokale Tumoren nicht, winzig kleine Tumoren dagegen massiv metastasieren; man hat sogar vom umgekehrt proportionalen Verhalten zwischen der Größe des Primärtumors und der Metastasierung gesprochen. Auch das Auftreten von sogenannten solitären Spätmetastasen, d.h. von unilokulären Fernmetastasen z.B. in der Lunge viele Jahre, zuweilen Jahrzehnte nach der Entfernung eines Primärtumors, ist schwer erklärbar.

d) Semimaligne Tumoren, Geschwülste fraglicher Dignität, Präcancerosen

Ein schwieriges und gerade für die Chirurgie bedeutsames Problem sind die sogenannten *semimalignen Tumoren*, Geschwülste, die lokal destruktiv und invasiv wachsen, aber *nicht* metastasieren. Dagegen zeigen sie nach chirurgischer Exstirpation eine hochgradige Rezidivneigung. In diese Gruppe gehören als chirurgisch wichtige Tumoren das Basaliom der Epidermis, meist im Gesicht lokalisiert, der sogenannte Parotis-Mischtumor, das Cylindrom und das Bronchusadenom in den Luftwegen, das Carcinoid der Appendix (die Carcinoide des Dünndarms sind maligne Tumoren!) und, besonders wichtig, weil es oft mit den gutartigen Fibromen verwechselt wird, das Desmoid. Die chirurgische Excision muß hier weit im Gesunden und mit histologischer Randkontrolle erfolgen.

Im Gegensatz zu den semimalignen Tumoren, die sich histologisch eindeutig klassifizieren lassen, gibt es *Tumoren mit histologisch nicht exakt bestimmbarer Dignität*, z.B. das Chondrom des Beckens und anderer größerer Knochen, das Osteoclastom u.a. Sie erscheinen im histologischen Bild eindeutig als gutartig, sind im klinischen Verlauf aber sehr oft maligne. Demgegenüber wachsen andere Geschwülste, wie die histologisch gutartigen Hämangiome, rein infiltrativ und ohne Destruktion, wirken aber aufgrund ihrer Lokalisation und Verdrängung klinisch als bösartig. Alle genannten Tumoren sind dadurch ausgezeichnet, daß ihre chirurgische Exstirpation schwierig und außerordentlich eingreifend ist, und daß der Entschluß zu einem radikalen Vorgehen durch die Unsicherheit der histologischen Diagnostik erschwert wird.

Wieder eine andere Gruppe von Tumoren ist lokal gutartig, metastasiert aber (z.B. das metastasierende Schilddrüsenadenom).

Schließlich spricht man von *Präcancerosen* bei Veränderungen, aus denen sich erfahrungsgemäß nach längerem Bestehen maligne Tumoren entwickeln können. Hier sind die bereits genannten Papillome einzureihen, ferner Leukoplakien, die Adenosis Schimmelbusch der Mamma und, mit Einschränkungen, chronische Ulcera von Haut und Schleimhäuten (vor allem des Magens) und der Lupus. In allen diesen Fällen ist die histologische Klärung besonders wichtig, damit der Zeitpunkt der radikalen Operation nicht versäumt wird. Die oft fälschlich als Polypen bezeichneten Papillome müssen tiefgreifend exstirpiert werden, da die maligne Entartung häufig am Stiel beginnt (Abb. S. 179).

e) Zur Klinik und Diagnostik der malignen Geschwülste

Es gibt keine klinischen Krankheitssymptome, die allen Krebsformen gemeinsam wären. Der Tumor, die sicht- und tastbare Schwellung ohne Entzündungszeichen, ist im Körperinneren meist erst bei ansehnlicher Größe und sehr oft nur durch seine Folgeerscheinungen (Krebskachexie, Anämie, Kompression benachbarter oder lebenswichtiger Gebilde (Nerven, Choledochus), Blutung, Stenoseerscheinungen, Fieber durch Tumorzerfall u. a.) faßbar. Außerdem gibt es Krebsformen, die zur Organ*verkleinerung* führen („Krebsnabel" an der Brustdrüse, stenosierender Scirrhus am Gastrointestinaltrakt). Schmerzen sind fast immer Zeichen eines bereits fortgeschrittenen Geschwulstwachstums, und fast alle klinisch faßbaren Krebssymptome sind bereits Zeichen eingetretener Komplikationen. Dabei liegt die einzige Möglich-

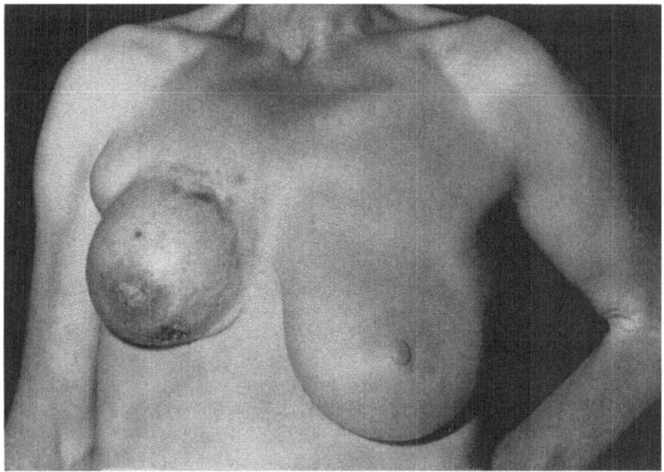

Ein bösartiger „Tumor" kann zur *Verkleinerung* des betroffenen Organs und seiner Umgebung führen! Fortgeschrittenes Mamma-Carcinom rechts

keit, die Prognose gerade der besonders ungünstigen Tumorformen (Magen-, Bronchuscarcinom) zu verbessern, in der frühzeitigeren Erfassung und Behandlung der Carcinomträger und damit vorwiegend auf den Schultern der praktischen Ärzte. Jeder Patient sollte beim geringsten Verdacht (Blutung aus dem Rectum, anhaltende chronische Bronchitis, unklare Oberbauchbeschwerden mit Gewichtsabnahme) unverzüglich einer subtilen Diagnostik unterzogen werden. Dabei haben neben der Röntgenuntersuchung vor allem die endoskopischen Verfahren (Rectoskopie, Bronchoskopie, Oesophago- und Gastroskopie) Bedeutung. Für Probeexcisionen und -biopsien ist zu berücksichtigen, daß immer gesundes und krankes Gewebe zusammen entfernt werden sollte, weil nur die Synopsis beider eine sichere Beurteilung erlaubt. *Jedes* Operationspräparat muß histologisch untersucht werden, mag der makroskopische Befund auch noch so eindeutig erscheinen! Auch die sachgerechte Fixierung von Einsendematerial und das Beifügen klinischer Angaben für den Pathologen sind ein wesentlicher Teil der ärztlichen Aufgabe — Kleinigkeiten können hier über das Schicksal des Patienten entscheiden.

Eine Hauptschwierigkeit der Diagnostik liegt darin, daß fast alle bösartigen Erkrankungen klinisch ein uncharakteristisches Frühstadium aufweisen, das zu *jeder* Krankheit passen kann und wegen Fehlens von Schmerzen und anderen schwerwiegenden Symptomen den Patienten nur in den seltensten Fällen zum Arzt führt. Weiterhin haben viele Patienten mit Organkrebsen ähnliche Symptome schon seit vielen Jahren, z.B. eine Raucherbronchitis, Hämorrhoiden oder Ulcusbeschwerden; sie sind an diese Beschwerden gewöhnt und erst hinzutretende Komplikationen machen deutlich, daß sich der Krebs auf die schon länger bestehende chronische Erkrankung aufgepfropft hat. Auch die Überfüllung der ärztlichen Sprechstunden und die Nachteile des Krankenkassensystems, das für Präventivuntersuchungen nur wenig Möglichkeiten bietet, tragen dazu bei, daß viele Krebsfälle erst viel zu spät erkannt werden.

Die Zeitspanne vom Auftreten der ersten Symptome bis zum Beginn einer gezielten Behandlung wird als Verschleppungszeit bezeichnet. Bedauerlicherweise ist sie oft nicht vom Verhalten des Kranken, sondern des behandelnden Arztes bestimmt, etwa wenn ein Rectumcarcinom (das auch bei jugendlichen Erwachsenen vorkommt!) wegen versäumter rectaler Untersuchung und Rectoskopie lange Zeit unter der Diagnose Hämorrhoiden, ein Bronchuscarcinom als chronische Bronchitis behandelt wird.

f) Stadieneinteilung der malignen Geschwülste

Für Therapie wie Prognose ist das Stadium bedeutsam, in dem der betreffende Tumor sich befindet. Man sollte sich hier am besten an die international verwendete „TNM"-Einteilung halten:

Der Primärtumor wird als T und seine Stadien mit 1—4 bezeichnet:

T 1 = kleiner Primärtumor, der streng auf das Ursprungsorgan begrenzt ist,

T 2 = relativ großer Primärtumor, der seinen Ursprungsort, nicht aber das Mutterorgan uberschritten hat,

T 3 = der Primärtumor hat die Grenzen des Ursprungsorgans überschritten und ist mit der Umgebung verwachsen,

T 4 = es besteht eine breite Infiltration der umgebenden Organe.

Das Verhalten der Lymphknoten („Noduli") wird mit N a bis N c bezeichnet:

N a = es sind keine regionären Lymphknoten palpabel,

N b = es sind bewegliche regionäre Lymphknoten palpabel,

N c = die regionären Lymphknoten sind mit der Umgebung verbacken.

Fernmetastasen werden mit M angegeben. Status des Primärtumors, Lymphknotenverhalten und Fernmetastasen ergeben zusammen die Tumorformel, aufgrund derer die Stadieneinteilung erfolgt:

Stadium I	T 1 N a	Stadium III	T 1 N c	Stadium IV	T 1 bis T 4 M
	T 2 N a		T 2 N c		T 4 N a
Stadium II	T 1 N b		T 3 N a		T 4 N b
	T 2 N b		T 3 N b		T 4 N c
			T 3 N c		

g) Therapie

Da jeder maligne Tumor unbehandelt zum sicheren Tod des Individuums führt, gibt einzig die radikale Ausrottung eine Chance der Heilung oder wenigstens für eine längere Überlebenszeit. Ein wichtiges Problem, das im Einzelfall stets eine schwere Entscheidung fordert, ist die Radikalität eines chirurgischen Eingriffs. An sich ist die radikale Entfernung eines krebsig erkrankten Organs immer anzustreben, doch ist die Totalentfernung mancher Organe unmöglich (z.B. der Leber) oder mit so schweren Funktionsausfällen erkauft (z.B. totale Pankreatektomie, totale Gastrektomie oder Colektomie, Hemipelvektomie), daß sie nur unter strengster Indikation erlaubt ist. Im ganzen ist man nach anfänglichem Enthusiasmus von „superradikalen" Eingriffen immer wieder abgekommen, so etwa von der routinemäßigen Ausräumung der supra- und infraclavicularen und der thorakalen Lymphdrüsengebiete bei der Mamma-Radikaloperation. Die Operationsletalität steigt steil an, ohne daß die Heilungschancen der überlebenden Patienten eindeutig besser wären. Auch für die Behandlung aller Krebsformen gilt der Leitsatz, daß keine diagnostische oder therapeutische Maßnahme gefährlicher sein darf als die Grundkrankheit. Sehr große und verstümmelnde Eingriffe, wie die Hemipelvektomie (Entfernung einer unteren Extremität und des halben Beckens) oder die Hemicorporektomie (Entfernung der ganzen unteren Körperhälfte) sind nicht nur von der Einwilligung des Patienten, sondern vor allem davon abhängig zu machen, ob die volle Mitarbeit des Kranken für die postoperative Rehabilitation gewährleistet ist.

In vielen Fällen, wo ein maligner Tumor wegen seiner Ausdehnung, Lage oder Metastasierung inoperabel ist, müssen sogenannte „palliative" Operationen durchgeführt werden, etwa um die intestinale Passage wiederherzustellen (Ileotransversostomie bei inoperablem Ascendenstumor; Choledochojejunostomie bei inoperablem Gallengangs- oder Pankreaskopfcarcinom, Anlage eines Anus praeternaturalis bei inoperablem Rectum- oder Sigmacarcinom). Die Witzelfistel (Ernährungsfistel am Magen bei inoperablem Oesophagus-, Kardia- oder Magencarcinom) kann heute dadurch ersetzt werden, daß durch einen Kunststofftubus der Tumor tunneliert wird und damit die Nahrungsaufnahme wieder auf natürlichem Wege möglich ist. Neben der operativen Behandlung tritt in vielen Fällen als gleichberechtigte Methode die Strahlenbehandlung. Ob im Einzelfall eine chirurgische oder eine radiologische Behandlung vorzuziehen oder ob beide zu kombinieren sind, hängt von verschiedenen Kriterien ab:

1. Von der Erreichbarkeit des betreffenden Organs bzw. des Tumors. So sind z. B. die Schwierigkeiten für die operative Behandlung von Carcinomen in der oberen Hälfte der Speiseröhre noch nicht befriedigend gelöst, so daß hier die Strahlenbehandlung vorgezogen wird.

2. Von der Lokalisation des Tumors im Körper und damit von den Metastasierungswegen und der Metastasierungsgeschwindigkeit, aber auch vom Mitbefall lebenswichtiger Nachbarorgane; derartige Faktoren trüben z. B. die Prognose des Magen- wie des Bronchuscarcinoms.

3. Von der Strahlenempfindlichkeit des Tumors. Allgemein weisen Plattenepithelcarcinome und Sarkome eine bessere Strahlenempfindlichkeit auf als drüsige Carcinome. Die Strahlenempfindlichkeit ist um so größer, je entdifferenzierter und damit mitosenreicher ein Tumor ist (s. S. 195).

4. Vom Stadium, in dem der Tumor sich befindet (vgl. S. 188).

In vielen Fällen wird eine Strahlenbehandlung erst oder nur dann eingeleitet, wenn der Tumor chirurgisch inoperabel ist; eine schlechte Prognose kann dann nicht der Strahlenbehandlung als solcher zur Last gelegt werden. Günstige Ergebnisse weisen vor allem diejenigen Tumorformen auf, bei denen sich operative und Strahlenbehandlung kombinieren lassen, etwa bei den Genitaltumoren der Frau oder beim Mammacarcinom. Das Ziel der *postoperativen „Nach"bestrahlung* ist die Verminderung und Schädigung der noch im Gewebe verbliebenen Krebszellen; ihre Notwendigkeit wird heute allgemein bejaht. Dagegen ist der Wert der *präoperativen „Vor"bestrahlung* nach wie vor umstritten, jedenfalls was hochdosierte Vorbestrahlungen anbetrifft, schon weil die Bestrahlung erst nach histologischer Sicherung des Befundes erlaubt erscheint, diese aber erst durch die Operation erfolgt. Bei primär inoperablen Mammacarcinomen kann durch eine Vorbestrahlung zuweilen eine Verkleinerung des Tumors und damit Operabilität erreicht werden.

Propagiert wird heute eine Vorbestrahlung mit einer mittleren Dosis (1000—2000 R) an einem oder an wenigen Tagen unmittelbar vor der Operation. Der Strahlenschaden am gesunden Gewebe zeigt sich lediglich am Hauterythem, das erst 3 Wochen später auftritt und damit für die Wundheilung unerheblich ist. Die Indikation zu diesem Verfahren kann etwas weiter gestellt werden als die zur hochdosierten Vorbestrahlung, weil der Schaden gering ist, wenn ein Tumor bestrahlt wird, der sich dann als gutartig erweist. Dagegen kann bei der Vorbestrahlung von Gliedmaßensarkomen die Dosis so hoch gewählt werden, daß, wenn die Extremität nicht amputiert würde, schwere Verbrennungen entstehen würden. Der Vorteil dieses Verfahrens liegt darin, daß die Geschwulstzellen durch die Vorbestrahlung soweit „devitalisiert" sind, daß sie nicht mehr metastasierungsfähig sind, wenn sie durch die unvermeidlichen Operationsmanipulationen in die Blut- und Lymphwege gelangen. Neuerdings wird in solchen Fällen, um das Verschleppen von Krebszellen intra operationem sicher zu vermeiden, die Einfrierung des Operations- bzw. Tumorgebietes mit flüssigem Stickstoff oder Kohlensäureschnee vorgeschlagen.

Stellt sich während einer Operation ein tiefsitzender Tumor als inoperabel heraus, so kann die freigelegte Geschwulst intraoperativ unter aseptischen Kautelen in Form der Röntgennahbestrahlung bestrahlt werden; eine applizierte mittlere Dosis kann postoperativ durch Tiefenbestrahlung aufgefüllt werden. Außerdem können lokal radioaktive Substanzen (z. B. Gold-Seeds, die nur eine Halbwertszeit von 2,7 Tagen aufweisen) eingebracht werden.

Eine Lösung des „Krebsproblems" auf diesem Wege ist noch in weiter Ferne; sie wäre möglich, wenn es gelänge, ein Molekül zu finden, das selektiv nur von der Krebszelle aufgenommen wird: in diesem Molekül müßte ein Atom durch ein energiearmes Radioisotop mit kürzerer Halbwertszeit ersetzt werden. Das ergäbe eine gezielte Strahlentherapie des Krebses ohne Schädigung des umliegenden gesunden Gewebes.

Neben der operativen und der Bestrahlungsbehandlung besteht heute als dritte Möglichkeit einer Krebsbehandlung die medikamentöse cytostatische Therapie. Da biochemisch bis heute keine qualitativen, sondern nur quantitative Unterschiede zwischen dem normalen und dem Tumorgewebe bekannt sind, bedeutet eine cytostatische Therapie einen unspezifischen Eingriff in den Tumorstoffwechsel. Alle Cytostatica sind unspezifische und allgemeine Zellgifte, auf welche Tumorzellen nur deswegen stärker reagieren, weil sie häufig eine höhere Proliferationsrate haben als die übrigen Körpergewebe. Alle Körpergewebe mit normalerweise hohen Mitoseraten (Knochenmark, Generationsorgane) werden unausweichlich ebenfalls geschädigt, so daß die Anwendung der Cytostatica durch deren toxische Nebenwirkungen begrenzt ist. Oft tritt die cytostatische Wirkung erst bei Dosen ein, die eine starke Knochenmarksdepression hervorrufen. Neuerdings wird versucht, höhere cytostatische Dosen applizieren zu können, indem man autologes, kältekonserviertes Knochenmark reinfundiert und damit die Leukopenie aufhebt. Eine weitere Nebenwirkung vieler Cytostatica ist der Haarausfall, der zuweilen ernsthafte psychologische Schwierigkeiten für die Fortführung einer derartigen Behandlung bietet. Eine Möglichkeit, am Ort des Tumors eine höhere cytostatische Konzentration zu erzielen, besteht in der (in den USA heute viel geübten) arteriellen Perfusion des Tumorgebietes.

Hierzu wird die betreffende Extremität aus der Zirkulation ausgeschlossen und mehrere Stunden perfundiert. Ist dies nicht möglich, so wird eine arterielle Dauerinfusion angestrebt, z. B. durch Kanülierung der Art. hepatica bei Lebermetastasen oder der Art. carotis bei Gesichtstumoren. Weiterhin lag es nahe, die Radikaloperation mit kurzfristiger cytostatischer Therapie zu kombinieren. Nach den inzwischen vorliegenden Resultaten hat sich die Überlebenschance von Krebskranken durch diese Behandlung jedoch kaum verbessert. Offensichtlich genügt die kurzdauernde cytostatische Applikation nicht, die teils bereits vor der Operation (okkulte Metastasen), teils später mobilisierten und metastasierenden Geschwulstzellen zu vernichten.

Eine Verbesserung der Rezidiv-Prophylaxe kann erreicht werden, wenn die kurzfristige Chemotherapie durch langdauernde Kuren mit therapiefreien Intervallen abgelöst wird. Die heute klinisch verwendeten Verbindungen mit cytostatischer Wirkung lassen sich auf folgende Gruppen zurückführen:

Alkylierende Cytostatica, Antimetabolite, cytostatisch wirkende Antibiotica und mitosehemmende Alkaloide.

Die Pleura- oder Peritonealcarcinose entzieht sich jeder operativen Therapie. Durch die Sekretion großer Eiweißmengen in das Exsudat verliert der Organismus bei den notwendig werdenden Punktionen erhebliche Mengen an Protein, was die Kachexie beschleunigt. Auch für die intrakavitäre Therapie ist die Chemotherapie gut geeignet, sie nimmt ihren Platz neben der Radiogold-Behandlung ein. Die ^{198}Au-Therapie hat nur geringe subjektive und objektive Nebenwirkungen; da die überwiegende Strahlungsaktivität von Radiogold auf β-Strahlen zurückgeht, ist wegen der geringen Eindringtiefe eine zusätzliche Einwirkung auf das Knochenmark kaum gegeben. Es ist daher möglich, die Radiogold-Behandlung mit einer cytostatischen Therapie zu kombinieren oder im Wechsel mit dieser anzuwenden.

Die Möglichkeiten einer hormonellen Behandlung z. B. des Prostata- (s. S. 64) oder des Mammacarcinoms (s. S. 65) wurden bereits erwähnt.

Eine Tumortherapie mit Parasiten oder Mikroorganismen wurde schon im vorigen Jahrhundert diskutiert, nachdem beobachtet wurde, daß sich maligne Tumoren z. B. nach Erysipelinfektionen spontan zurückbildeten. Trotz einzelner geglückter Ansätze im Tierexperiment ist eine Onkolyse durch eine derartige „biologische" Therapie aber heute noch nicht möglich.

h) Prognose

Der Vergleich von Statistiken ist heute nur mit Kritik und Vorsicht möglich: Nomenklatur wie statistische Auswertung sind höchst uneinheitlich. Es bedeutet einen enormen Unterschied, ob man von der absoluten Heilungsziffer, d. h. vom Prozentsatz der 5 Jahre krebsrezidivfrei überlebenden Patienten *bezogen auf die Gesamtzahl aller beobachteten Fälle* ausgeht, oder ob man (wie dies in chirurgischen Statistiken meist geschieht) nur die in einer bestimmten Form *behandelten* Patienten berücksichtigt.

Von *Heilung* eines malignen Tumors kann stets nur relativ gesprochen werden, denn es kommen auch jenseits der 5-Jahresgrenze noch Rezidive und Metastasen zur Beobachtung, wenn auch mit zunehmendem zeitlichem Abstand von der Erstbehandlung immer seltener. Man sollte daher besser statt von 5-Jahres-Heilung von 5jähriger krebsfreier Überlebenszeit sprechen. Doch hat sich die 5-Jahresgrenze für die klinische Annahme einer Heilung allgemein durchgesetzt, weil statistisch gesehen 5 Jahre nach Sicherung einer Krebsdiagnose die Lebensdauer der ehemaligen Krebskranken parallel mit der Absterbekurve der nichtkrebskranken Gleichaltrigen verläuft. Mit anderen Worten ist nach 5 Jahren für einen ehemals Krebskranken die Wahrscheinlichkeit, ein Rezidiv — oder ein Zweitmalignom! — zu bekommen, nicht größer, als die jedes Gleichaltrigen, der nie krebskrank war.

Energiereiche Strahlen[*]

Im Bereich der Chirurgie haben ionisierende oder energiereiche Strahlen für die Diagnostik wie für die Therapie Bedeutung, aber auch im Hinblick auf unerwünschte Bestrahlungsfolgen, deren Behandlung bei Kombination mit anderen Verletzungen dem Chirurgen obliegt und die mit zunehmender Nutzbarmachung der Kernspaltung immer aktueller werden.

1. Allgemeines über energiereiche Strahlen

Zwei Gruppen von Strahlen sind zu unterscheiden:

Die *Korpuskularstrahlen* sind beschleunigte Bauelemente der Atome. Dabei entstehen die Alphastrahlen nur beim Zerfall radioaktiver Elemente, sie entsprechen dem Kern des Heliums mit einem Atomgewicht von 4. Die Betastrahlen sind Elektronen, die ebenfalls beim Zerfall radioaktiver Elemente frei werden, aber auch in entsprechenden Apparaturen (Elektronenschleuder und andere Teilchenbeschleuniger) erzeugt werden können; ihre Energie und damit ihre Eindringtiefe wird dann durch das elektrische Potential des Feldes bestimmt, in dem sie beschleunigt werden, ihre Eindringtiefe kann somit gesteuert werden. Einheit ist das Elektronenvolt (eV bzw. MeV $= 10^6$ eV).

Nicht an Materie gebunden, sondern *elektromagnetische Wellen* sind die Gammastrahlen (Wellenlänge unter 0,1 Å) und die Röntgenstrahlen (Wellenlänge zwischen 100 und 0,1 Å), deren Bereich sich physikalisch gesehen an den des ultravioletten Lichtes anschließt. Mit kürzerer Wellenlänge wird die Energie und damit die Durchdringungsfähigkeit derartiger Strahlen größer; der Übergang zwischen harten Röntgen- und Gammastrahlen ist fließend. Auch diese Strahlen werden beim Zerfall radioaktiver Elemente ausgesandt; außerdem treten sie auf, wenn freie Elektronen größerer Energie auf Materie auftreffen und von ihr „gebremst" werden. In der Röntgenröhre werden an einer Kathode, an die eine elektrische Spannung angelegt ist, Elektronen erzeugt. Je höher die Röhrenspannung ist, desto energiereicher, „härter" sind die von der Anode ausgesandten „Brems"-, also Röntgen- bzw. Gammastrahlen. Der für die Praxis bedeutsame Unterschied zwischen Wellen- und Korpuskularstrahlen liegt in ihrem unterschiedlichen Durchdringungsvermögen bei jeweils gleicher Energie; sie ist bei Gammastrahlen um ein Vielfaches höher als bei Alpha- und Betastrahlen.

Die Absorption energiereicher Strahlen führt in der bestrahlten Substanz zur *Ionisierung;* hierauf beruht ihre hauptsächliche biologische Wirkung. Als Maßeinheit der ionisierenden Strahlung ist 1 rad als Absorption von 100 erg in 1 g bestrahltem

---

[*] Unter Mitarbeit von Doz. Dr. H. KAPP-SCHWOERER. Lit. 14, 32, 48

Material definiert; die häufig benutzte Einheit R (Röntgen) oder rep (roentgen equivalent physical) entspricht 0,84 rad. Zwar sind die physikalischen und chemischen Wirkungen der Alpha-, Beta- und Gammastrahlen im wesentlichen identisch, sie zeigen jedoch eine unterschiedliche *relative biologische Wirksamkeit* (RBW): Die Korpuskularstrahlen geben beim Eindringen in Materie ihre gesamte Energie auf sehr kurzer Strecke ab und zeigen in dem durchstrahlten Volumen daher eine größere RBW als die Röntgen- und Gammastrahlen, deren Durchdringungsfähigkeit von ihrer Wellenlänge (und bei Röntgenstrahlen damit von der Röhrenspannung) abhängt. Multipliziert man den RBW-Wert mit der Dosis in rep, so erhält man die biologische Wirkungseinheit rem (roentgen equivalent man). Bei Röntgen- und Gammastrahlen ist 1 rep = 1 rem, bei Alphastrahlen dagegen ist 1 rep = 20 rem.

Da der Mensch kein Organ besitzt, um ionisierende Strahlen wahrzunehmen, müssen diese indirekt nachgewiesen werden. Hierfür dient entweder ihre schwärzende Wirkung auf photographisches Material („Röntgenfilm", Filmplaketten) oder ihre Ionisationswirkung, die in kleinen Ionisationskammern (z. B. Füllhalterdosimeter) nachweisbar ist. In gleicher Weise werden die Röntgenstrahlen für die Diagnostik nutzbar gemacht: Die schwärzende Wirkung auf dem Röntgenfilm ergibt ein *Negativbild* des durchleuchteten Gegenstandes, die Fluorescenzwirkung der Strahlen auf einem mit entsprechendem Material belegten Schirm („Durchleuchtung") dagegen ein direkt sichtbares *Positivbild*. Neben den konventionellen Röntgenapparaturen gewinnt in der Chirurgie mehr und mehr der *elektronische Bildwandler* an Bedeutung. Sein Prinzip besteht darin, daß das Röntgenbild elektronisch verstärkt wird. Hierdurch kann man für die Durchleuchtung mit einem Bruchteil der früher notwendigen Strahlendosis auskommen. Zusätzliche Fernseheinrichtungen ermöglichen den Gebrauch des Bildwandlers auch bei Tageslicht, z. B. im unverdunkelten Operationssaal. Dies erleichtert die chirurgische Arbeit, etwa bei Knochenoperationen oder bei der Suche nach metallischen Fremdkörpern im Gewebe, außerordentlich.

2. Biologische Strahlenwirkungen

Als biologische Strahlenwirkungen bezeichnet man alle als Folgen einer Bestrahlung am lebenden Gewebe früher oder später auftretenden Veränderungen mit reversiblen oder irreversiblen Abweichungen vom „Normalzustand". Sie können unter Umständen erst nach sehr langer Zeit in Erscheinung treten („Spätwirkungen"). Für das Auftreten strahlenbiologischer Reaktionen, die von der Strahlendosis pro Zeit und Volumen abhängig sind, ist nur zum kleinen Teil die Trefferwirkung der energiereichen Strahlen, vor allem jedoch die *indirekte* Strahlenwirkung im Gewebe verantwortlich. Mehr als drei Viertel des menschlichen Körpers bestehen aus Wasser, aus dem die ionisierenden Strahlen Reaktionsprodukte, sogenannte Radikale wie H; OH; HO_2; H_2O_2 bilden. Diese bestehen meist nur Bruchteile von Sekunden, zum Teil aber auch länger und wirken als starke Zell- und Fermentgifte. In gesunden Zellen sind Fermente wie die Katalase vorhanden, die derartige Radikale zum Teil abbauen; mangelhafte fermentative Eigenschaften der Krebszelle sind nach heutiger Anschauung eine wichtige Teilursache ihrer erhöhten Strahlensensibilität. Neben den nur in der Zelle wirksamen Radikalen kommt es auch zur Freisetzung von Stoffen, die Fernwirkungen ausüben (z. B. Histamin) und die zur Ausbildung eines sogenannten „Strahlenkaters", also einer Allgemeinreaktion, auch bei nur umschriebener Strahleneinwirkung führen können.

Am strahlenempfindlichsten ist der Zellkern vor der Prophase der Teilung. Zu diesem Zeitpunkt besitzt der Zellkern bereits den Chromatinbestand für zwei Kerne, er ist am voluminösesten und wegen der DNS-Synthese sehr empfindlich gegenüber Radikalen. Mit aus diesem Grund sind *mitosenreiche* Normalgewebe (hämatopoetisches System, RES, Generationsorgane) und Tumoren (entdifferenzierte Carcinome und Sarkome) am strahlenempfindlichsten. Außerdem ist die Strahlensensibilität um so größer, je stoffwechselaktiver das betreffende Gewebe ist. In schlecht durchbluteten Geweben und Tumoren sind die Strahlenwirkungen geringer. Hohe Strahlendosen führen zum raschen Absterben aller Zellen (Devitalisation).

Aus diesem Grunde können ionisierende Strahlen auch zur Sterilisation (s. S. 165) verwendet werden; die Methode ist zuverlässig und einfach und findet ihre Grenze nur darin, daß manche Materialien verändert oder verfärbt werden. Bei einer Strahlendosis von 3—5 Mrad ist die Keimfreiheit sicher gewährleistet.

Es ist ein enormer Unterschied, ob eine gleichgroße Strahlendosis auf einen begrenzten Körperbezirk trifft oder aber als Ganzkörperbestrahlung wirksam wird. Dosen, die bei lokaler Applikation noch ohne Reaktion ertragen werden, bewirken bei Ganzbestrahlung den Tod des Organismus. Ebenso ist es ein Unterschied, ob eine Strahlendosis auf einmal oder fraktioniert verabfolgt wird. In letzterem Fall zeigen vor allem gesunde Zellen eine erhebliche Regenerationsfähgikeit, so daß eine fraktionierte Bestrahlung besser vertragen wird; der Erholungsfaktor von gesundem Gewebe ist mehr als doppelt so hoch als im Tumorgewebe anzunehmen. Deshalb ist die Höhe der verabfolgten Einzeldosis bei Tumorbestrahlungen wichtiger als die letztlich erreichte Gesamtdosis, wobei jeweils die zeitlichen Abstände und die Dosisleistung von Bedeutung sind.

Akute Strahlenbelastungen größerer Körperbezirke sind heute vor allem durch Atombombenexplosionen und durch Reaktorunfälle möglich. Dabei steht im Vordergrund die unmittelbare Hitzeeinwirkung sowie bei Explosionen die mechanische Wirkung der Druckwelle, also unfallchirurgische Schädigungen; erst in dritter Linie sind Schädigungen durch ionisierende Strahlen zu nennen.

Die Strahlenkrankheit ist gekennzeichnet durch

1. Schädigungen des hämatopoetischen und des Gefäßsystems (Leuko- und Thrombopenie, Anämie, Störungen der Gefäßpermeabilität),

2. Magen-Darm-Symptome (profuse Durchfälle und Blutungen),

3. Störungen des vegetativen Nervensystems (Strahlenkater), und

4. Schädigungen der Generationsorgane (Menstruationsstörungen, Oligo- und Aspermie, Häufung von Früh- und Fehlgeburten).

Als Anhalt für die Prognose gilt bei akuter Ganzkörperbestrahlung

über 500 rad Überleben unmöglich

200—500 rad Überleben möglich

100—200 rad Überleben wahrscheinlich

unter 100 rad Überleben sicher.

Spätschäden akuter und chronischer Strahlenbelastungen sind vor allem Anämie und Leukämie sowie die Entwicklung maligner Tumoren an Körperstellen mit erhöhter Strahlenbelastung, z. B. an den Händen. Für die radioaktive „Verseuchung" der Bevölkerung ist vorwiegend die Halbwertszeit der beteiligten Isotope und ihre Speicherung im Körper maßgeblich. Vor allem ^{16}C, ^{90}Sr und Radio-Caesium sind sehr langlebig und werden in beträchtlichem Ausmaß im Organismus gespeichert. Von den kurzlebigeren Spaltprodukten hat das Radiojod besondere medizinische Bedeutung.

3. Radioaktive Isotope in der Chirurgie

Für den Umgang mit Isotopen sind wichtig die Kenntnis *der Halbwertszeit* (der durch die ausgesandten Strahlen entstehende Aktivitätsverlust), wobei angegeben wird, in welcher Zeit die Aktivität des Radioisotops auf die Hälfte absinkt, und *der Mengeneinheit*, die in *Curie* angegeben wird. 1 Curie entspricht der Aktivität von 1 g Radium mit $3,7 \cdot 10^{10}$ Zerfallsakten pro Sekunde.

Für die *Diagnostik* finden kurzlebige Radioisotope im Bereich der Chirurgie in dreierlei Hinsicht Anwendung:

1. für Verdünnungsanalysen, z. B. für Plasma- oder Blutvolumenbestimmungen,
2. zur Bestimmung von Umsatzgeschwindigkeiten, z. B. des Jodumsatzes bei Schilddrüsenerkrankungen, des Eisenumsatzes bei Blutkrankheiten, und
3. für Lokalisations- und Funktionsuntersuchungen, indem Isotope selektiv in bestimmten Geweben angereichert werden, z. B. für die Lokalisation ektopisch gelegener Schilddrüsenteile, oder für die Ausscheidungsszintigraphie der Nieren.

Therapeutisch wird z. B. das ^{131}J angewandt, das bei intravenöser Applikation selektiv in der Schilddrüse gespeichert wird und so zur Behandlung benigner und maligner Schilddrüsenerkrankungen dienen kann. ^{32}P kann bei Polycythämie i. v. gegeben werden, wobei es im Knochen gespeichert wird. Eine weitere Anwendungsmöglichkeit ist die Instillation von Radioisotopen in Körperhöhlen, in denen eine generalisierte Aussaat von Tumormetastasen stattgefunden hat, z. B. kolloidales Radiogold (^{198}Au) bei Pleura- oder Peritonealcarcinose. Ferner werden geeignete Radioisotope zur interstitiellen Tumortherapie verwendet.

4. Strahlentherapie

Die Strahlentherapie richtet sich vorwiegend gegen maligne Tumoren und wird in diesen Indikationen und Anwendungsmöglichkeiten auf S. 189 besprochen. Technisch richtet sich das Vorgehen vor allem nach der Ausdehnung und Tiefe des Prozesses, mit anderen Worten nach der Durchdringungsfähigkeit der betreffenden Strahlen. Für Prozesse an der Haut oder an leicht erreichbaren Stellen des Körpers bevorzugt man *energiereiche* Strahlen mit *geringer* Durchdringungsfähigkeit, z. B. Betastrahlen, die in Form von Radioisotopen (z. B. radioaktives Yttrium, Strontium) appliziert werden können, oder weiche Röntgenstrahlen in Form einer Nahabstandsbestrahlung. Energiereiche Elektronen sind optimal für eine Oberflächen- oder Halbtiefentherapie, weil keine wesentliche Dosisverminderung bis etwa zur Mitte der Elektronenreichweite, aber ein steiler Abfall am Ende der Elektronenreichweite und damit eine gleichmäßige Durchstrahlung des Krankheitsherdes unter Schonung des Tumorbetts erzielt wird.

Für die Tiefentherapie sind ultraharte Röntgenstrahlen, gegebenenfalls in Form einer Pendelbestrahlung, anzuwenden, weil sie eine weitgehende Schonung der Haut und der umgebenden Gewebspartien zulassen.

Bei *allen* strahlentherapeutischen Maßnahmen wird gesundes Gewebe mitgeschädigt. Diese Mitschädigung so gering wie möglich zu halten, ist Aufgabe eines für jeden Patienten *individuell* aufzustellenden Bestrahlungsplanes. Auch die Stadieneinteilung des jeweiligen Tumors (s. S. 188) ist hier zu berücksichtigen.

Eine heute weniger beachtete Domäne der Strahlentherapie ist die *Entzündungsbestrahlung*: Durch *kleine* Strahlendosen werden die Leukocyten zur Phagocytose angeregt, sie zerfallen rascher und geben proteolytische Enzyme frei. Im Bindegewebe vermehren sich die Histiocyten, und es kommt zu beschleunigter Proliferation; die Gewebsacidose wird vermindert und die Capillarpermeabilität nimmt zu. Im *Frühstadium* bilden sich unter einer Entzündungsbestrahlung Furunkel, Karbunkel und Phlegmonen zurück, im Spätstadium schmelzen sie beschleunigt ein. Dies hat Bedeutung vor allem für Fälle, wo eine chirurgische Behandlung nur mit Vorbehalt möglich ist, z. B. bei Gesichtsfurunkeln. Beim Schweißdrüsenabsceß führt eine richtig dosierte Bestrahlung zur Epilation der Axilla und damit zur Vermeidung der häufigen Rezidive. Auch Bestrahlungen der Bursitis, Epicondylitis und schmerzhafter Arthrosen haben oft gute Erfolge.

5. Strahlenschutz

Die Tatsache, daß ionisierende Strahlen vom Organismus nicht wahrgenommen werden können, unkontrolliert aber höchst schädliche Wirkungen auf ihn ausüben, unterstreicht die Notwendigkeit scharfer Strahlenschutzbestimmungen. Mit ihnen muß jeder Arzt vertraut sein, der in irgendeiner Form mit derartigen Strahlen arbeitet. Für den Strahlenschutz kann die photographische Schwärzung der Strahlen nutzbar gemacht werden, indem alle mit Strahlen in Berührung kommenden Personen ständig kleine Filmplaketten tragen. Für den Umgang mit radioaktiven Substanzen ist die Überwachung mittels zweier voneinander unabhängiger Methoden vorgeschrieben. Neben den Filmplaketten werden hierzu kleine Ionisationskammern in Form von Füllhalterdosimetern verwendet.

Nach den Strahlenschutzbestimmungen (1. SSVO für den Umgang mit Radioisotopen und Strahlenschutzregeln der DRG und der Berufsgenossenschaften) sind für den in Strahlenbetrieben arbeitenden Personenkreis gewisse *Höchstdosen* festgelegt, die nach heutigen Kenntnissen keine körperlichen oder genetischen Schädigungen hervorrufen und die keinesfalls überschritten werden dürfen. Zur Einhaltung dieser Schutzbestimmungen bedarf es nicht nur baulicher Voraussetzungen und entsprechender Vorrichtungen wie z. B. Bleischutzkleidung, sondern vor allem einer immer wiederholten und eingehenden Schulung des Personals und einer strengen Selbstkritik aller beteiligten Ärzte. Als Höchstdosis für die mit Strahlen in Berührung kommenden Personen sind für die Ganzkörperbelastung 5 R pro Jahr = 100 mR pro Woche und für die Teilkörperbelastung 60 R pro Jahr = 1200 mR pro Woche festgelegt.

6. Röntgendiagnostik

Röntgenstrahlen werden von einem Stoff um so mehr absorbiert, je höher dessen Atomgewicht ist und je dichter seine Atome aneinandergelagert sind. Der menschliche Körper setzt sich vorwiegend aus den Atomen Wasserstoff (1), Kohlenstoff (12), Stickstoff (14) und Sauerstoff (16) zusammen. Die Weichteilregionen des Körpers heben sich daher kaum voneinander ab, wenn sie unter Röntgenstrahlen auf einer photographischen Emulsion oder auf dem Leuchtschirm sichtbar werden. Dagegen ist, obwohl aus den gleichen Atomen bestehend, die *Luft* in diesen Geweben sichtbar, sobald sie sich in größerem Ausmaß ansammelt, weil sie eine viel geringere Dichte als die festen Gewebe aufweist (spez. Gewicht der Luft nur 0,0013 statt 1 im Gewebe). Ansammlungen von Luft erscheinen daher im Röntgenbild als *Aufhellungen*. Ansammlungen von Atomen höheren Atomgewichts werden im Röntgenbild als *Verschattungen* sichtbar, vor allem der Knochen wegen seines Gehaltes an Calcium (40) und Phosphor (31), aber auch Verkalkungen anderer Gewebe. Man mache sich immer wieder klar, daß Gewebe wie Knorpel, Sehnen oder Bänder im Röntgenbild ebensowenig sichtbar sind wie der primäre, noch nicht verkalkte Callus bei der Frakturheilung: Vielfach werden die Möglichkeiten der Röntgendiagnostik in der Chirurgie überschätzt! Allenfalls kann hier von härterer oder weicherer Röntgenstrahlung Gebrauch gemacht werden; so verwendet man, um weiche Gewebe wie z. B. die Mamma zu analysieren („Mammographie") weiche Strahlen, bei denen geringere Dichtigkeitsunterschiede besser zur Darstellung kommen, für Knochenaufnahmen dagegen harte Strahlen.

Um mit Hilfe der Röntgenstrahlen weitere Aufschlüsse zu gewinnen, können „Kontrastmittel" in den Körper eingebracht werden. Man unterscheidet *negative* (d. h. Luft und andere Gase, die als Aufhellung erscheinen) und *positive* Kontrastmittel (Lösungen von Stoffen mit hohem Atomgewicht, die sich als Verschattung darstellen). Als wichtigste Methoden sind hier zu nennen:

Die Einbringung von Bariumbrei in den Gastrointestinaltrakt per os („Magen-Darm-Passage") oder per anum („Kontrasteinlauf");

die *intravenöse Injektion jodhaltiger Lösungen*, die durch Leber und Gallenwege („Cholangiographie") und durch die Nieren („i.v. Pyelogramm") ausgeschieden werden;

die *intravasale Injektion* derartiger Lösungen zur Darstellung von Herz (Angiokardiographie), Blut- (Aorto-, Arterio-, Venographie) oder Lymphgefäßen (Lymphangiographie);

die *retrograde Einbringung* derartiger Lösungen in präformierte Höhlen und Organsysteme, z. B. in den Bronchialbaum („Bronchographie"), in die ableitenden Harnwege („retrograde Pyelographie"), in den Ductus deferens („Vasographie"), in die Ausführungsgänge verschiedener Drüsen (z. B. „Sialographie" der Parotis), in Gelenke („Arthrographie") oder in Fisteln („Fistelfüllung").

Die negative Kontrastdarstellung erfolgt besser als mit Luft mit Sauerstoff, CO_2 oder anderen Gasgemischen, die rasch resorbiert werden. Sie können z. B. ins Peritoneum („Pneumoperitoneum"), in den Retroperitonealraum („Retropneumoperitoneum") oder die Ventrikel des Gehirns („Encephalographie") eingeblasen werden. Es kann aber auch bereits vorhandene Luft zur Darstellung gebracht werden, beispielsweise durch Übersichtsaufnahmen im Stehen bei Perforation eines Bauchorgans in die freie Bauchhöhle, wobei die Luft unter das Zwerchfell hochsteigt („Luftsichel"). Bei Analatresie kann die Länge der Stenose dadurch festgestellt werden, daß das Kind kopfabwärts gehängt wird, so daß die Luft im Darm bis zur Atresie aufsteigt.

Weitere Methoden sind die *Kymographie*, welche die Analyse von Horizontalbewegungen des Herzens gestattet, und die Kinematographie, wobei durch mehrere

in der Sekunde aufeinanderfolgende Bilder Füllungsvorgänge im Herzen sowie in
den Gefäßen des Gehirns oder der Extremitäten festgehalten werden können. Dies
setzt allerdings aufwendige Apparaturen voraus. Mit Hilfe der Tomographie können
Schnittebenen innerhalb des Körpers scharf dargestellt werden. Auf die zahlreichen
weiteren röntgendiagnostischen Verfahren soll hier nicht näher eingegangen werden.

Die Verwendung weiterer elektromagnetischer Wellen in der Chirurgie

1. Das Ultraviolettlicht wird im Bereich der Chirurgie vor allem zur Desinfektion,
z. B. nächtlich in Operationsräumen, benützt.

2. Das Infrarotlicht wird als Wärmebestrahlung bei entzündlichen und anderen
Prozessen angewandt.

3. Die Diathermie. Hier werden „Radiowellen" mittlerer Wellenlänge bzw. hochfrequente Wechselströme durch den Körper geleitet, wobei im Körperinneren Wärme
wirksam wird. Dabei ist es wichtig, daß die anliegenden Elektroden ungefähr gleich-
groß sind. Ist eine („differente") Elektrode sehr viel kleiner als die andere („indifferente"), so kommt es an ersterer zu einer starken Wärmeentwicklung. Dies kann
zur Verkochung von Gewebe, z. B. bei der Coagulation von Blasentumoren, aber
auch zum „elektrischen Schnitt" von Haut und Geweben (s. S. 135) ausgenützt
werden.

4. Neue Gesichtspunkte ergeben sich durch die Entwicklung der sogenannten
Laserstrahlen („Light Amplification by Stimulated Emission of Radiation"). Hierbei
handelt es sich um gebündeltes, monochromatisches, synchron schwingendes Licht
von außerordentlich hoher Energiedichte (bis zu 10^{12} Watt pro qcm). Da das Licht
als solches energiearm ist, hat es nur ein minimales Durchdringungsvermögen, und
die Energie wird nur an der Auftrefffläche der Strahlen freigesetzt. Bei scharfer
Fokussierung eines Laserstrahls sind Gewebsdurchtrennungen möglich, ohne daß
Blutungen oder Schmerzen auftreten. In Zukunft könnte dieses Prinzip bei der
Operation oberflächlich gelegener, aber sehr bösartiger Tumoren, aber auch bei der
Behandlung von Warzen, Keratosen und anderen Hautaffektionen, und an blut-
reichen Geweben, wie Leber und Milz oder bei Hämangiomen, Bedeutung erlangen.

Ultraschall

Ultraschallwellen, also Massenschwingungen, können in der Chirurgie diagnostisch
genutzt werden, z. B. für die Echolotung von intracerebralen Prozessen, aber auch
von tiefliegenden Tumoren und anderen voluminösen Prozessen. Durch gebündelte
Ultraschallwellen lassen sich umschriebene Gewebszerstörungen hervorrufen, die
z. B. unblutige Zerstörungen von Hirnrindengebieten oder des Thalamus gestatten.
Auch die Ultraschallanwendung verspricht für die Zukunft in der Chirurgie Fort-
schritte.

Literaturverzeichnis

1. Aird, J.: Brit. med. J. II, 1110 (1953).
2. Auberger, H. G.: Praktische Lokalanaesthesie. Stuttgart: Thieme 1967.
3. von Auersperg, A. P.: Schmerz und Schmerzhaftigkeit. Berlin-Göttingen-Heidelberg: Springer 1963.
4. Bailey, H.: Die chirurgische Krankenuntersuchung. 4. Aufl. München: Barth 1965.
5. Barth, C., u. M. Meyer: Moderne Narkose. 2. Aufl. Stuttgart: Fischer 1961.
6. Bauer, K. H.: Das Krebsproblem. 2. Aufl. Berlin-Göttingen-Heidelberg: Springer 1963.
7. Böhler, L.: Die Technik der Knochenbruchbehandlung. 13. Aufl. Wien: Maudrich 1962.
8. Buchborn, E.: In Handb. inn. Med. Bd. IX. Berlin-Göttingen-Heidelberg: Springer 1960.
9. Buytendijk, F. J. J.: Über den Schmerz. Bern: Huber 1948.
10. Chirurgische Indikationen. Festschr. f. R. Nissen. Stuttgart: Thieme 1956.
11. Curran, R. C.: Atlas der Histopathologie. Berlin-Heidelberg-New York: Springer 1967.
12. Davis, S., F. Gardner u. G. Qvist: Brit. med. J. I, 436 (1963).
13. Deist, H., u. H. Krauss: Die Tuberkulose. 2. Aufl. Stuttgart: Enke 1959.
14. du Mesnil du Rochemont, R.: Lehrbuch der Strahlenheilkunde. Stuttgart: Enke 1958.
15. Eckmann, L.: Internationales Tetanus-Symposion. Bern: Huber 1966.
16. Fleisch, H.: Urol. Int. 19, 372—389 (1965).
17. Frey, R., H. v. Lutzki, H. Nolte u. H. Pfeiffer: Der heutige Stand der Lokalanaesthesie. Vortr. prakt. Chir. Heft 76. Stuttgart: Enke 1967.
18. Haas, H. G.: Knochenstoffwechsel und Parathyreoideaerkrankungen. Stuttgart: Thieme 1966.
19. Harder, H. J.: Technische Sicherheitsprobleme im Operationssaal. Berlin-Heidelberg-New York: Springer 1965.
20. Heberer, G., G. Rau u. H. H. Löhr: Aorta und große Arterien. Berlin-Heidelberg-New York: Springer 1966.
21. Hegemann, G.: Allgemeine Chirurgie (Operationslehre Band I). Berlin-Göttingen-Heidelberg: Springer 1958.
22. Hellner, H.: Schmerz und Schmerzbekämpfung. Stuttgart: Thieme 1948.
23. Hess, B.: Die Enzyme im Blutplasma. Stuttgart: Thieme 1966.
24. Holle, F.: Grundriß der gesamten Chirurgie. 7. Aufl. Von E. Sonntag. 2 Bd. Berlin-Göttingen-Heidelberg: Springer 1960.
25. Janzen, R.: Schmerzanalyse. Stuttgart: Thieme 1966.
26. Jawetz, E., J. L. Melnik u. E. A. Adelberg: Medizinische Mikrobiologie. Berlin-Heidelberg-New York: Springer 1966.
27. Kern, E., u. K. Wiemers: Chirurgische Pathophysiologie und Klinik der Temperaturregulation. Vortr. prakt. Chir. Heft 58. Stuttgart: Enke 1961.
28. Knese, K. H.: Knochenstruktur als Verbundbau. Stuttgart: Thieme 1958.
29. Köhnlein, E.: Möglichkeiten der Homoio-, Hetero- und Allotransplantation bei der Therapie von Schwerstverbrannten. Berlin-Heidelberg-New York: Springer 1965.
30. Labhart, A.: Klinik der inneren Sekretion. Berlin-Göttingen-Heidelberg: Springer 1957.
31. Largiadèr, F.: Organ-Transplantationen. Stuttgart: Thieme 1966.
32. Lorenz, W.: Strahlenschutz in Klinik und Praxis. Stuttgart: Thieme 1964.
33. Mau, R.: Wesen und Bedeutung der enchondralen Dysostosen. Stuttgart: Thieme 1958.
34. Miescher, P., u. K. O. Vorlaender: Immunopathologie in Klinik und Forschung. Stuttgart: Thieme 1961.
35. Miller, J. F., u. P. Dukar: Die Biologie des Thymus. Berlin: Akad. Verlagsges. 1964.

36. Müller, J., u. H. Melchinger: Methoden der Mikrobiologie. Stuttgart: Franckh'sche Verlagshandlung 1964.
37. Müller, M. E., M. Allgöwer u. H. Willenegger: Technik der operativen Frakturbehandlung. Berlin-Göttingen-Heidelberg: Springer 1963.
38. Pauwels, F.: Gesammelte Abhandlungen zur funktionellen Anatomie des Bewegungsapparates. Berlin-Heidelberg-New York: Springer 1965.
39. Reinhard, W.: Die Tuberkulose der Knochen und Gelenke. Berlin-Heidelberg-New York: Springer 1966.
40. Sandritter, W. u. J. Schorn: Histopathologie. Stuttgart: Schattauer 1965.
41. Schenk, R., u. H. Willenegger: Arch. klin. Chir. **308**, 440 (1964).
42. Schmitt, W.: Allgemeine Chirurgie. Leipzig: Barth 6. Aufl. 1966.
43. Schoop, W.: Angiologie-Fibel. Stuttgart: Thieme 1964.
44. Schubert, R., u. H. Fischer: Klinik parasitärer Erkrankungen. Darmstadt: Steinkopff 1959.
45. Stepp, W., J. Kühnau u. H. Schröder: Die Vitamine und ihre klinische Anwendung. 2. Bd. Stuttgart: Enke 1957.
46. Stöcker, L.: Narkose. Stuttgart: Thieme 1967.
47. Streicher, H. J.: Die Chirurgie der Milz. Berlin-Göttingen-Heidelberg: Springer 1961.
48. Teschendorf, W.: Lehrbuch der röntgenologischen Differentialdiagnose 2. Bd. 4. Aufl. Stuttgart: Thieme 1958—1964.
49. Themenheft: Schock und Schockbehandlung. Der Chirurg, Heft 3, 1967.
50. Themenheft: Infektion; Prophylaxe und Therapie. Der Chirurg, Heft 4, 1967.
51. Themenheft: Homologe Transplantationen. Der Chirurg, Heft 6, 1967.
52. Themenheft: Wunde und Wundheilung. Der Chirurg, Heft 8, 1967.
53. Wagner, H.: Arch. klin. Chir. **305**, 28 (1963).
54. Walker, R. M.: Die portale Hypertension. Stuttgart: Thieme 1960.
55. Walter, A. M., u. L. Heilmeyer: Antibiotica-Fibel. 2. Aufl. Stuttgart: Thieme 1964.
56. Wannagat, L.: Leber und Milz. Stuttgart: Thieme 1967.
57. Wanke, R., R. Maatz, H. Junge u. W. Lentz: Knochenbrüche und -verrenkungen. München-Berlin: Urban & Schwarzenberg 1962.
58. Willert, H. G.: Arch. klin. Chir. **315**, 258 (1966).
59. Wolfart, W., u. L. Bianchi: In: Fortbildung in Thoraxkrankheiten Bd. 3, S. 43ff. Stuttgart: Hippokrates 1966.
60. Zeissler, J., C. Krauspe u. L. Rassfeld-Sternberg: Das Gasödem des Menschen. 3 Bd. Darmstadt: Steinkopff 1958—1960.

Stichwortverzeichnis